Plasmaersatzmittel

Von Horst Lutz

3., neubearbeitete Auflage
37 Abbildungen, 23 Tabellen

1980
Georg Thieme Verlag Stuttgart · New York

Prof. Dr. med. H. LUTZ,
Direktor des Instituts für Anästhesiologie und
Reanimation am Klinikum Mannheim der Universität
Heidelberg, Theodor-Kutzer-Ufer,
6800 Mannheim 1

CIP-Kurztitelaufnahme der Deutschen Bibliothek

Lutz, Horst:
Plasmaersatzmittel / von Horst Lutz. – 3.,
neubearb. Aufl. – Stuttgart, New York : Thieme,
1980.

1. Auflage 1969
2. Auflage 1975

Druck: Johannes Illig, Göppingen.

ISBN 3-13-446803-4

Vorwort zur 3. Auflage

4 Jahre nach dem Erscheinen der 2. Auflage dieses Buches ist seine erneute Überarbeitung und Erweiterung erforderlich; ein Zeichen dafür, wie schnell die Entwicklung in allen Bereichen der Medizin voranschreitet. Auch in dem Teilgebiet der Volumenersatztherapie wurde eine Vielzahl neuer Erkenntnisse gewonnen und teilweise in die Praxis übernommen. Dies betrifft vor allem die neuentwickelten Stärkekolloide, Gammaglobulinpräparate und die durch Fremdkolloide ausgelösten anaphylaktoiden Reaktionen. Die wechselseitigen Beziehungen der verschiedenen Regulationsprinzipien zur Konstanterhaltung des Blutvolumens sind in dieser Auflage in erweiterter Form dargestellt, um das Verständnis der pathophysiologischen Reaktionen beim Volumenverlust zu erleichtern. Neu aufgenommen wurden Kapitel über Spezialindikationen von Plasmaersatzmitteln, Infusionsbehälter und Infusionspumpen. Korrekturen und Ergänzungen wurden angebracht entsprechend dem Stand des Wissens zum gegenwärtigen Zeitpunkt und nach Wünschen und Vorschlägen von Kollegen, denen für ihre wertvollen Hinweise aufrichtig gedankt sei.
Mein besonderer Dank gilt erneut Herrn Dr. med. h.c. G. HAUFF und den Mitarbeitern des Georg Thieme Verlags, Stuttgart, für die wertvolle Unterstützung und Sorgfalt bei der Bearbeitung dieses Buches.

Heidelberg/Mannheim, Sommer 1980 HORST LUTZ

Vorwort zur 1. Auflage

Plasmaersatzmittel sind seit Jahren unentbehrliche Therapeutika der modernen Medizin. Unzählige Patienten mit schweren Verletzungen oder akuten Blutverlusten verdanken allein dem sofortigen Einsatz dieser Präparate ihr Leben. Inzwischen bieten die verschiedenen Herstellerfirmen eine so große Anzahl unterschiedlich zusammengesetzter Plasmaersatzmittel an, daß der einzelne nur noch schwer die besonderen Indikationsgebiete dieser Infusionslösungen übersehen kann. Die bekanntesten und in der täglichen Praxis am häufigsten verwendeten Plasmaersatzmittel sollten deshalb in übersichtlicher Form zusammengestellt werden. Dabei mußte die Besprechung der Präparate zum besseren Verständnis knapp gehalten werden; die wesentlichsten Eigenschaften der einzelnen Mittel wurden jedoch stets herausgestellt. Bewußt wurden in dieser Übersicht auch jene Präparate aufgenommen, die aus menschlichem Plasma hergestellt werden. Sie sind dem Ursprung nach zwar keine Plasmaersatzmittel, dienen in der praktischen Anwendung aber doch stets dem Ersatz fehlenden Plasmas oder bestimmter Plasmafraktionen.

Aufrichtigen Dank schulde ich Herrn Professor Dr. JUST, Vorstand der Abteilung für Anästhesiologie der Universitätskliniken Heidelberg, der mir bei der Durchführung dieser Arbeit jede nur wünschbare Unterstützung zuteil werden ließ. Ebenso dankbar bin ich dem Direktor der Chirurgischen Universitätsklinik Heidelberg, Herrn Professor Dr. med. Dr. med. h.c. LINDER, der meinen beruflichen Werdegang an seinen Kliniken in Berlin und Heidelberg mitentscheidend lenkte und dem ich große Förderung verdanke. Allen meinen ehemaligen Mitarbeitern aus der Anästhesieabteilung an der Chirurgischen Universitätsklinik Heidelberg möchte ich an dieser Stelle Dank sagen für die beispielhafte Kooperation bei der Fertigstellung dieses Werkes.

Die Zeichnungen verdanke ich Herrn HEINRICH aus dem Pathologischen Institut der Universität Heidelberg. Die Fotoarbeiten wurden von Frau MATTHES und Herrn KRAMER im Fotolabor der Chirurgischen Universitätsklinik Heidelberg angefertigt. Meiner Sekretärin, Frau FECHNER, die das Manuskript neben ihrer umfangreichen Kliniksarbeit stets termingerecht geschrieben hat, möchte ich an dieser Stelle ganz besonders danken.

Mannheim, im Frühjahr 1969 HORST LUTZ

Inhaltsverzeichnis

Historischer Überblick zur Entwicklung von Plasmaersatzmitteln

Erste Impulse zur Entwicklung erythrozytenfreier Infusionslösungen gab wahrscheinlich eine Beobachtung ERNST VON BERGMANNS. Er erkannte im Jahre 1878, daß der Verblutungstod nicht durch den Mangel an roten Blutkörperchen, sondern durch das Fehlen zirkulierender Blutflüssigkeit bedingt ist. In tierexperimentellen Untersuchungen wurden daraufhin physiologische Salzlösungen zur Behandlung der Hämorrhagie eingesetzt. SANDER soll es 1879 erstmals gelungen sein, stark ausgeblutete Hunde durch Kochsalzinfusionen am Leben zu erhalten (251) (Tab. 1). Nachdem auch andere Untersucher die gute Wirkung von

Tabelle 1 Zeittafel der wesentlichsten Stationen in der Entwicklung von Plasmaersatzmitteln

Jahr	Autoren	Infusionslösung
1879	KRONINGER/SANDER	Kochsalzlösung beim Tier
1881	LANDERER	Kochsalzlösung beim Menschen
1915	HOGAN	Gelatinelösung
	BAYLISS/HURWITZ	Gummiarabikumlösung („Gum-Saline")
1937	BRAUN/JORNS/STIERLEN	Polyvinylalkohol
1939	LANG	Plasma- und Serumkonserven aus menschlichem Blut
1940/41	EDWARDS/KEYS/ LENGGENHAGER/ LEWIS/SAVAGE/ TAYLOR	Serumkonserven aus Tierblut
1940	REPPE/WEESE/HECHT	Polyvinylpyrrolidon
1944	GRÖNWALL/INGELMAN	Dextran
1946	COHN	Plasmafraktionierung
1951	CAMPBELL	Oxypolygelatine
1952	TOURTELOTTE	Modifizierte flüssige Gelatine
1956	NITSCHMANN	Pasteurisierte Plasmaproteinlösung (PPL)
1957	WIEDERSHEIM	Oxyäthylstärke
1962	SCHMIDT-THOMÉ	Harnstoffvernetzte Gelatine
1962	THOMPSON/BRITTON/ WALTON	Hydroxyäthylstärke

Salzlösungen bei der Behandlung von Blutverlusten bestätigten, führte am 10. Juli 1881 LANDERER die erste Kochsalzinfusion beim Menschen erfolgreich durch (251). Damit war zugleich die erste klinische Anwendung eines Blutflüssigkeitsersatzmittels in der Humanmedizin erfolgt. Schon 15 Jahre später wurde die Infusion von Salzlösungen einer starken Kritik unterzogen. Nachdem bereits 1877 COHNHEIM und LICHTHEIM im Anschluß an die Infusion großer Kochsalzmengen wässrige Aufschwemmungen und hochgradige Schwellungen der Magenwand beschrieben hatten, teilte 1896 STARLING (422) seine Beobachtungen über die Bedeutung der Plasmaeiweiße für den Flüssigkeitsaustausch zwischen dem intra- und extravasalen Raum mit. STARLING wies damit eindeutig nach, daß für die Verweildauer von Flüssigkeit im Gefäßsystem der kolloidosmotische Druck der Eiweißkörper von entscheidender Bedeutung ist. Sein Mitarbeiter BAYLISS (29) suchte deshalb nach einem gut verträglichen Kolloid, das den Salzlösungen zugegeben werden konnte. Er stieß erneut auf den Gummischleim, den schon 1863 K. LUDWIG für Nierendurchströmungen und C.H. MORAWITZ (322) bei Entblutungsversuchen verschiedenen Infusionslösungen zugesetzt hatten.

Neben dem Gummischleim wurde auch die Gelatine als kolloidale Grundsubstanz für Durchströmungsflüssigkeiten und Blutersatzlösungen verwendet, z.B. schon 1894 von A. CZERNY (78) und 1895 von RINGER. HOGAN und FISCHER entwickelten eine alkalische Gelatinelösung, die als Blutersatzmittel Verwendung fand. HOGAN (200) gebührt das Verdienst, im Jahre 1915 das erste kolloidale Plasmaersatzmittel – eine Gelatinelösung – beim Menschen infundiert zu haben. Allerdings waren diese Gelatinelösungen nicht frei von Tetanusbazillen, Anthraxsporen und festen Gelatinebestandteilen, so daß Störreaktionen nach Infusion der Präparate sehr häufig beobachtet wurden. BAYLISS (29) empfahl deshalb die von ihm entwickelte „Gum-Saline" – eine Gummiarabikumlösung –, die durch HURWITZ (21) vom Sanitätsdienst der angloamerikanischen Truppe des Ersten Weltkrieges eingesetzt wurde. Auf deutscher Seite verwendete während dieses Krieges LIESEGANG ein ähnliches Infusionsmittel: eine Ringerlösung mit Gummiarabikumzusatz. Da alle diese Infusionslösungen nicht frei von Nebenwirkungen waren, konnten sie sich dauerhaft nicht behaupten. NONNENBRUCH zog 1921 den Wert von Gummiarabikumlösungen aufgrund tierexperimenteller Untersuchungen stark in Zweifel, und die American Medical Association veröffentlichte 1922 eine offizielle Warnung vor der Anwendung von „Gum-Saline".

In der Zeit zwischen den beiden Weltkriegen war die Nachfrage nach kolloidalen Plasmaersatzmitteln nur gering. Dennoch beschritt die Arbeitsgruppe um BRAUN, JORNS (226) und STIERLEN (426) einen völlig neuen Weg und wandte sich den löslichen Kunststoffen zu. An Stelle des schwer erhältlichen gereinigten Gummiarabikums empfahl B. BRAUN 1937 den Polyvinylalkohol als Zusatzkolloid zu hypertonischen und isotonischen Lösungen. Derartig zusammengesetzte Infusionsmittel wurden 1939 experimentell und klinisch geprüft und sowohl zur Verminderung des Hirndrucks als auch zur Volumenersatztherapie mit gutem Erfolg eingesetzt. Erstaunlicherweise gerieten diese Arbeiten in Vergessenheit.

Erst mit dem Ausbruch des Zweiten Weltkrieges erwachte das Interesse an Blutersatzmitteln erneut. Die nunmehr eingeleiteten Entwicklungsarbeiten beschränkten sich aber fast ausschließlich auf Präparate, deren Herstellungsgrundlage das Blut war. So entwickelte z.B. K. LANG (251) Plasma- und Serumkonserven aus Humanplasma. Da menschliches Blut jedoch nur in beschränktem Maße zur Verfügung stand, experimentierten LENGGENHAGER (261), EDWARDS (95) und LEWIS (262) um 1940 mit Rinderserum und KEYS, TAYLOR und SAVAGE (262) bis 1941 mit dem Serum von Haus- und Laboratoriumstieren. Klinische Anwendung fanden diese Präparate nicht. Die zunehmende Zahl schwerster Kriegsverletzungen forderte jedoch einen so großen Bedarf an Plasmaersatzmitteln, daß erneut körperfremde Kolloide in die Entwicklungsarbeiten einbezogen werden mußten. LIESEGANG und LAMPERT (250) sowie TAYLOR u. WATERS (436) griffen auf die Gelatine zurück. RIEDEL u. ZIPF (367) benutzten als lyophiles Kolloid die Stärke. Alle diese Bemühungen führten nicht zu einem Präparat, welches in der Klinik eine Bedeutung erlangen konnte.

Die Arbeitsgruppe um REPPE (360), WEESE (469) und HECHT (183) wandte sich deshalb den löslichen Kunststoffen zu. Sie entschieden sich für das von REPPE (360) entwickelte Polyvinylpyrrolidon, das unter dem Namen Kollidon sehr bald eine breite Verwendung fand. Für die Behandlung der Schwerverletzten des Zweiten Weltkrieges erwiesen sich Kollidon und später Periston als außerordentlich wertvolle Volumenersatzmittel, von denen Hunderttausende von Litern auf den Hauptverbandsplätzen und in den Kriegslazaretten infundiert wurden. Auch in den ersten Nachkriegsjahren wurden diese Infusionslösungen in großem Umfang weiter benutzt. Als jedoch insbesondere durch HUEPER (207) auf die Gefahr der Speicherung des Polyvinylpyrrolidons hingewiesen wurde, ging der Verbrauch an Periston kontinuierlich zurück. Heute werden Infusionslösungen mit PVP nicht mehr verwendet.

Wesentlich erfolgreicher gestaltete sich der Weg einer anderen kolloidalen Grundsubstanz, welche in Schweden von GRÖNWALL u. INGELMAN (149) entwickelt worden war. Es handelte sich bei diesem Kolloid um Dextran, einem Störprodukt bei der Zuckerfabrikation, das bei bakterieller Zersetzung des Rohzuckers entsteht. Dextraninfusionslösungen werden seitdem in großem Umfang zur Volumenersatztherapie eingesetzt.

Auch die Gelatine wurde wieder zur Herstellung von Plasmaersatzmitteln herangezogen. Nachdem es gelang, den Reinheitsgrad zu verbessern und durch chemische Modifikation den Gefrierpunkt unterhalb von 10°C einzustellen, wurden in kurzer Zeit 3 strukturell unterschiedliche Gelatinekolloide entwickelt: 1951 von CAMPBELL (65) die Oxypolygelatine, 1952 von TOURTELOTTE (450) die modifizierte flüssige Gelatine und 1962 von SCHMIDT-THOME (392) ein Gelatinekolloid, welches über Harnstoffbrücken vernetzt ist.

1957 berichtete WIEDERSHEIM (473) über ein stabiles Stärkederivat, die Oxyäthylstärke. THOMPSON und WALTON (443) überprüften verschiedene Hydroxyäthylstärken in tierexperimentellen Untersuchungen. Nach weiteren klinischen Untersuchungen wurden Hydroxyäthylstärkelösungen 1973 in den USA und in Japan und 1974 in der Bundesrepublik Deutschland für den Arzneimittelmarkt freigegeben. Inzwischen konnte gezeigt werden, daß infolge des hohen Molekulargewichtes dieser Stärkepräparate langfristig Stärkeablagerungen im RES nachweisbar sind (265). Seit 1976 befinden sich deshalb auch Hydroxyäthylstärkepräparate mit niedrigen Molekulargewichten im Handel.

Neben der Entwicklung körperfremder kolloidaler Plasmaersatzmittel kamen in den Nachkriegsjahren auch die Arbeiten an den körpereigenen kolloidalen Volumenersatzmitteln nicht zum Stillstand. Besonders in den USA wurden entscheidende Fortschritte in der Fraktionierung, der Haltbarkeit und der Erregerinaktivierung von Blutplasma erzielt. COHN (70) und seinen Mitarbeitern gelang 1946 die Fraktionierung des menschlichen Plasmas. NITSCHMANN (335) entwickelte 1956 ein Spezialpräparat aus dem Blutplasma, das durch Pasteurisation virusfrei und damit hepatitissicher war. LO GRIPPO (270) benutzte zur Stabilisierung von hitzelabilen Serumbestandteilen die Kombination der Betapron-Behandlung mit einer UV-Bestrahlung. Andere Produktionsverfahren dienten der Isolierung bestimmter Plasmafraktionen, mit denen vor allem hämostatische Defekte behandelt werden können.

In letzter Zeit gelang es, die Gammaglobulinfraktion zu isolieren und so zu verarbeiten, daß die intravenöse Verabreichung möglich ist (24). Intensive Forschungsarbeiten werden durchgeführt, um spezielle Immunglobulinpräparate mit einem hohen Titer gegen spezifische Infektionskrankheiten herzustellen. Die seit Jahren durchgeführten Bestrebungen, auch die Sauerstofftransportfunktion des Blutes durch eine chemische Verbindung übernehmen zu können, haben bisher noch nicht zu einem Erfolg geführt, der diese Substanzen für eine klinische Verwendung empfehlen könnte. Die Substitution fehlender oder unzureichender Blutbestandteile beschränkt sich daher mit Ausnahme der Bluttransfusion nach wie vor auf die Verabreichung von körpereigenen oder körperfremden Plasmaersatzmitteln.

Physiologie der Volumenregulation

Der menschliche Organismus besitzt ein sehr empfindliches Regulationssystem zur Konstanterhaltung des normalen Blutvolumens. Durch Austausch von Wasser und Elektrolyten zwischen dem Intravasal- und Extravasalraum ist in bestimmten Grenzbereichen sowohl ein Schutz vor der Hypervolämie als auch vor dem Volumenmangel garantiert. Verteilung und Zusammensetzung des Blutvolumens, sowie des Wasser- und Elektrolythaushaltes werden über Rezeptor- und Hormonmechanismen sowie über den kolloidosmotischen Druck reguliert.

Blutvolumen

Das Blutvolumen beträgt beim Erwachsenen im Durchschnitt 77 ml/kg Körpergewicht ± 10% oder 1/13 des Körpergewichtes. Im allgemeinen besitzt der normalgewichtige Erwachsene ein Blutvolumen von 5,4 l. Die Blutmenge ist jedoch keine absolut konstante Größe, sondern unterliegt großen Schwankungen. Sie ist abhängig vom körperlichen Trainingszustand, dem Klima, der Höhenakklimatisation, einer Schwangerschaft und pathologischen Veränderungen des Kreislaufs. Auch beim Lagewechsel ändert sich das Blutvolumen; z.B. beim Übergang vom Liegen zum Stehen, weil in der langgestreckten Gefäßbahn hydrostatische Drucke auftreten, die zum Wasseraustritt im Kapillarbereich und damit zur Volumenabnahme führen. Umgekehrt nimmt beim Liegen das Blutvolumen durch Wassereinstrom wieder zu. Trotz starker Änderungen von Volumenaufnahme und Volumenabgabe sowie infolge vasomotorischer Veränderungen der Gesamtkapazität wird das Blutvolumen durch volumenregulatorische Einflüsse auf die Niere und den Durstmechanismus im Normbereich gehalten. Die chronischen Änderungen des Blutvolumens durch Training, klimatische Einflüsse usw. kommen wahrscheinlich ebenfalls reflektorisch durch Anpassung an eine primär veränderte Gefäßweite zustande.

Verteilung des Blutvolumens

Im arteriellen System sind etwa 900 ml, d.h. 15% des Gesamtblutvolumens enthalten. Änderungen der Gesamtblutmenge lösen in diesem Gefäßabschnitt im allgemeinen nur bei größeren und in kurzer Zeit ablaufenden Blutverlusten meßbare Reaktionen aus. Das Niederdrucksystem hingegen enthält etwa 75–80% des Blutvolumens (~ 4 l); davon befindet sich ein erheblicher Anteil in den Gefäßen des Thorax. Da die intrathorakalen Gefäße nicht im Gewebe eingebettet sind, sondern im elastischen Netzwerk der Lunge frei an der Oberfläche liegen, ist dieser Gefäßabschnitt zum volumenbedingten Druckausgleich besonders geeignet. Bei der Blutentnahme zum Beispiel kommt die Hälfte der Blutmenge aus dem Thorax. Bei Übertransfusionen hingegen steigt vor allem das intrathorakale Blutvolumen stärker an. Die Kapillaren sind mit 5–10% des Gesamtblutvolumens gefüllt.

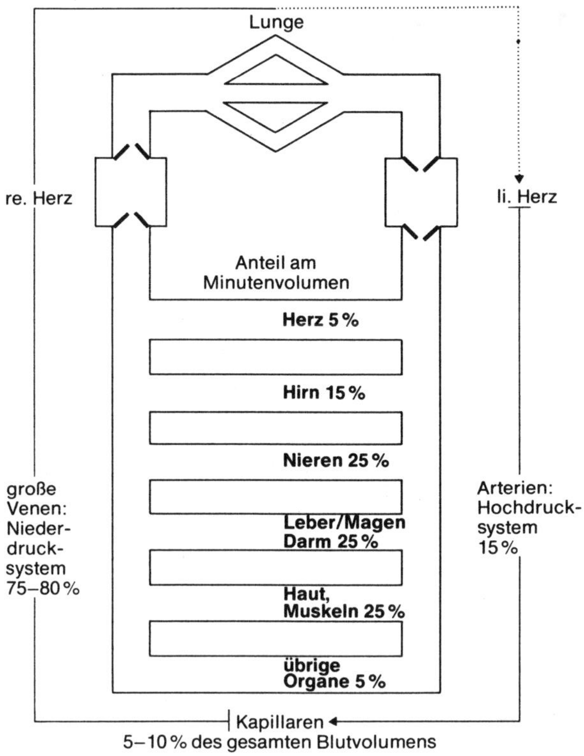

Abb. 1 Prozentuale Verteilung des Blutvolumens im Kreislauf des Menschen

Den größten Anteil am Minutenvolumen des Herzens beanspruchen mit je 25% Nieren, Leber-Magen-Darm, sowie Muskeln und Haut. Das Hirn wird von 15%, das Herz von 5% und die übrigen Organe ebenfalls mit 5% des Minutenvolumens durchströmt (Abb. 1).

Zusammensetzung des Blutvolumens

Für die Ausführung der großen Anzahl lebenswichtiger Aufgaben im Organismus ist eine spezielle Art der Zusammensetzung des Blutes erforderlich. Durch seine Transportfunktionen schafft das Blut die Voraussetzungen für den geregelten Ablauf des Stoffwechsels und sichert die humorale Wechselbeziehung zwischen den Organen. Außerdem ist das Blut mit seinen immunbiologischen Schutzstoffen in der Lage, die schädlichen Folgen von eingedrungenen körperfremden Stoffen abzuwehren oder einzuschränken. Durch die Gerinnungsfähigkeit schützt es sich vor Verlusten bei Eröffnung der Gefäßbahn.
Blut besteht aus einer gleichmäßigen Suspension von Blutkörperchen im Blutplasma. Bei der Gerinnung des Blutes scheidet sich das Fibrin ab. Die restliche Flüssigkeit, das Serum, enthält bis auf das ausgefallene Fibrin alle übrigen Plasmabestandteile in der ursprünglichen Konzentration.
Im Rahmen der Substitutionstherapie interessieren die zellulären und die plasmatischen Blutbestandteile (Tab. 2).

Tabelle 2 Die wesentlichsten Blutbestandteile und ihre physikalisch-chemischen Eigenschaften

Zelluläre Bestandteile			Plasmabestandteile			Physikalisch-chemische Eigenschaften			
Erythrozyten			Serum-Protein-Fraktionen			Spezifisches Gewicht			
	Männer	Frauen		Absolut (g/100 ml)	Relativ (%)	Vollblut	1,06		
Zahl (μl)	5,0 Mill.	4,5 Mill.				Plasma	1,02		
Hämatokrit (%)	46 –	41	Albumin	4,03	55,3	Onkotischer Druck			
Hämoglobin (g%)	16	14	Globuline			Serum (mmHg)	20,6	–	35,3
Lebensdauer (Tg)	120	100	α1-Globulin	0,35	4,8	Viskosität, rel.			
Leukozyten (μl)	4000 –	10000	α2-Globulin	0,59	8,2	Vollblut	3,86	–	5,70
Neutrophile	3000 –	7500	β-Globulin	0,8	11,2	Plasma	1,67	–	2,35
Eosinophile	50 –	500	γ-Globulin	1,48	20,5	Serum	1,58	–	2,18
Basophile	0 –	50	Gesamtprotein	7,25	100	pH-Wert			
Lymphozyten	1500 –	4500	Gerinnungsfaktoren			Vollblut	7,36	–	7,42
Monozyten	25 –	600	Fibrinogen	(100 ml)	150–450 mg	Elektrolyte (mval/l)			
Thrombozyten			Faktor II	(Prothrombin)		Natrium	137	–	147
Zahl (μl)	150000	– 300000	Faktor V	(Akzeleratorglobulin)		Kalium	3,6	–	5,5
Lebensdauer (Tg)	8 –	14	Faktor VII	(Prokonvertin)		Chlorid	94	–	111
			Faktor VIII	(antihämophiles Globulin A)		Kalzium	4,5	–	5,4
			Faktor IX	(antihämophiles Globulin B)		Magnesium	1,6	–	2,0
			Faktor X	(Stuart-Prower-Faktor)					
			Faktor XI	(Plasmathromboplastin-Antecedent)					
			Faktor XII	(Hageman-Faktor)					
			Faktor XIII	(Fibrinstab. Faktor)					

Zelluläre Bestandteile

Die roten Blutkörperchen sind im Normalblut mit einem Anteil von 41 bis 46% enthalten. Hierbei ist zu berücksichtigen, daß in der Erythrozytensäule noch gewisse Restmengen von Plasma eingeschlossen bleiben, so daß die Hämatokritwerte im allgemeinen um 2 bis 5% zu hoch sind. Ein bestimmter Korrekturfaktor läßt sich jedoch nicht angeben. In 1 μl Blut sind beim Manne rund 5 Millionen und bei der Frau 4,5 Millionen Erythrozyten enthalten. Auf dem Wege des Blutes durch das Gefäßsystem ändert sich die Zahl der Erythrozyten nicht wesentlich. Höhere Werte findet man, wenn der Wassergehalt des Blutes sinkt (Diarrhöe, Diurese usw.). Eine Zunahme der Erythrozytenzahl kann aber auch durch die gesteigerte Neubildung roter Blutkörperchen bedingt sein, mit der sich der Körper gegen verminderten Sauerstoffdruck, z.B. beim Aufenthalt in großen Höhen, schützt. Eine Verminderung der Erythrozytenzahl findet sich bei Steigerung der Abbauvorgänge und bei Beeinträchtigung der Blutbildung. Nach Blutverlusten ist nicht nur die Gesamtzahl der Erythrozyten betroffen, sondern auch ihr relativer Anteil (Hämatokrit), da das Restblut durch einströmende Gewebsflüssigkeit verdünnt wird, bevor ausreichend Erythrozyten ersetzt werden können.
Die mittlere Lebensdauer der Erythrozyten beträgt 100 bis 120 Tage.
Die wichtigste Funktion der Erythrozyten – der Sauerstofftransport – wird durch den Hämoglobingehalt und die hohe Elastizität dieser Blutzellen wahrgenommen. Das Hämoglobin ist im Stroma der roten Blutkörperchen eingelagert und beträgt beim Manne 16 g/100 ml Blut, bei der Frau 14 g/100 ml Blut. Die Sauerstoffbindung an das Hämoglobin ist abhängig vom Sauerstoffpartialdruck, der Körpertemperatur, dem Kohlensäuregehalt im Blut, dem 2-,3-DPG-Gehalt und dem Hämatokrit. Die Sauerstofftransportkapazität des Blutes ist am günstigsten bei einem Hämatokritwert von 30%.
Die Passage der Erythrozyten durch die Kapillargefäße wird durch die Elastizität der roten Blutkörperchen ermöglicht. Dabei verformen sich die roten Blutkörperchen entsprechend, so daß es zu einer engen Berührung mit der Kapillarwand kommt, die den Gasaustausch zwischen Blut und Gewebe erleichtert. Im langsam strömenden Blut hingegen lagern sich die Erythrozyten geldrollenähnlich aneinander. Die gesamte Oberfläche aller Erythrozyten im Blute entspricht einer Fläche von 50 m^2.
Die weißen Blutkörperchen sind kugelige Zellen, die aus einem klebrigen, stark lichtbrechenden, hüllenlosen Protoplasma bestehen. Da das spezifische Gewicht der Leukozyten etwas geringer ist als das der Erythrozyten, bilden sie nach dem Zentrifugieren oberhalb der Erythrozyten eine graue Schicht (buffycoat). Die Zahl der Leukozyten kann in weiten Grenzen schwanken. Als allgemeiner Durchschnitt gelten etwa 6 000/μl Blut. Die Leukozyten stellen in ihrer Gesamtheit ein lebenswichtiges Organ des Körpers dar, mit dem entbehrliche Gewebe und Zelltrümmer beseitigt und Schädigungen von außen abgewehrt werden.
Die Blutplättchen sind kleine granulierte Blutkörperchen, die normalerweise in einer Anzahl von 150000 bis 300000/μl Blut vorkommen. Sie entstehen durch Abschnürung aus den Riesenzellen des Knochenmarks und gelangen dann in die Blutbahn. Die Blutplättchen enthalten beträchtliche Serotoninmengen, außerdem Noradrenalin, Histamin und Ribonukleinsäure. An der Plättchenoberfläche sind verschiedene Blutgerinnungsfaktoren des Plasmas adsorbiert. Bei Verletzungen der Blutgefäße lagern sich die Thrombozyten aneinander, zerfallen und setzen Serotonin frei, das eine lokale Vasokonstriktion bewirkt. Aus dem zerfallenden Blutplättchen werden außerdem ATP, Phospholipide für die Bildung der Thrombokinase sowie die für die Blutgerinnung wesentlichen Plättchenfaktoren freigesetzt. Die mittlere Lebensdauer der Thrombozyten beträgt 8 bis 14 Tage.

Plasmatische Bestandteile

Die Eiweißkörper des Blutplasmas bestehen aus Albumin, Globulin, Fibrinogen und den plasmatischen Gerinnungsfaktoren. Die Globulinfraktion wird in zahlreiche Komponenten unterteilt, z.B. Alpha-, Beta- und Gammaglobuline, von denen das letztere auch als Immunglobulin bezeichnet wird. Plasmaproteine können im Schwerefeld entsprechend ihren Sedimentationseigenschaften charakterisiert und hinsichtlich ihres Molekulargewichts beurteilt werden. Die verschieden schnelle Wanderung der Plasmaproteine im elektrischen Feld gestattet eine Klassifizierung nach der elektrophoretischen Mobilität (Elektrophorese).

Albumin mit durchschnittlich 4g% das mengenmäßig dominierende Plasmaprotein wird in der Leber synthetisiert und ist für die Regulation des kolloidosmotischen Druckes verantwortlich. Es hat außerdem Transportfunktionen im Organismus zu erfüllen und dient als Eiweißreservoir.

Die Kapillarpermeabilität für Plasmaproteine ist niedrig. Die intravaskulären Proteine können daher einen osmotischen Druck von etwa 25 mmHg ausüben (kolloidosmotischer, onkotischer Druck). Außerdem sind die Plasmaproteine zu etwa 1/6 für die Pufferkapazität des Plasmas verantwortlich. Bei normalem Plasma-pH von 7,4 haben die Proteine Anioneneigenschaften. Bestimmte Plasmaproteine haben spezifische Transportfunktionen, z.B. für Thyroxin, Steroidhormone, Insulin usw. Außerdem wird durch die Bindung dieser Substanzen an die Plasmaproteine ihre zu frühe Ausscheidung verhindert.

Globuline (ca. 3 g%) enthalten mit der Gammaglobulinfraktion wesentliche Antikörper (Immunglobuline) gegen verschiedene Krankheitserreger. Sie entstammen im wesentlichen aus Plasmazellen des retikuloendothelialen Systems (RES), vor allem der Lymphknoten und der Milz. Dort entwickeln sie sich aus plasmazellulären Keimzellen durch spezifische Reaktionen mit dem jeweiligen Antigen zu reifen antikörperproduzierenden Plasmazellen.

Die Immunglobuline schirmen den Körper gegen die schädliche Wirkung fremdartiger Stoffe ab, die in die Blutbahn eingedrungen sind. Diese Schutzstoffe sind jeweils streng spezifisch gegen bestimmte Schädlichkeiten eingestellt. Ihr Auftreten wird durch die Antigene veranlaßt.

Im Rahmen der Infusionstherapie interessieren vor allem die Isoagglutinine, die gegen Erythrozyten bestimmter anderer Menschen gerichtet sind. Aufgrund dieser Vorkommnisse lassen sich die Menschen einer der 4 Blutgruppen A, B, AB, O zuordnen.

Neben den Isoagglutininen, die dauernd im Blut vorhanden sind, können Heteroagglutinine auftreten, sofern eine entsprechende Sensibilisierung stattgefunden hat. Sie werden durch Faktoren hervorgerufen, die man nach Versuchen mit Rhesusaffen als Rh-Faktoren bezeichnet. Beim Immunisieren von Kaninchen mit menschlichem Blut erhält das Blut dieser Tiere ebenfalls die Fähigkeit, Erythrozyten vom Menschen zu agglutinieren. Das Auftreten dieser Heteroagglutinine wird auf die Faktoren M, N, MN und P zurückgeführt. Sie sind den einzelnen Menschen eigentümlich, hängen aber nicht von seiner Zugehörigkeit zu einer besonderen Blutgruppe ab. Für die Bluttransfusion spielen sie daher keine Rolle.

Außer diesen Schutzstoffen können im Blut noch zahlreiche andere auftreten, die z.B. körper fremde Zellen oder Krankheitserreger auflösen.

Fibrinogen ist ein Eiweißkörper der Globulinfraktion, der fast ausschließlich von der Leber gebildet wird. Da er verhältnismäßig rasch aus dem Blut verschwindet, muß er laufend nachgebildet werden. Die Fibrinogenkonzentration des Blutes von 0,15–0,45% fällt ohne Nachlieferung innerhalb von 24 Stunden auf die Hälfte (Halbwertszeit = 24 Std.). Die Umwandlung des Fibrinogens in Fibrin wird durch Thrombin katalysiert. Thrombin entsteht aus der im Blut befindlichen Vorstufe Prothrombin durch Einwirkung des Gerinnungsfaktors X.

Plasmatische Gerinnungsfaktoren sind für den ungestörten Ablauf der Blutgerinnung unentbehrlich. Neben Fibrinogen (Faktor I) finden sich im Plasma Prothrombin (Faktor II), Akze-

leratorglobulin (Faktor V), Prokonvertin (Faktor VII), antihämophiles Globulin A (Faktor VIII), antihämophiles Globulin B (Faktor IX), Stüart-Prower-Faktor (Faktor X), Plasmathromboplastin-Antecedent (Faktor XI), Hageman-Faktor (Faktor XII) und der fibrinstabilisierende Faktor (Faktor XIII).
Die Halbwertszeit der plasmatischen Gerinnungsfaktoren ist auf Stunden begrenzt, so daß Substitutionsbehandlungen nur mit Frischplasmaderivaten möglich sind (Tab. 3).

Tabelle 3 Biologische Halbwertszeiten (Std.) plasmatischer Gerinnungsfaktoren

Gerinnungsfaktor	Biologische Halbwertszeit (Std.)
Faktor I (Fibrinogen)	100
Faktor II (Prothrombin)	40 – 60
Faktor V (Akzeleratorglobulin)	12 – 15
Faktor VII (Prokonvertin)	2 – 5
Faktor VIII (Antihämophiles Globulin A)	10 – 15
Faktor IX (Antihämophiles Globulin B)	15 – 30
Faktor X (Stuart-Prower-Faktor)	20 – 40
Faktor XI (Plasmathromboplastin-Antecedent)	10 – 20
Faktor XII (Hageman-Faktor)	50 – 70
Faktor XIII (Fibrinstabilisierender Faktor)	100 – 120

Wasser- und Elektrolythaushalt

Der menschliche Organismus besteht zu 60% aus Wasser. Das Gesamtkörperwasser ist in verschiedene Räume aufgeteilt, die in ständigem Austausch stehen (Abb. 2). Man unterscheidet den Intrazellulärraum, in dem sich zwei Drittel des Körperwassers befinden (ICF) und den Extrazellulärraum, der ein Drittel des Gesamtflüssigkeitsvolumens enthält (ECF). Das extrazelluläre Körperwasser läßt sich weiter unterteilen in interstitielles, intravasales und transzelluläres Flüssigkeitsvolumen.
In allen Flüssigkeitsräumen des menschlichen Organismus befinden sich neben Wasser gelöste Stoffe, deren wichtigste die in ionisierter Form vorliegenden Elektrolyte sind. Daneben sind auch nichtionisierte Substanzen, wie Glukose, Harnstoff usw., enthalten. In der Zusammensetzung des extra- und intrazellulären Wassers bestehen grundsätzliche Unterschiede, während der intravasale und der interstitielle Anteil des Extrazellulärraumes nahezu identisch sind.

Extrazellulärraum

Im Extrazellulärraum überwiegen bei den Kationen das Natrium, bei den Anionen Chlorid und Bikarbonat. Die Kationen Kalium, Kalzium und Magnesium, sowie die Anionen Phosphat, Sulfat und organische Säuren sind nur in geringer Konzentration vorhanden. Das ausschlaggebende Kation der Extrazellulärflüssigkeit, das Natrium, kann durch keine anderen Ionen ersetzt werden. Die durchschnittliche Serumnatriumkonzentration liegt um 142 mval/l, der gesamte Natriumgehalt eines Erwachsenen beträgt etwa 93 g. Das Anion Chlorid hingegen ist ohne wesentliche Störungen auch durch Bikarbonat, Phosphat oder organische Säuren ersetzbar.

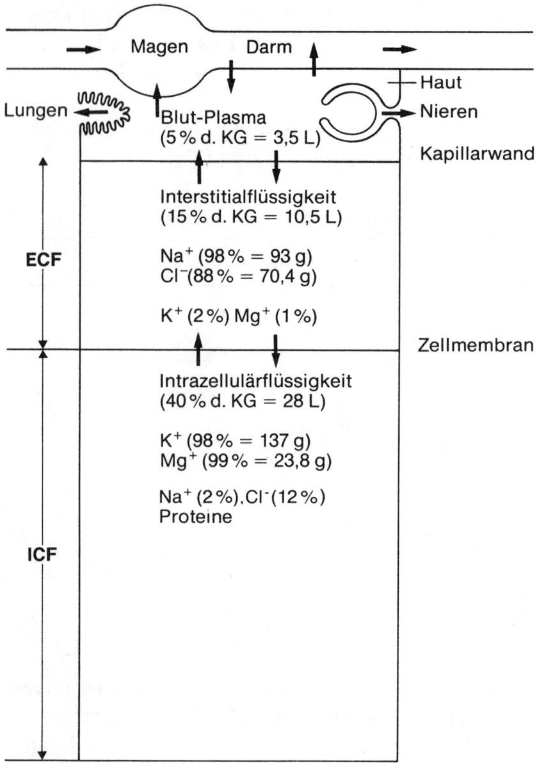

Abb. 2 Verteilung von Körperwasser und Elektrolyten im menschlichen Organismus

Intrazellulärraum

Im Intrazellulärraum überwiegt bei den Kationen das Kalium, auf der Anionenseite nimmt Phosphat die Stelle von Chlorid ein. In geringer Menge kommen als Kationen Magnesium und Natrium und als Anionen Bikarbonat, Sulfat und Chlorid vor. Einen beträchtlichen Anteil nehmen unter den Anionen die Proteine ein. Diese grundlegenden Unterschiede zwischen extrazellulärer und intrazellulärer Flüssigkeit, die vor allem hinsichtlich des Kalium- und Natriumgehaltes bestehen, sind bei allen Lebewesen zu finden. Man darf daraus folgern, daß die Aufrechterhaltung dieses Konzentrationsgradienten eine entscheidende Voraussetzung des Lebensprozesses darstellt.

Blutvolumenregulation

Da sich von dem intravasal gelegenen Blutvolumen nur 15% im arteriellen, aber 80% im venösen Schenkel des Kreislaufsystems befinden (s. Abb. 1), wird verständlich, daß bei der Volumenregulation das sogenannte Niederdrucksystem eine vorrangige Bedeutung besitzt. Blutvolumenänderungen durch Blutverlust oder Transfusion betreffen auch wegen seiner großen Dehnbarkeit zunächst das Niederdrucksystem und nicht so sehr das arterielle Gefäßbett. So fällt der arterielle Blutdruck bei einer Blutentnahme in der Regel erst dann, wenn infolge einer sehr starken Abnahme des Blutvolumens das Herzminutenvolumen bei maximaler Erhöhung des peripheren Widerstandes unter einen bestimmten Wert absinkt.

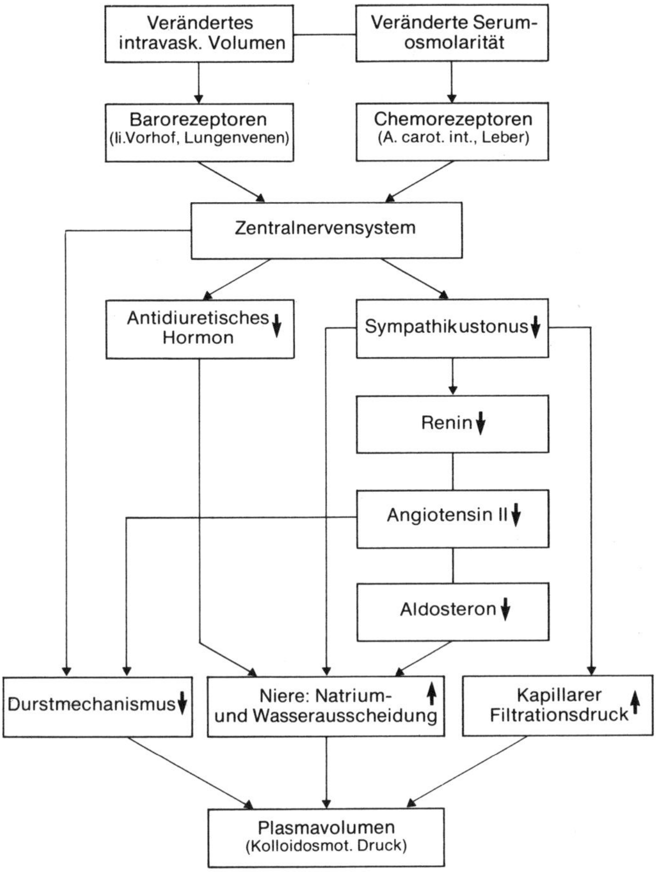

Abb. 3 Schematische Darstellung des Zusammenspiels von Änderungen des Blutvolumens bzw. der Serumosmolarität und der neurohumoralen Regulationsmechanismen

Blutvolumenverluste nach außen können vom Organismus durch Änderungen des Plasmavolumens ausgeglichen werden, indem ein Teil der Extrazellulärflüssigkeit in das Gefäßbett einwandert. Diese Erkenntnis bildete eine der wesentlichsten Voraussetzungen zur Einführung von Plasmaersatzmitteln in die klinische Medizin. Da das Plasmavolumen ein Teil des extrazellulären Volumens ist, kann durch Veränderung dieses Flüssigkeitskompartiments infolge Flüssigkeitsaufnahme oder Flüssigkeitsabgabe das intravasale Blutvolumen reguliert werden. Der Organismus bedient sich bestimmter regulatorischer Mechanismen, um den Austausch des Körperwassers an der Kapillarmembran zu ermöglichen und damit zugleich eine konstante Zusammensetzung der verschiedenen Flüssigkeitsräume zu garantieren. Diese Regulation erfolgt im wesentlichen über Rezeptorstimulierung in der Gefäßwand und verschiedene hormonelle Mechanismen (Abb. 3). Eine weitere Bedeutung für Volumenverschiebungen zwischen Intravasalraum und interstitieller Flüssigkeit besitzt der kolloidosmotische Druck des Plasmas.

Rezeptor- und Hormonmechanismen

Die Volumenregulation des Organismus erfolgt durch ein differenziert abgestimmtes Zusammenspiel von Barorezeptoren, Chemorezeptoren, antidiuretischem Hormon, dem Renin-Angiotensin-Aldosteron-Mechanismus, Katecholaminwirkungen, sowie einige unbekannte humorale Faktoren, die unter dem Sammelbegriff „third factor" zusammengefaßt werden.

Barorezeptoren: Aufgrund der engen Beziehung zwischen Änderung der Gefäßwandspannung bzw. Änderung des intravasalen Druckes und des Blutvolumens spiegelt die Änderung der Gefäßwandspannung ausschließlich die des Blutvolumens wider. Rezeptoren in den Venenwänden können deshalb Änderungen des Blutvolumens empfindlich registrieren. Solche Dehnungs- oder Mechanorezeptoren sind gehäuft in den intrathorakalen großen Gefäßen zu finden. Sie geben eine sehr sensible Antwort auf geringste Veränderungen des Gesamtblutvolumens. Dabei laufen die afferenten Impulse wahrscheinlich im Nervus vagus. Grundsätzlich besteht kein Unterschied zwischen den Rezeptoren des arteriellen Systems und den intrathorakalen Rezeptoren des Niederdrucksystems. Während jedoch die intrathorakalen Rezeptoren direkt und sehr empfindlich auf Blutvolumenänderungen ansprechen, reagieren die arteriellen Rezeptoren nur sekundär und indirekt auf Blutvolumenänderungen. Sie sprechen nur dann an, wenn die Schwankungen des Blutvolumens so ausgeprägt sind, daß sie die arterielle Hämodynamik wesentlich beeinflussen. Diese Barorezeptoren übernehmen dann auch bei stärkeren Blutverlusten, z.B. im Schock, zunehmend die Aufrechterhaltung der Kreislauffunktion. Die afferenten Impulse in den intrathorakalen Rezeptoren werden in der Medulla oblongata auf efferente sympathische Fasern umgeschaltet. Weitere Barorezeptoren werden in das Vas afferens des juxtaglomerulären Apparates der Nieren lokalisiert. Bei vermehrter Stimulation dieser Rezeptoren kommt es zur renalen Natriumretention und damit zur Steigerung der Osmolarität der extrazellulären Flüssigkeit. Über die Osmoregulation erfolgt dann eine vermehrte tubuläre Wasserrückresorption, bis die Isovolämie erreicht ist.
Chemorezeptoren: Im Ausbreitungsgebiet der A. carotis interna sind Osmorezeptoren vorhanden, die Änderungen des osmotischen Druckes dem zentralen Integrationsgebiet im Hypothalamus zuleiten. Aus Tierversuchen ist z.B. bekannt, daß eine Steigerung des osmotischen Druckes in der A. carotis communis um 2% ausreicht, um die Neurohypophyse zur Abgabe einer Mikroeinheit Adiuretin pro Sekunde zu veranlassen und so den Urinfluß zu drosseln (462). Bei Steigerung des osmotischen Druckes wird im Extrazellulärraum mehr Wasser, bei Erniedrigung dagegen vermindert Wasser rückresorbiert und damit wieder Isotonie erzielt. Neuere Untersuchungen haben gezeigt, daß offenbar auch in der Leber Osmorezeptoren vorhanden sind (166). Die Regulation der Isotonie erfolgt also in erster Linie über eine osmorezeptive Steuerung der Wasserrückresorption in den Nieren.
ADH-Mechanismus: Bei Expansion des intrathorakalen Blutvolumens, bzw. bei Dehnung des linken Vorhofs, kommt es reflektorisch zu einer Verminderung der ADH-Konzentration im Blut. Dies läßt sich im Experiment mit der Methode der Wasserimmersion demonstrieren. Nach 5stündiger Immersion sinkt die ADH-Konzentration im Urin z.B. auf 50% des Ausgangswertes ab. In der darauffolgenden Erholungsphase nimmt die ADH-Ausscheidung relativ überschießend zu. Der ADH-Mechanismus reagiert sehr sensibel. Beim Übergang vom Liegen zum Stehen z.B. steigt der ADH-Spiegel im Blut von 0,4 auf 3,1 μE/ml an (321). Auch die Osmoregulation vollzieht sich unter dem Einfluß einer hypothalamisch-neurohypophysär bedingten Ausschüttung von antidiuretischem Hormon oder ADH. Beim Adiuretin handelt es sich um Arginin-Vasopressin, ein Oktapeptid. Es bewirkt an den Zellen der distalen Tubuli und Sammelrohre eine Permeabilitätssteigerung, so daß Wasser in die hypertonische interstitielle Flüssigkeit des Nierenmarks abströmen kann. Neben diesem Effekt stimuliert Adiuretin anscheinend auch die Natriumpumpe in der Henleschen Schleife und hat eine angiotensinähnliche Wirkung auf die Vasomotorik der juxtamedullären Glomeruli.
Renin- Angiotensin-Aldosteron-Mechanismus: Der zweite neurohormonale Effektormechanismus ist das Renin-Angiotensin-Aldosteron-System. Eine wesentliche Aufgabe des Hormons Aldosteron, das in der Zona glomerulosa der Nebenniere synthetisiert wird, ist es, an der Aufrechterhaltung eines ausreichend großen Blutvolumens bei Blutverlusten, Dehydratation, unter Orthostasebedingungen und unter den Bedingungen der Natriumverarmung regulativ mitzuwirken. Das proteolytische Enzym Renin wird im juxtaglomerulären Apparat gebildet und gespeichert. Der adäquate Reiz für die Reninfreisetzung ist ein Volumenmangel, wenn

er zu einer verminderten Nierendurchblutung und zu einem Blutdruckabfall des Vas afferens führt. Über Barorezeptoren im Vas afferens ausgelöst, wird vermehrt Renin sezerniert. In der Blutbahn verwandelt Renin das Plasmaglobulin Angiotensin, das in der Leber gebildet wird, in Angiotensin I. Dieses wird durch das sogenannte „converting-enzyme" zu Angiotensin II, einer vasopressiv wirkenden Substanz, abgebaut. Diese Umwandlung geschieht vorwiegend bei der Passage des Blutes durch die Lungenkapillaren, da das „converting-enzyme" in der Lunge lokalisiert ist. Unter dem Einfluß von Angiotensin II wird Aldosteron aus der Nebenniere freigesetzt. Der Angriffspunkt des Aldosterons ist vorwiegend der distale Tubulus. Aldosteron induziert eine vermehrte Ausscheidung von Kalium bei gleichzeitiger Natriumretention. Abfall und Anstieg der Plasmaaldosteronkonzentration laufen parallel zur Plasmareninaktivität. Weiterhin konnte gezeigt werden, daß der Durstmechanismus eng mit dem Angiotensin-Renin-System verbunden ist (106). Isoosmotische Expansion des Blutvolumens führt zur Diurese, Blutverlust erzeugt Durst.
Katecholamine: Die Immersion hat einen verminderten Sympathikotonus und damit eine reduzierte Noradrenalinausschüttung zur Folge (137). Im Gegensatz dazu nehmen etwa beim Übergang vom Liegen zum Stehen der Sympathikotonus und die Noradrenalinausschüttung zu (101). Die Katecholamine haben einen direkten Einfluß auf die präkapillären Widerstände und damit auf die Veränderung des Filtrationsdruckes. Weiterhin reguliert der Sympathikotonus auch die Freisetzung von Renin und über diesen Mechanismus die Konzentration von Angiotensin II und Aldosteron (461).
Third Factor: Bei dem sogenannten dritten Faktor handelt es sich um einen oder mehrere zum Teil noch nicht restlos bekannte humorale Faktoren, die auf den Wasserhaushalt und die Natriumausscheidung der Niere Einfluß haben. Dabei stehen zwei Theorien in der Diskussion. Die eine Theorie postuliert die Existenz eines natriuretischen Hormons, welches die Rückresorption von Natrium und Wasser im proximalen und im distalen Tubulus hemmt. Eine andere Theorie beruht auf physikochemischen und hämodynamischen Überlegungen, wobei unter den Bedingungen vermehrter Natriumretention mit Expansion des extrazellulären Volumens das die Tubuli umgebende Milieu verändert wird. Wahrscheinlich liegt eine Kombination beider Theorien vor, indem im proximalen Tubulus vor allem physikochemische bzw. mechanische Phänomene für eine zusätzliche Natriurese verantwortlich sind, in den distalen Nephronabschnitten hingegen der hormonelle Faktor.

Kolloidosmotischer Druck

Der transkapilläre Flüssigkeitsaustausch wird durch den kapillären Blutdruck und den kolloidosmotischen Druck des Blutes gewährleistet. Der kolloidosmotische Druck wiederum ist durch die Plasmaproteine des Blutes garantiert. Normalerweise befinden sich nur 50% des Gesamtbestandes an Plasmaproteinen im Plasma des Blutes (ca. 180–200 g), die andere Hälfte ist im Extravasalraum deponiert. Demnach ist die Konzentration der Eiweißkörper den Volumina ihrer beiden Verteilungsräume umgekehrt proportional. Die Plasmaeiweißkonzentration ist also 4mal höher als die Eiweißkonzentration des Extravasalraumes. Der kolloidosmotische Druck im Plasma liegt mit 25 bis 28 mmHg jedoch sogar 6mal höher als der kolloidosmotische Druck in der extravasalen Flüssigkeit (4,5 mmHg), da die Kationenkonzentration (Na^+) und damit die Osmolarität im intravasalen Raum erhöht ist.
Nach neueren Untersuchungen (164) soll der Gesamtdruck im interstitiellen Raum nicht im positiven, sondern mit –7 mmHg im negativen Bereich liegen. Für die Ausbildung des negativen Druckes sollen in erster Linie Oberflächenphänomene verantwortlich sein.
Steigt der kolloidosmotische Druck im Intravasalraum, z.B. durch Infusionen hyperonkotischer Lösungen, so wird dem Interstitium Wasser entzogen und der Druck im interstitiellen Raum kann bis auf –15 mmHg absinken. Bei intravasaler Infusion kolloidfreier Lösung hin-

gegen wird das Wasser in das Interstitium abfiltriert und der Druck kann positive Werte erreichen, wobei es zur Ausbildung eines Ödems kommt. Experimentelle Untersuchungen haben gezeigt, daß unter Normalbedingungen bei je 400ml Volumenzufuhr der Druck im Interstitium um 1 mmHg ansteigt.

Als Sicherheitsfaktor ist das Lymphsystem in den Kreislauf eingebaut, das die im Interstitium liegenden Plasmaproteine abtransportiert und damit den kolloidosmotischen Druck der interstitiellen Flüssigkeit vermindert, dabei aber zugleich den des Plasmas erhöht.

Die Lunge ist gegen ein Ödem besonders gut geschützt. Hier beträgt der interstitielle Flüssigkeitsdruck –17 mmHg, während der mittlere Kapillardruck mit 7 mmHg niedriger liegt als im großen Kreislauf.

Der mittlere Kapillardruck für den gesamten großen Kreislauf beträgt etwa 17 mmHg. Da der Druck des interstitiellen Raumes bei –17 mmHg und der onkotische Druck der interstitiellen Flüssigkeit bei 4,5 mmHg liegt, errechnet sich ein nach außen wirkender Gesamtdruck von 28,5 mmHg, dem der onkotische Druck des Plasmas von 28,0 mmHg gegenübersteht. Es überwiegt demnach ein Filtrationsdruck von 0,5 mmHg nach außen, der einen Lymphstrom von 100 ml/h bewirkt. Das maximale Transportvermögen des Lymphstromes mit 1400 ml/h ist bei einem Überwiegen der Filtrationskräfte um 7.0 mmHg erreicht. Die Umverteilung von Albumin aus dem interstitiellen in den intravasalen Raum kann in der akuten Phase etwa 23,5 g/h betragen und über 24 Stunden den Gesamtwert von 91 g erreichen. Die Eiweißkonzentration stellt sich auf 6,25 g% ein, einem onkotischen Druck von 20 mmHg entsprechend. Das ausgewaschene, eiweißfreie Interstitium hingegen besitzt den onkotischen Druck von 0 mmHg. Aus dem Gesamteiweißwert läßt sich der onkotische Druck schätzungsweise durch folgende Formel ermitteln:

$$\text{KOD (mmHg)} = (\text{Ges. Eiw. g\%} \times 4) - 1{,}0$$

An der Kapillarmembran kommt es demnach zu einem Kräftespiel zwischen dem kolloidosmotischen und dem negativen hydrostatischen Druck der interstitiellen Flüssigkeit sowie dem Kapillardruck als Kräfte der Filtration. Der kolloidosmotische Druck des Plasmas hingegen ist die wesentliche Kraft für die Rückresorption in das Gefäßsystem. Ein Gleichgewicht dieser Kräfte besteht nicht, weil die Filtrationskräfte überwiegen. Im Ruhezustand werden im Kapillargebiet pro Minute etwa 16 ml einer isotonen, eiweißhaltigen Flüssigkeit filtriert und 14,4 ml eiweißfreier Flüssigkeit rückresorbiert. Die restlichen 1,6 ml des Filtrates dienen dem Abtransport der Proteinmoleküle in das Lymphsystem (Abb. 4).

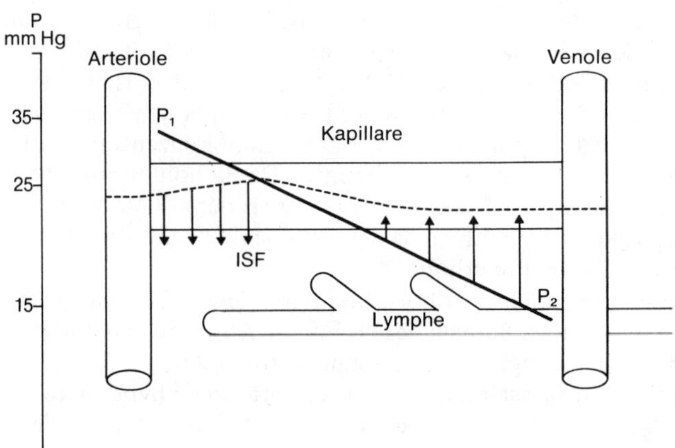

Abb. 4 Transkapillärer Flüssigkeitsaustausch. Auf der arteriellen Seite der Kapillare wird durch den hydrostatischen Druck (P_1) Flüssigkeit in das Interstitium (ISF) ultrafiltriert. Im venösen Abschnitt der Kapillare gelangt Flüssigkeit durch das Überwiegen des onkotischen Druckes (P_2) zurück in die Gefäßbahn. Nur ein geringer Teil des Ultrafiltrates wird über das Lymphsystem dem Kreislauf zurückgeführt (80)

Wenn das filtrierte Volumen größer ist als das rückresorbierte, wird der Abtransport der Plasmaeiweiße aus dem Interstitium mit der Lymphe in das Blut ermöglicht. Überwiegt die Rückresorption, z.B. bei langanhaltender Zufuhr hyperonkotischer Lösungen, kann das im Interstitium liegende Eiweiß wegen fehlender Transportflüssigkeit nicht abtransportiert werden. Bleibt schließlich eine hohe Proteinkonzentration im Interstitium zurück, kann es zu einem Ausgleich zwischen intra- und extravasalem kolloidosmotischen Druck und damit zu einer massiven Flüssigkeitseinlagerung in das Gewebe kommen, die erst nach Normalisierung der Druckverhältnisse durch Antransport wieder ausgeglichen werden kann. Da auch die Albuminsynthese in der Leber (ca. 17 g/Tag) weitgehend vom Eiweißgehalt des Interstitiums der Leber gesteuert ist, wird die Syntheserate abnehmen, wenn der kolloidosmotische Druck im Interstitium erhöht ist.

Pathophysiologie der Volumenregulation

Die pathophysiologischen Abläufe der Volumenregulation lassen sich sowohl am Blutvolumenmangel als auch an den Störungen im Wasser- und Elektrolythaushalt darstellen. Darüberhinaus sind pathophysiologische Veränderungen auch im Rahmen der Volumensubstitution mit Blut, Wasser und Elektrolyten sowie in Einzelfällen mit Plasmaersatzmitteln zu erwarten.

Blutvolumenmangel

Jeder größere Blutverlust verursacht eine mehr oder weniger stark ausgeprägte Störung im stoffwechselaktiven Teil des Gefäßgebietes, dem Mikrozirkulationssystem. Diese Störungen werden besonders deutlich im Verhalten der Vasomotorik, der Rheologie und der Hämostase.

Veränderungen der Vasomotorik

Bei Blutverlusten von weniger als 10% des Blutvolumens ist der Organismus im allgemeinen imstande, durch gegenregulatorische Mechanismen die Durchblutung aller Organe sicherzustellen. Das Beispiel der Blutspende zeigt, daß allein die Tonuszunahme im venösen Kreislaufschenkel ausreicht, um durch Entspeicherung der Kapazitätsgefäße für das Herz ein ausreichendes Blutangebot zu garantieren. Übersteigt der Blutverlust jedoch diese Größe, so kommt es zur Vasokonstriktion auch des arteriellen Gefäßgebietes. Die arterielle Vasokonstriktion ist jedoch selektiv. Sie ist darauf eingestellt, Herz und Hirn vor einer akut lebensbedrohlichen Minderdurchblutung zu schützen, indem jene Gefäßgebiete von der Zirkulation abgeschaltet werden, die weniger stark empfindlich gegenüber Sauerstoffmangel sind, z.B. Haut, Darm und Nieren. Bleibt der Volumenverlust unter 30% des Gesamtblutvolumens, so ist beim primär gesunden Organismus sogar unter diesen Bedingungen noch eine Spontanheilung durch Wassereinstrom aus dem Interstitium in das Gefäßsystem möglich. Dies kann erfolgen, weil durch Vasokonstriktion im präkapillären Gefäßbett und durch Stase im postkapillären Venolenbereich der hydrostatische Druck im Mikrozirkulationsgebiet so niedrig ist, daß der onkotische Sog der Plasmaproteine voll zur Geltung kommen kann (Abb. 5). Hält der Blutverlust jedoch an oder bleibt die Volumensubstitution unzureichend, so kommt es infolge Hypoxie und daraus folgender Azidose zum Tonusverlust der präkapillären Gefäße, während die postkapilläre Ausstrombahn weiterhin verschlossen bleibt. Dadurch erfolgt ein Blutaufstau im Kapillargebiet, der mit einem transkapillären Plasmaverlust einhergeht (Abb. 6). Vor allem die kleinmolekularen Blutbestandteile, wie Wasser und Albumin, verlassen die Blutbahn, während die hochmolekularen Blutbestandteile, wie Fibrinogen und Globulin, im Gefäßsystem verbleiben. Somit resultiert neben dem gesteigerten Volumenverlust zusätzlich ein erheblicher Viskositätsanstieg, der die Fließeigenschaften des Restblutes weiter herabsetzt.

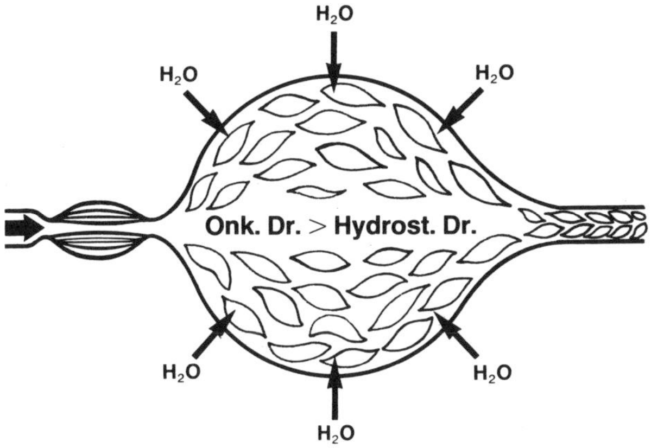

Abb. 5 Durch Tonuszunahme im präkapillären Gefäßbereich bei bestehender Ausstrombehinderung kommt es zum Abfall des hydrostatischen Druckes im Kapillargebiet. Das Überwiegen des onkotischen Druckes der Plasmaeiweiße führt zum Wassereinstrom in die Kapillargefäße

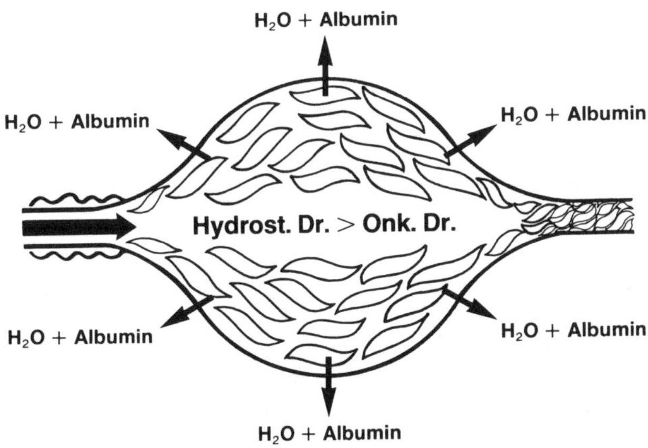

Abb. 6 Durch Tonusverlust der präkapillären Gefäße bei weiterbestehender Ausstrombehinderung kommt es infolge Überwiegen des hydrostatischen Druckes über den onkotischen Druck zur Auswärtsfiltration von Wasser und Albumin

Veränderungen der Rheologie

Das Blut besitzt als inhomogene Flüssigkeit besondere Fließeigenschaften, die vor allem in der Mikrozirkulation zur entscheidenden Regulationsgröße des Fließwiderstandes und damit auch der Kapillardurchblutung werden können. Neben der vasomotorischen Komponente ist der Strömungswiderstand im venösen Teil der Endstrombahn von der Viskosität abhängig. Bei Vollblut als inhomogene Flüssigkeit steigt die Viskosität steil exponentiell an, sobald eine kritische Fließgeschwindigkeit unterschritten wird. Unter den Bedingungen des größeren Volumenmangels kommt es im postkapillären Venolenbereich zu einer ausgeprägten prästatischen Viskositätssteigerung mit Flexibilitätsverlust und Aggregation der Erythrozyten. Während der Einstromwiderstand des Kapillarbettes also vornehmlich von der Vasokonstriktion – der Vasomotorik – reguliert wird, ist der Ausstromwiderstand entscheidend vom Viskositätsverhalten des Blutes bestimmt. Diese mikrorheologischen Veränderungen sind im wesentlichen an die zellulären Elemente des Blutes geknüpft. Der Hämatokrit darf deshalb als eine der wesentlichsten Regelgrößen der Viskosität des Blutes betrachtet werden (Abb. 7).

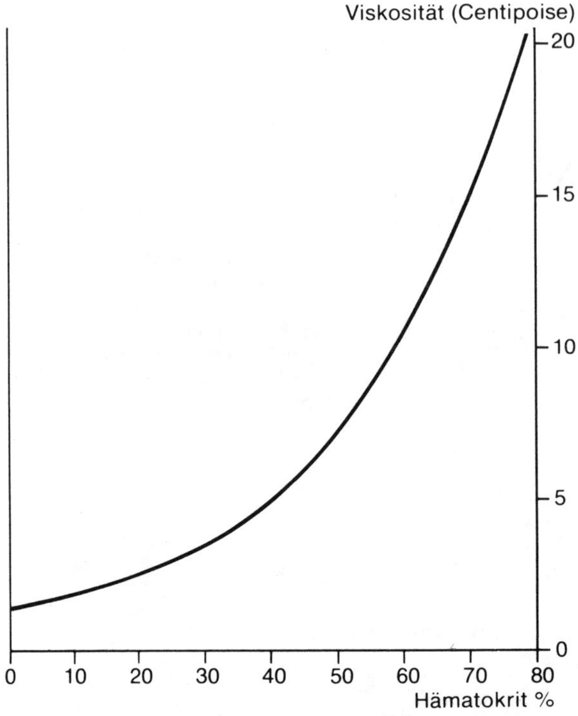

Abb. 7 Beziehungen zwischen Hämatokrit (%) und Viskosität (Centipoise). Die Viskosität des Blutes ist nahezu eine Exponentialfunktion des Hämatokrits

Veränderungen der Hämostase

Störungen der Blutgerinnung stehen in enger Verknüpfung mit den bisher genannten pathophysiologischen Veränderungen. Ihre Bedeutung für den ausgeprägten Volumenmangel liegt darin, daß sie die funktionellen mikrozirkulatorischen Störungen in Form der disseminierten intravasalen Gerinnung morphologisch fixieren. Bereits in der Frühphase des Volumenverlustes kommt es zur hämodynamisch bedingten reversiblen Thrombozytenaggregation. Das saure, hochvisköse und träge strömende Blut in der terminalen Strombahn ist durch eine erhöhte Gerinnungstendenz, die Hyperkoagulabilität, gekennzeichnet. Sind die Gerinnungsprozesse in Gang gesetzt, können sie sich über den Weg zunehmender Stase perpetuieren. Über den gesteigerten Umsatz plasmatischer und thrombozytärer Gerinnungsfaktoren kann es schließlich zu einem Aufbrauch des Hämostasepotentials kommen. Daraus resultiert die Hypokoagulabilität, die beim Überschreiten einer kritischen Grenze zu einer schweren hämorrhagischen Diathese führt und als Verbrauchskoagulopathie bezeichnet wird (257). Geht man davon aus, daß für die durch einen Volumenmangel bedingte Mikrozirkulationsstörung eine Beeinträchtigung des Ein-, Durch- und Austromes ursächlich in Frage kommt, dann steht die Volumensubstitution mit zellfreien Plasmaersatzmitteln an erster Stelle im therapeutischen Register (Abb. 8). Die Infusionstherapie mit zellfreien Lösungen vermag nicht nur das zirkulierende Blutvolumen zu normalisieren, sondern sie führt auch über die Hämodilution zur Viskositätssenkung und zur Desaggregation der Erythrozyten. Damit werden die Fließeigenschaften des Blutes verbessert und die Durchblutung im Mikrozirkulationsgebiet weitgehend normalisiert.

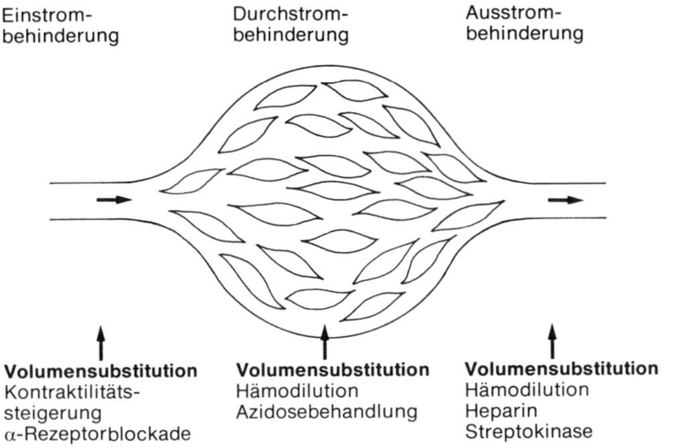

Abb. 8 Durch Volumensubstitution mit Plasmaersatzmitteln wird ein wirksamer therapeutischer Effekt an den 3 Teilkomponenten der Mikrozirkulationsstörung (Einstrom-, Durchstrom- und Ausstrombehinderung) erzielt

Störungen im Wasser- und Elektrolythaushalt

Im Rahmen der Pathophysiologie der Volumenregulation besitzen Störungen des Wasser- und Elektrolythaushaltes eine besondere Bedeutung. Bei den Störungen des Wasserhaushaltes lassen sich Dehydratations- und Hyperhydratationszustände unterscheiden. Eine weitere Unterteilung erfolgt mittels der Serumosmolarität in iso-, hypo- und hypertone Dehydratation bzw. Hyperhydratation. Bei den Elektrolytstörungen haben vor allem Natrium- und Kaliumhaushaltsstörungen einen Einfluß auf die kardiozirkulatorische Situation.

Dehydratation

Ein Wassermangel kann auftreten, wenn es dem menschlichen Organismus nicht möglich ist, ausreichende Flüssigkeitsmengen aufzunehmen und der Flüssigkeitsbedarf nicht über parenterale Zufuhr gedeckt wird. Die tödliche Grenze für die Dehydratation liegt beim Menschen bei einem Wasserverlust von ungefähr 20% seines normalen Körpergewichtes. Der Mensch ist gegenüber Wassermangel wesentlich empfindlicher als die meisten Landtiere. So liegt die tödliche Grenze des Wassermangels für die kleinen Säuger Ratte und Maus bei 30%, Hund und Katze bei 40% und für Vögel und Reptilien bei 50% (62). Unter günstigen Umständen liegt die Grenze für ein Überleben des Menschen ohne Wasserzufuhr zwischen 11 und 20 Tagen. Muß der Mensch jedoch ungeschützt unter hohen Außentemperaturen, etwa in heißen Wüstengebieten, leben, dann ist die Überlebenszeit auf wenige Stunden begrenzt, da unter diesen extremen Bedingungen der Wasserverlust einige Liter pro Stunde betragen kann (7). Bei einem Wasserdefizit von 3% des Körpergewichtes nehmen Speichelsekretion und Harnbildung ab. Überschreitet das Defizit 10%, so ist eine Reduzierung der geistigen und körperlichen Fähigkeiten zu beobachten. Bei weiterer Zunahme des Wassermangels tritt zwischen etwa 15–20%, je nach Schnelligkeit der Austrocknung und der Umweltbedingungen, der Tod ein. Die Todesursache bei Wassermangel ist umstritten. Ein entscheidender Faktor ist sicherlich das Kreislaufversagen aufgrund des Volumenverlustes. Andere Autoren diskutieren eine Zellschädigung infolge erhöhten osmotischen Druckes der Gewebsflüssigkeit (235). Mit dem Dehydratationszustand ändert sich auch die osmolare Konzentration der Körperflüssigkeiten. Diese Änderung der osmolaren Konzentration muß Störungen zur Folge haben, es sei nur an die Bedeutung der Natrium- und Kaliumionen für die Erregungsausbreitung erinnert. Bei Volumenmangel durch Wasserentzug arbeiten Osmoregulation und Volu-

menregulation synergistisch. Fraglich bleibt jedoch, welcher dieser beiden Regulationsmechanismen den Vorrang hat, wenn Osmoregulation und Volumenregulation in Konkurrenz treten, z.B. bei anstrengender körperlicher Arbeit in großer Hitze. Unter diesen Bedingungen gibt der Mensch erhebliche Mengen an Salz und Wasser durch Transpiration ab. Er ersetzt das verlorene Volumen durch Wasseraufnahme, obwohl die Natriumkonzentration und damit der osmotische Druck im Blut sinken müssen. Hyponatriämie durch Blutverdünnung ist offensichtlich ein geringeres Übel als Kreislaufkollaps durch Volumenmangel.
Der Wasserverlust des Organismus tritt in Form der isotonen, hypotonen und hypertonen Dehydratation in Erscheinung.
Isotone Dehydratation: Der Verlust von Wasser und Salz in einem zur Extrazellulärflüssigkeit isotonen Verhältnis führt zu einer Verkleinerung des extrazellulären Raumes bei gleichbleibender Osmolarität. Der Intrazellulärraum verändert sich nicht. Auf den gesamten Natriumbestand bezogen kann diese reine Volumenstörung als Mangel an Natrium aufgefaßt werden.
Hypotone Dehydratation: Zusätzlich zur extrazellulären Volumenverminderung ist bei dieser Störung eine Hypoosmolarität (Hyponatriämie) vorhanden. Der Natriummangel wird dabei nicht durch das erniedrigte Serumnatrium repräsentiert, sondern durch die klinischen Parameter der Hypovolämie. Wenn anhaltende Natriumverluste zu einer ausgeprägten Verminderung des extrazellulären Volumens führen, kann der Organismus kein freies Wasser retinieren, um das Extrazellulärvolumen aufrechtzuerhalten. Pathogenetisch ist die hypotone Dehydratation durch massive Natriumverluste unter gleichzeitiger Zufuhr freien Wassers verursacht.
Hypertone Dehydratation: Hypovolämische Zustände mit erhöhtem Serumnatrium sind mit dieser Bezeichnung nur bezüglich der Osmolarität eindeutig umschrieben, die in jedem Fall erhöht ist. Der gesamte Natriumbestand hingegen kann vermindert, erhöht oder normal sein. Da bei der hypertonen Dehydratation sowohl extra- als auch intrazelluläres Volumen vermindert sind, spricht man auch von globaler Dehydratation.

Hyperhydratation

Die Überwässerung des Organismus kann in Form der isotonen, hypotonen oder hypertonen Hyperhydratation auftreten.
Isotone Hyperhydratation: Die Vermehrung von Wasser und Salz in einem zur extrazellulären Flüssigkeit isotonen Verhältnis führt zu einer Ausweitung des extrazellulären Raumes ohne Änderung der Osmolarität, so daß das intrazelluläre Volumen unverändert bleibt. Pathogenetisch kann die isotone Hyperhydratation auch als Retention von Natrium aufgefaßt werden. Der gesamte Natriumbestand ist also vermehrt, das Serumnatrium normal. Die isotone Hyperhydratation ist meistens Ausdruck einer ungenügenden Natriumausscheidung; erhöhte Zufuhr isotoner Flüssigkeit allein führt kaum zu diesem Zustand. Am häufigsten findet man diese Störung im Rahmen einer generalisierten Ödembildung bei Herzinsuffizienz, nephrotischem Syndrom, Eiweißmangelzuständen, dekompensierter Leberzirrhose und akuter Glomerulonephritis. Generalisierte Ödeme machen sich im allgemeinen erst bei extrazellulärer Flüssigkeitszunahme von 3 bis 5 l bemerkbar. Die Ödembildung kann durch Erhöhung des hydrostatischen Druckes, eine Erniedrigung des kolloidosmotischen Druckes (s. S. 13) oder eine Erhöhung der Kapillarpermeabilität zustande kommen. Ein zusätzlicher ödembegünstigender Faktor kann durch eine verminderte Funktionskapazität des Lymphgefäßsystems gegeben sein.
Hypotone Hyperhydratation: Der Überschuß an freiem Wasser, charakterisiert durch die erniedrigte Serumosmolarität bzw. niedriges Serumnatrium, ist bei der hypotonen Hyperhydratation dafür verantwortlich, daß neben dem extrazellulären auch das intrazelluläre Volumen

vermehrt ist. Der gesamte Natriumbestand ist nicht eindeutig umschrieben. Er kann erhöht, normal oder vermindert sein. Wegen des Überschusses an freiem Wasser wird die hypotone Hyperhydratation auch als Wasservergiftung oder Verdünnungshyponatriämie bezeichnet. Pathogenetisch liegt die Ursache einer hypotonen Hyperhydratation in vermehrter Zufuhr und/oder verminderter Elimination freien Wassers.
Hypertone Hyperhydratation: Diese seltene Störung beruht auf Zufuhr bzw. Retention von mehr Natrium als Wasser. Entsprechend der erhöhten Serumosmolarität strömt Wasser aus dem Intra- in den Extrazellulärraum, d.h. es kommt zur zellulären Exsikkose bei Vergrößerung des Extrazellulärraumes.

Natriumhaushaltsstörungen

Das Natrium besitzt für die Volumenregulation des extrazellulären Raumes eine besondere Bedeutung. Die Normwerte des Serumnatriums betragen 132–155 mval/l. Störungen der Natriumkonzentration treten als Hyponatriämie oder Hypernatriämie in Erscheinung.
Hyponatriämie: Als Hyponatriämie wird eine Serumnatriumkonzentration von weniger als 132 mval/l bezeichnet. Bei intakter Regulation des Wasser- und Natriumhaushaltes sind extreme Entzugsbedingungen erforderlich, um durch Einschränkung der Salzzufuhr ein Salzmangelsyndrom zu erzeugen, da die Niere die tägliche Natriumausscheidung auf weniger als 3 mval drosseln kann. Dennoch ist Hyponatriämie eine der am häufigsten beobachteten Elektrolytstörungen in der Intensivtherapie. Sie zeigt zumeist Fehler in der Behandlung auf. In den meisten Fällen ist sie mehr ein Ausdruck der gesteigerten Wassereinlagerung als der Natriumverarmung. Zustände von Hyponatriämie finden sich bei Überschuß an freiem Wasser im Rahmen der hypotonen Störungen. Der einzige klinische Befund, bei dem Hyponatriämie spontan auftritt, ist die Nebenniereninsuffizienz und die unzureichende Sekretion von antidiuretischem Hormon. Als sog. Pseudohyponatriämie werden jene Zustände bezeichnet, bei denen das Natrium als Hauptfaktor der extrazellulären Flüssigkeit durch andere Teilchen mit positiver Ladung oder entsprechender osmotischer Aktivität verdrängt wird, z.B. durch Mannit, Glukose, Lipide oder Paraprotein. Eine Form der Hyponatriämie ist die Wasserintoxikation. Sie tritt auf, wenn große Mengen von elektrolytfreiem Wasser bei Verlusten von isotonischer Flüssigkeit verabreicht werden; die Serumnatriumkonzentration liegt dabei in der Regel unter 115 mval/l. Die Korrektur dieser Störung kann erzielt werden durch Verabreichung von 5,8% NaCl-Lösung (1 mval/ml). Die erforderliche Menge errechnet sich aus Soll-Na – Ist-Na x Gesamtkörperwasser = Na mval (Gesamtkörperwasser = 0,6 x kg KG).
Hypernatriämie: Als Hypernatriämie wird eine Serumnatriumkonzentration von mehr als 150 mval/l bezeichnet. Meist werden dabei Chloridkonzentrationen von 115–125 mval/l erreicht. Zustände von Hypernatriämie finden sich bei Mangel an freiem Wasser im Rahmen hypertoner Störungen. Bei gesunden Menschen ist eine Hypernatriämie nur experimentell zu erzeugen, da die normale tägliche Kochsalzausscheidungskapazität der Niere bei freier Wasserzufuhr mehr als 20 g beträgt. Hypernatriämie ist im allgemeinen nur bei fehlerhafter Behandlung zu erzielen, z.B. durch Gabe von Diuretika unter Substitution isotoner Lösungen. Die Therapie der Wahl besteht in der Zufuhr freien Wassers. Die einfachste Methode der Korrektur besteht darin, den Wert des Verhältnisses von Soll-Na : Ist-Na mit dem Gesamtkörperwasser zu multiplizieren und diesen Wert vom Normalwert zu substituieren.

z.B. Na	=	160
140 : 160	=	0,9
0,9 x 42	=	37,8 l
Wasserdefizit	=	42–37,8
	=	4,2 l (auf 70 kg KG bezogen).

Kaliumhaushaltsstörungen

Ähnlich wie das Natrium im extrazellulären Raum spielt das Kalium eine wesentliche Rolle in der Regulation des intrazellulären Volumens. Die Normwerte des Serumkaliums betragen 4,1 ± 0,3 mval/l. Werte unter 3,6 mval/l sind bei normalem Säure-Basen-Status als Ausdruck einer Hypokaliämie, Werte über 5,4 mval/l als Zeichen einer Hyperkaliämie einzuordnen.
Hypokaliämie: Bei Patienten mit langdauernder intravenöser Flüssigkeitstherapie mit Kochsalz- oder Ringer-Laktat-Lösungen kann eine Hypokaliämie eintreten, da lediglich Ringer-Laktat eine geringe Menge von 4 mval/l Kalium enthält. Um den täglichen Verlust von 30–40 mval/l K auszugleichen, müßten 6–10 Liter Ringer-Laktat infundiert werden. Da der Gesamtbestand von Kalium im Organismus des Erwachsenen bei 3 500 mval liegt, kann ein täglicher Verlust von 20–30 mval langfristig toleriert werden. Eine Therapie mit Kaliumkonzentraten sollte jedoch nur erfolgen, wenn die Urinausscheidung adäquat ist. Die tägliche Dosis sollte etwa bei 60 mval liegen. Bei schweren Hypokaliämien (2,5 mval/l) kann die Gabe von bis zu 40 mval KCl in der Stunde erforderlich sein.
Hyperkaliämie: Patienten mit Niereninsuffizienz lassen häufig eine Hyperkaliämie erkennen. Milde Formen der Hyperkaliämie finden sich auch bei längerdauernder Hypoperfusion. Die einfachste und zugleich wirksamste Form der Behandlung besteht im Ausschluß jedweder Kaliumgabe (z.B. Fruchtsäfte, Penizillin).

Volumensubstitution

Die Infusion von Blut, Blutfraktionen oder Plasmaersatzmitteln gilt zwar als Therapie der Wahl bei jeder Form des Volumenmangels, die unsachgemäße Auswahl dieser Infusionspräparate ist jedoch nicht frei von mitunter schwerwiegenden Risiken. Nur bei Beachtung der Vor- und Nachteile sowie möglicher Nebenwirkungen der angebotenen Transfusions- und Infusionspräparate ist ein optimaler Therapieerfolg zu erwarten.

Volumensubstitution mit Blut

Die Übertragung von Blut ist seit langer Zeit ein bewährtes therapeutisches Verfahren zur Behandlung von Blutverlusten verschiedenster Ursachen. In vielen klinischen Situationen fehlt es jedoch nicht an Blut als Ganzem, viel eher sind nur bestimmte Bestandteile des Blutes kritisch vermindert, die sich durch die Vollbluttransfusion nicht optimal ersetzen lassen. In diesen Situationen besteht zudem die Gefahr, daß der Empfänger mit unnötigem Ballast substituiert wird. Es werden deshalb in den letzten Jahren im Sinne der „Hämotherapie nach Maß“ mehr und mehr Spezialblutfraktionen von den Blutspendediensten angeboten, mit denen nur jene Blutbestandteile transfundiert werden, die im Empfängerorganismus tatsächlich vermindert sind. Dazu zählen Erythrozytenkonserven (Erythrozytenkonzentrate oder gewaschene Erythrozyten), Thrombozytenkonserven (thrombozytenhaltige Plasmen oder thrombozytenhaltige Konzentrate), die Leukozytenkonserven und die verschiedenen Plasmapräparate.
Voraussetzung für die Herstellung und Verwendung von Blutkonserven sind die Lösung des Spenderproblems, die Antikoagulation und die Stabilisierung des Blutes sowie die Verträglichkeit zwischen Spenderblut und Empfängerorganismus. In seltenen Fällen muß nach der Blutübertragung mit Transfusionsreaktionen gerechnet werden (Tab. 4).

Tabelle 4 Vor- und Nachteile der Bluttransfusion

Vorteil	Nachteil
Verbesserung der Sauerstoffkapazität	Abhängigkeit von Blutspendern. Minunter Versorgungsschwierigkeiten (seltene Blutgruppen).
Erhöhung der Plasmaeiweißkonzentration	Aufbewahrung in Kühlsystemen Begrenzte Verwendungsfähigkeit Serologische Voruntersuchungen
Frischblut: Zufuhr plasmatischer Gerinnungsfaktoren	Mitunter Transfusion von „Ballast"
Erhöhung der Zahl funktionsfähiger Thrombozyten	Akute Transfusionsreaktionen (ABO-Unverträglichkeit, bakteriologische und pyrogene Reaktionen)
	Späte Transfusionsreaktionen (Rh-Unverträglichkeit, Krankheitsübertragung [Hepatitis], Sensibilisierung)
	Massivtransfusionsschäden (Hypothermie, Azidose, Hyperkaliämie, Blutgerinnungsstörung, Zitratintoxikation)

Spenderprobleme: Die Konservierung von Blut und Blutbestandteilen hat in den letzten 20 Jahren eine weite Verbreitung gefunden. In der Bundesrepublik Deutschland werden jährlich etwa 2 Millionen Blutkonserven hergestellt und transfundiert. Bei bestimmten seltenen Blutgruppen kann die Bereitstellung des gewünschten Blutes mitunter Versorgungsschwierigkeiten bereiten.

Der Aufbau und die Erhaltung eines den Bedürfnissen entsprechenden Blutspenderstammes muß als eines der schwerwiegendsten Probleme des Bluttransfusionswesens betrachtet werden, da nicht jeder Spenderwillige als Blutspender herangezogen werden kann. Spender mit Infektionskrankheiten müssen ausgeschieden werden. Temporär ist ein Mangel an Blutspendern zu erwarten, wenn eine Häufung von Feiertagen, extremen Witterungsbedingungen und Epidemien die Einbestellung des Spenders in den Blutspendedienst unmöglich macht. Dadurch kann es zum Zusammenbruch der gesamten Blutversorgung eines bestimmten Bezirkes kommen.

Antikoagulation: Die Ungerinnbarkeit des Blutes wird im Rahmen der Blutkonservenherstellung mit Heparin und Natriumzitrat durchgeführt. Heparin, das wegen seiner geringen Toxizität besonders vorteilhaft wäre, verliert seine Wirkung innerhalb von 12 bis 24 Stunden, so daß Heparinblutkonserven nur begrenzt verwendungsfähig sind, z.B. im Rahmen von Operationen mit der Herz-Lungen-Maschine. Natriumzitrat ist im Hinblick auf die Erythrozyten wahrscheinlich das günstigste Antikoagulans, denn es dringt nicht in die Zellen ein. Außerdem bleibt das Blut nach Natriumzitratzusatz infolge Bindung des ionisierten Kalziums über lange Zeit ungerinnbar.

Stabilisierung: Das Blut wird nach der Abnahme in stabilisatorhaltigen Glasflaschen oder Plastikbeuteln auf 4°C abgekühlt. Der Stabilisator enthält neben Heparin oder Natriumzitrat vor allem Glukose, mit der der Abbau der energiereichen organischen Phosphatester ATP und 2,3-Diphosphoglyzerat verzögert werden. Außerdem enthält der Stabilisator Zitronensäure, um den pH-Wert des Blutes auf einen möglichst optimalen Wert einzustellen. Zur Vermeidung von Erythrozytenschäden werden auch Phosphatpufferzusätze empfohlen (CPD-Lösung), die aber nur geringe Vorteile gegenüber den herkömmlichen Stabilisatoren aufweisen. Die Haltbarkeit der Blutkonserven wird primär beeinflußt durch die Sorgfalt bei der Blutentnahme (Raum-, Personal-, Spenderdesinfektion), das Abnahmesystem (Vakuum, Schwerkraft) und die Lagerungsbedingungen (Kühlsystem). Durch Unterbrechung der Kühlkette, z.B. durch Anstieg der Konserventemperatur auf +10°C, wird die Haltbarkeit der Blutkonserve sofort aufgehoben. Derartige Konserven müssen innerhalb von 2 Tagen verbraucht werden.

Erythrozyten sind im allgemeinen während eines Zeitraumes von 3 Wochen funktionstüchtig. Eine Blutkonserve ist als wirksam oder gut zu bezeichnen, wenn mindestens 70% der transfundierten roten Zellen nach 24 Stunden in Zirkulation bleiben. Diese Grenze wird bei den ACD-Konserven nach 21 bis 29 Tagen erreicht. Durch Zusatz von Purinen ist es möglich, selbst nach 6wöchiger Lagerung noch eine Ausbeute von 70% zu erzielen. Adenin, Guanosin und Inosin sind für die Stabilisierung der Erythrozyten besonders empfohlen worden. Allerdings wird das 2. energiereiche Phosphat der Eryhtrozyten, das 2,3-Diphosphoglyzerat (DPG), das für die Sauerstoffaffinität des Hämoglobins bedeutungsvoll ist, durch den Zusatz von Adenin ungünstig beeinflußt. Wird ACD-Blut innerhalb von 7 Tagen nach der Blutentnahme transfundiert, so genügt der 2,3-DPG-Gehalt noch allen Anforderungen. Das 2,3-DPG ist jedoch in Blutkonserven, die länger als eine Woche gelagert sind, deutlich erniedrigt (von 4,0 auf 0,4μmol/ml Ery). Längere Konservierungszeiten sind nur durch Tiefkühlverfahren möglich, doch ist der Vorteil dieser Methode mit dem Nachteil eines langwierigen Erwärmungs- und Waschprozesses vor der Transfusion verbunden (404).

Granulozyten behalten ihre bakteriziden Eigenschaften im ACD-Blut bei 4°C während 24 Stunden voll; in den folgenden 3 Tagen nimmt diese Eigenschaft stark ab.

Lymphozyten sind während der ersten 5 Tage normal stimulierbar und verlieren danach ihre Stimulierbarkeit fast ganz.

Thrombozyten sind zu einem Teil schon innerhalb weniger Stunden wirkungslos, die verbleibenden Plättchen zeigen jedoch eine normale, nur um die Lagerungsdauer verkürzte Überlebenszeit. Nach Lagerung unter optimalen Bedingungen während 48 bis 72 Stunden können nur noch Plättchen transfundiert werden, die eine Halbwertszeit von 2 bis 3 Tagen besitzen.

Gerinnungsaktive Blutbestandteile sind nur über Stunden im sogenannten Frischblut funktionstüchtig. Frischblut ist Vollblut, welches neben Erythrozyten auch Thrombozyten und Gerinnungsfaktoren in zirkulations- und funktionsfähiger Form enthält und noch keine nennenswerten biochemischen Lagerungsschäden aufweist. Diese Bedingungen sind während eines Lagerungszeitraumes bis maximal 72 Stunden erfüllt. Allerdings ist Frischblut mit einem Alter von weniger als 12 Stunden praktisch nicht verfügbar, weil die notwendigen Laboruntersuchungen in dieser Zeit noch nicht abgeschlossen sind.

Verträglichkeitsprüfungen: Vor jeder Bluttransfusion muß die Verträglichkeit zwischen Spender- und Empfängerblut durch sorgfältige serologische Untersuchungen geprüft werden. Unbedingt erforderlich sind die Bestimmungen der A-, B-, O-Gruppen und des Rhesusfaktors. Zeigt das Blut des Spenders Rh-negative Eigenschaften, so müssen außerdem die weiteren Rhesusmerkmale rh' (C) und rh" (E) bestimmt werden. Das Blut des Spenders sollte stets durch Doppelbestimmungen charakterisiert werden, während im Empfängerblut diese Forderung lediglich erwünscht ist. Neben den Bestimmungen der ABO-Gruppe und des Rhesusfaktors ist vor der Transfusion außerdem die serologische Verträglichkeit der Blutproben in der Kreuzprobe zu überprüfen, die aus der Hauptkreuzprobe (Majortest: Spendererythrozyten + Empfängerserum) und der Nebenkreuzprobe (Minortest: Spenderserum + Empfängererythrozyten) besteht. In besonderen Fällen müssen Antikörper mit spezifischen Verfahren bestimmt werden.

Transfusionsreaktionen: Die Übertragung von Blut ist mit einer Reihe von Risiken behaftet, die in seltenen Fällen für den Tod des Patienten verantwortlich sein können. Dabei müssen akute Transfusionsreaktionen von den Spätfolgen der Blutübertragung unterschieden werden. Besondere Risiken ergeben sich aus der Massivtransfusion von Blutkonserven (innerhalb kurzer Zeit mehr als 5 Einheiten).

Akute Transfusionsreaktionen: Während und in den ersten Stunden nach der Blutübertragung können serologisch bedingte Unverträglichkeitsreaktionen, die durch Antigen-Antikörper-Reaktionen der Blutbestandteile bedingt sind, auftreten. Durch diese sogenannten Inkompatibilitätsreaktionen werden in erster Linie die Überlebenszeiten der roten Blutkör-

perchen entscheidend verkürzt. Derartige Reaktionen richten sich aber auch gegen Leukozyten, Thrombozyten und Plasmaeiweiße, deren Abbauprodukte zusätzliche ernste Zwischenfälle verursachen können. Während bei der ABO-Unverträglichkeit die Hämolyse schon nach wenigen Minuten ihren höchsten Wert erreichen kann, tritt sie bei den durch den Rhesusfaktor bedingten Zwischenfällen oft erst nach einigen Stunden auf. Die akuten Transfusionsreaktionen können das typische Bild eines Schockzustandes auslösen. Gefürchtet ist vor allem das daraus resultierende Nierenversagen, welches häufig tödlich endet. Die antiplasmatischen Antikörper und Antikörper gegen Gewebsantigene des HL-A-Systems überwiegen zahlenmäßig gegenüber den antierythrozytären Antikörpern. Antikörper gegen allotypische Determinanten des Gm-Systems werden ebenso häufig nachgewiesen wie Antikörper gegen Antigene des HL-A-Systems.
Die serologisch bedingten Transfusionsreaktionen sind meist die Folge von Verwechslungen. Schreib- und Übertragungsfehler stehen dabei im Vordergrund. In akuten Notsituationen kommt die unzureichende Überprüfung der Begleitpapiere hinzu. Weitere akut auftretende Transfusionsstörungen können durch eine bakterielle Kontaminierung des Konservenblutes bedingt sein. Auch hierbei imponiert der schwere Kreislaufzusammenbruch, der eine gewisse Ähnlichkeit zum anaphylaktischen Schock besitzt. Pyrogene Transfusionsreaktionen durch hochmolekulare Polysaccharide bakteriellen Ursprungs kommen heute – seit Verwendung der Einmalflasche – praktisch nicht mehr vor. Schließlich können im Blut enthaltene Allergene Urtikaria, Pruritus, Ödeme, Asthma bronchiale, Hypotonie, Fieberreaktionen oder andere allergische Reaktionen auslösen.
Spätfolgen der Blutübertragung: Tage und Wochen nach einer Blutübertragung kann es zu mitunter schweren Erkrankungen im Empfängerorganismus kommen, die durch Infektionen bedingt sind.
Die Transfusionshepatitis (50, 74, 75, 151, 233) nimmt dabei die größte Bedeutung ein. Die Hepatitisgefahr steigt mit der Anzahl der transfundierten Blutkonserven. Das Risiko dieser Erkrankung ist trotz aller Sicherheitsmaßnahmen (Anamnese, „Ehrenwort", klinische Untersuchungen, GPT-Werte, Australia-Antigen-Bestimmung [HB-Ag], Ausschluß Erkrankter) sehr groß. Die Transfusionshepatitis steht heute noch an der Spitze der nichtvermeidbaren schweren Transfusionszwischenfälle, da es keine praktisch durchführbare und absolut zuverlässige Methode gibt, den gesunden Virusträger unter den Spendern zu erkennen und zu isolieren. Ihr Risiko muß nach wie vor mit etwa 1 bis 2% eingeschätzt werden. Die Transfusionshepatitis besitzt noch immer eine hohe Letalität. Interessant ist, daß die Zahl der Hepatitiserkrankungen durch Bluttransfusionen nach Einführung der Erythrozytenkonzentrate trotz steigender Transfusionszahl deutlich zurückging.
Andere Infektionskrankheiten, die durch eine Bluttransfusion übertragen werden können, sind z.B. Malaria, Lues, Bruzellose, Tuberkulose, Kala-Azar, Rückfallfieber, Trypanosomiasis und Psittakose. Malariaparasiten können mindestens 4 Tage im gekühlten Konservenblut überleben. Die Transfusionsmalaria ist eine höchst gefährliche Komplikation. Sie kann vor allem bei Kindern sehr häufig tödlich enden. Die Transfusionslues dagegen tritt nur außerordentlich selten auf. Sie ist ausschließlich die Folge von Frischbluttransfusionen, da infektionstüchtige Luesspirochäten nach 3tägiger Lagerung der Blutkonserven bei 4°C nicht mehr nachweisbar sind. Eine weitere nicht weniger gefährliche Spätfolge der Bluttransfusion ist die Sensibilisierung des Patienten durch die Bildung von Immunantikörpern, insbesondere durch Leukozytenantigene (HL-A-System).
Komplikationen der Schnell- oder Massivtransfusion: während und nach der Transfusion größerer Mengen von Fremdblut in kürzerer Zeit kann es zur Luftembolie, metabolischen Azidose, Hyperkaliämie, Zitratintoxikation, Blutgerinnungsstörung, Ammoniakintoxikation und Mikrozirkulationsstörung im Empfängerorganismus kommen.
Luftembolie: Bei der elektiven Bluttransfusion beträgt die Einfließgeschwindigkeit in das Gefäßsystem etwa 10 ml Blut/min. Bei der Schnelltransfusion hingegen fließen mehr als 100 ml Blut/min in die Blutbahn ein. Um derartige Einflußgeschwindigkeiten erzielen zu

können, wird in der Regel im Transfusionsbehälter ein Überdruck erzeugt. Diese Technik ist mit dem Risiko der Luftembolie behaftet. Zur Ausschaltung dieses Risikos muß bei Drucktransfusionen entweder ein Y-Stück am Druckgebläse angebracht werden, dessen freie Öffnung mit dem Daumen verschlossen wird, oder man verwendet ausschließlich Plastikbeutel, die von außen mit Blutdruckmanschetten komprimiert werden. Die Einsätze von Rollerpumpen oder Ventilkugeln in der Tropfkammer des Transfusionsbehälters haben sich in der Praxis nicht durchsetzen können.

Hypothermie: Die Verabreichung großer Blutmengen in kurzen Zeitabständen kann einen erheblichen Temperaturabfall im Empfängerorganismus bewirken. Die Fähigkeit des Organismus zur Erwärmung des transfundierten Blutes ist vor allem dann eingeschränkt, wenn gleichzeitig infolge langer Operationszeiten oder nach Eröffnung der Körperhöhlen eine zusätzliche Auskühlung erfolgt. Dies gilt besonders bei Patienten, die sich in Narkose befinden. Als schwerwiegendste Komplikation der transfusionsbedingten Unterkühlung droht der hypotherme Herzstillstand. Bei der Notwendigkeit zur Transfusion großer Blutmengen muß deshalb nach der 4. Konserve das Blut in gewärmtem Zustand transfundiert werden.

Azidose: Metabolische Azidosen sind bei Transfusionen großer Mengen älteren Konservenblutes zu erwarten, weil mit dem Alter der Blutkonserve ihr Milchsäuregehalt ansteigt. Krankheitszustände, die mit metabolischen Azidosen einhergehen und die Volumensubstitution erfordern (z.B. hämorrhagischer Schock), können dadurch ungünstig beeinflußt werden. Massivtransfusionen erfordern in jedem Falle die Kontrolle des Säure-Basen-Haushaltes.

Hyperkaliämie: Nach Transfusion größerer Mengen älterer Blutkonserven kann eine akute Kaliumintoxikation entstehen. Das Kalium wird aus zerfallenen Blutzellen freigesetzt und kann bei entsprechenden Konzentrationen Reizleitungsstörungen des Herzens bewirken.

Zitratintoxikation: Die Gefahr einer Zitratintoxikation unter Massivtransfusion besteht, wenn die bereits geschädigte Leber nicht imstande ist, das im Stabilisator enthaltene Natriumzitrat abzubauen. Neben metabolischer Azidose und tetaniformen Krämpfen ist auch hier mit Herzrhythmusstörungen zu rechnen. Die Verabreichung von 0,5 g Kalziumchlorid pro 500 ml ACD-Blut ist im Rahmen der Massivtransfusion angezeigt.

Blutgerinnungsstörungen: Wegen des Mangels an Thrombozyten sowie der Gerinnungsfaktoren, V, VII, VIII, Prothrombin und Fibrinogen im gelagerten Blut ist nach Massivtransfusionen mit Blutgerinnungsstörungen zu rechnen. Häufig ist unter diesen Bedingungen zusätzlich eine Verbrauchskoagulopathie zu beobachten. Einer sorgfältigen Gerinnungskontrolle und Substitutionstherapie (Frischplasma) kommt deshalb eine besondere Bedeutung zu.

Ammoniakintoxikation: Die Ammoniakkonzentration der Blutkonserven kann während der Lagerungszeit auf 800 mg% ansteigen. Bei Patienten mit Lebererkrankungen und gastrointestinalen Blutungen kann durch die zusätzliche Belastung die Entstehung eines Komas begünstigt werden.

Aggregatbildung: Im Verlaufe der üblichen 21-Tage-Lagerung von Konservenblut kommt es zur Bildung von Mikroaggregaten, die aus gealterten, zerfallenden und degenerierten Thrombo- und Leukozyten bestehen, in die Erythrozyten, Fibrin, Lipoproteide und Proteine eingebettet sind. Das Volumen der Mikroaggregate einer Blutkonserve erreicht innerhalb eines Zeitraumes von 14 Tagen 0,75 cm^3 (126). Da die Lunge als Primärfilter des Organismus wirkt, können derartige Mikroaggregate Verstopfungen von Lungenarteriolen und -kapillaren bewirken. Die Freisetzung vasoaktiver Substanzen aus den thrombozytenhaltigen Mikroaggregaten erhöht den Druck in der pulmonalen Strombahn und schädigt das Kapillarendothel. Wenngleich die Diskussion über die Wirksamkeit von Mikrofiltern bei der Elimination der Mikroaggregate aus der Blutbahn noch nicht beendet ist, sollten Mikrofilter immer dann zum Einsatz kommen, wenn drei oder mehr Bluttransfusionen verabreicht werden müssen (39, 40).

Volumensubstitution mit Elektrolytlösungen

Elektrolytlösungen sind geeignet, den Wasserbedarf des Extrazellulärraumes sicherzustellen. Durch den transkapillären Flüssigkeitsaustausch werden sie in einem begrenzten Zeitraum auch im Intravasalraum wirksam. Zuckerhaltige Infusionslösungen hingegen dienen lediglich zur Versorgung des Organismus mit freiem Wasser, das bei Überangebot schließlich auch intrazellulär eingelagert werden kann. Aus der Gruppe der Elektrolytlösungen werden zur Substitution von Plasmaverlusten vor allem die physiologische Kochsalzlösung und die Ringer-Laktat-Lösung eingesetzt. Diese Lösungen sind allerdings keineswegs „physiologische Lösungen"; denn obschon sie isoton sind, entspricht die Zusammensetzung der in den Lösungen enthaltenen Ionen nicht der Elektrolytverteilung im extrazellulären Raum (Isotonie), (Tab. 5). Der Einsatz von Elektrolytlösungen zur Behandlung der Hypovolämie erfolgt entweder ausschließlich mit diesen Infusionsmitteln in übergroßen Mengen oder in Kombination mit Vollblut, Erythrozytenkonzentraten und/oder Plasmapräparaten.

Tabelle 5 Zusammensetzung häufig verwendeter Elektrolytlösungen

Elektrolyt-lösung	Na^+ mval/l	K^+ mval/l	NH_4^+ mval/l	Cl^- mval/l	HPO_4 od. H_2PO_4 mval/l	Karbonat Laktat od. Azetat mval/l	mosm/l
0,85% NaCl	147	–	–	147	–	–	294
5,8 % NaCl	1000	–	–	1000	–	–	2000
0,25% NaCl	34	–	–	34	–	–	68
NH_4Cl	60	20	70	150	–	–	300
1,9% Na-Laktat	167	–	–	–	–	167	334
Ringer-Laktat	130	4	–	109	–	28	274

Elektrolytlösungen in übergroßen Mengen: In den Jahren nach 1950 haben einige Arbeitsgruppen wiederholt darauf hingewiesen, daß Elektrolytlösungen zur Behandlung von Blutverlusten dann außerordentlich wirkungsvoll sind, wenn sie in übergroßen Mengen verabreicht werden (10, 96, 361, 379). MOYER (326) beobachtete bei der Behandlung von Verbrennungen mit großen Infusionsvolumina von Elektrolytlösungen so gute Erfolge, daß er die Infusion von kolloidalen Lösungen, sowie von Blut und Blutpräparaten bei diesen Erkrankungen für entbehrlich hielt. Eine wesentliche Unterstützung erhielt dieses Behandlungskonzept durch die experimentellen Studien von SHIRES und seinen Mitarbeitern (409), die nach Messungen mit S-35-markiertem Natriumsulphat bei Versuchstieren im Schock einen Mangel an extrazellulärer Flüssigkeit in Höhe von 42% ermittelten.
Sehr bald zeigte aber eine große Zahl experimenteller und klinischer Studien den Nachteil der Volumensubstitution mit kristalloiden Infusionslösungen – insbesondere unter ausschließlicher Verabreichung übergroßer Mengen – deutlich auf (237, 287, 288, 315, 380). So konnte die Wiederherstellung der Perfusion nutritiver Gefäßabschnitte durch Ringer-Laktat – gemessen am Verhalten des Säure-Basen-Haushaltes – nicht erreicht werden (237). Der therapeutische Effekt von Ringer-Laktat-Lösungen – gemessen an der Überlebensquote der Versuchstiere – war bei experimentellem hämorrhagischem Schock einer Behandlung mit kolloidalen Infusionsmittel deutlich unterlegen (287, 288) (Abb. 9). Bei Kriegsverletzten in Vietnam, die einer Schockbehandlung mit Ringer-Laktat unterzogen waren, war eine Mortalität bis zu 50%, vorwiegend durch Lungenödem bedingt (315), nachzuweisen.
Eine kritische Überprüfung der Experimente von SHIRES erbrachte schließlich den Beweis, daß das Defizit an extrazellulärer Flüssigkeit nicht bei 42%, sondern nur bei 12% liegt (380).

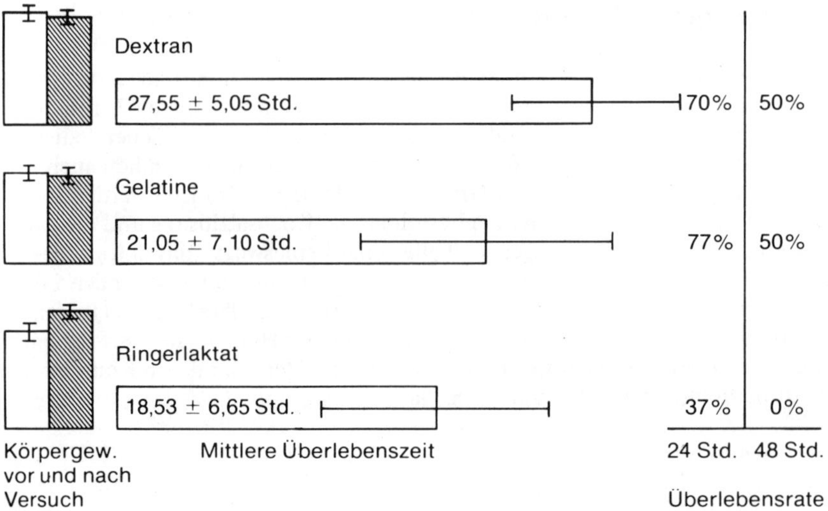

Abb. 9 Körpergewicht vor und nach dem Versuch, mittlere Überlebenszeiten und Überlebensraten nach 24 Std. bzw. 48 Std. von Versuchshunden bei Langzeitbehandlung des hämorrhagischen Schocks mit Volumenersatzpräparaten

Da aus diesen Untersuchungen hervorgeht, daß im hämorrhagischen Schock eine nennenswerte Veränderung der extrazellulären Flüssigkeit über das durch den Blutverlust hinaus gehende Maß nicht stattfindet, ist eine Indikation für die alleinige Substitution von Blutverlusten mit übergroßen Mengen von Elektrolytlösungen nicht haltbar.

Elektrolytlösungen in Kombination mit Blutkomponenten: In den Jahren nach 1960 wurde auch die Kombination von Ringer-Laktat-Infusionen mit Bluttransfusionen unter Hinweis auf die experimentellen Studien von SHIRES (408) stark propagiert. In experimentellen Untersuchungen an Hunden im hämorrhagischen Schock wurden hohe Überlebensraten erzielt, wenn die Versuchstiere neben der Rückgabe des entzogenen Blutvolumens noch zusätzliche Mengen (5% pro kg KG) von Ringer-Laktat infundiert erhielten (84, 408, 409).

Im Jahre 1969 wurde deshalb die Forderung erhoben, eine Volumenersatztherapie erst dann mit kolloidalen Infusionslösungen weiterzuführen, wenn zuvor ausreichende Mengen isotoner kristalloider Infusionsmittel verabreicht worden sind (439). Neben der Kombination von Ringer-Laktat mit Plasmapräparaten erwies sich auch die Kombination von Ringer-Laktat mit Erythrozytenkonzentraten als wirksames therapeutisches Prinzip (276).

In letzter Zeit wurde erneut auf die gute Wirksamkeit übergroßer Elektrolytinfusionen in Verbindung mit Blut und/oder Plasmainfusionen berichtet (11).

Die wiederholte Überprüfung der Wirksamkeit von Elektrolytlösungen im Rahmen der Substitution von Blut- und Plasmaverlusten hat unbestritten das Wissen um die pathophysiologischen Veränderungen bei der Hypovolämie vermehrt und den seit vielen Jahren bestehenden, fast ausschließlichen Blick auf den Intravasalraum auch auf den Extravasalraum gelenkt. Damit konnten wertvolle Erkenntnisse für die Durchführung einer optimalen Volumensubstitution gewonnen werden. Dies trägt besonders dann zur Verbesserung der Behandlungsergebnisse bei, wenn vorher schon Dehydrierung und Natriummangel, besonders aber beide zusammen, bestehen und damit die Gefährdung des Patienten durch einen akuten Blutverlust ganz wesentlich gesteigert ist.

Die alleinige Gabe größerer Mengen von Ringer-Laktat oder anderer Elektrolytlösungen im hämorrhagischen Schock kann nicht mit der Notwendigkeit der primären Wiederauffüllung des extrazellulären Raumes begründet werden. Abgesehen davon, daß erhebliche Mengen kristalloider Lösungen in das Gewebe abwandern und dort Ödeme verursachen (388), die u.a. auch Wundheilungsstörungen begünstigen, kann das intravasale Blutvolumen durch diese Infusionsmittel stets nur über einen kurzen Zeitraum konstant gehalten werden (287, 288). Die Volumenwirkung der Elektrolytlösungen besteht lediglich für eine Dauer von 30 bis 40 Minuten. Wollte man eine längerwährende Volumensubstitution mit Elektrolytlösungen erreichen, müßten ständig zusätzliche Infusionsvolumina verabreicht werden. Dies erfordert erhebliche personelle und organisatorische Voraussetzungen. Der Preis für den therapeutischen Effekt der Infusion übergroßer Mengen von Elektrolytlösungen ist in jedem Fall das interstitielle Ödem. Dies tritt jedoch nicht generalisiert auf. Muskulatur und Haut nehmen den überwiegenden Anteil des überschüssigen Wassers auf. Gefährdet ist der Patient vor allem durch das Lungenödem. Wahrscheinlich ist der primär gesunde Organismus in der Lage, größere Elektrolytmengen aufzunehmen, ohne daß die Nachteile der kolloidfreien Therapie wirksam werden. Für Patienten mit eingeschränkter kardiopulmonaler Leistungsfähigkeit und/oder Hypalbuminämie stellt die Infusion größerer Mengen von kristalloiden Lösungen ein erhebliches Risiko dar. Schließlich zeigen die günstigen Behandlungsergebnisse bei Kombinationen von Elektrolytlösungen mit kolloidalen Volumenersatzmitteln oder Blut (11, 276, 408, 409), daß die Gefahr der Ausbildung eines Lungenödems gemindert werden kann. Der Einsatz von Elektrolytlösungen zur Behandlung der Hypovolämie kann demnach nur dann als sinnvoll angesehen werden, wenn gleichzeitig eine entsprechend wirksame kolloidale Grundsubstanz infundiert wird, die den erforderlichen onkotischen Druck des Plasmas sicherstellt.

Volumensubstitution mit Plasmaersatzmitteln

Die Infusion von Plasmaersatzmitteln beinhaltet gegenüber der Transfusion von Blut und Blutbestandteilen sowie der Infusion von Elektrolytlösungen eine Reihe von Vorteilen, die sich vor allem im Rahmen der Notfallmedizin, bei einigen Krankheitsformen sowie bei der Herstellung und Lagerung der Präparate als günstig erweisen.
Nachteile der Plasmaersatzmittelanwendung sind darin zu sehen, daß die Zufuhr dieser Lösungen nicht unbeschränkt erfolgen kann und keines der klinisch eingesetzten kolloidalen Plasmaersatzmittel frei vom Risiko anaphylaktoider Nebenreaktionen ist (Tab. 6).

Tabelle 6 Vor- und Nachteile der Infusion von Plasmaersatzmitteln

Vorteil	Nachteil
Unbegrenztes Angebot	Mitunter Nebenreaktionen
Unabhängige Lagerfähigkeit	Mengenbegrenzung (Sauerstoffkapazität, Blutgerinnungsfunktion)
Sofortige Anwendbarkeit	
Verbesserung der Fließeigenschaften des Blutes	
Körpereigene Kolloide:	
Erhöhung der Plasmaeiweißkonzentration	
Verbesserung der Gerinnungsfunktion	
Verbesserung der Immunitätslage	
Körperfremde Kolloide:	
Sterilisierbarkeit	
Keine Krankheitsübertragung	

Vorteile der Plasmaersatzmittelinfusion: Mit der Entwicklung von Plasmaersatzmitteln erhielt der behandelnde Arzt die Möglichkeit, schon unmittelbar nach dem Einsetzen eines Blutverlustes ohne Zeitverlust mit der Substitution des Blutvolumens zu beginnen. Dies führt zu einer entscheidenden Verbesserung der Behandlungsergebnisse bei allen Formen des Volumenmangels. In vielen Fällen wird allein durch die sofortige Volumensubstitution mit Plasmaersatzmitteln der Transport eines Schwerverletzten in die Klinik möglich. Dort können dann ohne Zeitdruck die für die Bluttransfusion erforderlichen Voruntersuchungen mit größtmöglicher Sorgfalt und Sicherheit für den Patienten durchgeführt werden. Auch die weitere Therapie des Verletzten, z.B. eine operative Intervention, kann durch die Stabilisierung der hämodynamischen Situation ohne zeitliche Verzögerung begonnen werden. In der Behandlung des Schocks, insbesondere des hämorrhagischen Schocks, haben die Plasmaersatzmittel zu einer geradezu spektakulären Verbesserung der Behandlungsergebnisse geführt. Viele der im Verlaufe eines Schocks auftretenden Dysregulationen, die primär durch eine Durchblutungsverminderung im Mikrozirkulationsgebiet bedingt sind, lassen sich durch die adäquate Substitutionstherapie mit Plasmaersatzmitteln beseitigen. Da der Zeitfaktor für die Ausbildung der pathophysiologischen Veränderungen im Schock eine besondere Bedeutung besitzt, erhält der sofortige Beginn der Volumensubstitution einen hohen Stellenwert in der Therapie dieses Krankheitszustandes.

Die durch kontrollierte Hämodilution erzeugte Verbesserung der Fließeigenschaften des Blutes kann als wirksames therapeutisches Prinzip bei der Behandlung von zerebralen und peripheren Durchblutungsstörungen genützt werden; sie bietet darüber hinaus eine brauchbare Möglichkeit zur Thromboseprophylaxe.

In organisatorischer Hinsicht bieten Plasmaersatzmittel mit körperfremden Kolloiden den Vorteil der unabhängigen Lagerfähigkeit; denn sie können ohne technische Voraussetzungen (z.B. Kühlaggregate) über lange Zeiträume (ca. 5 Jahre) in Unfallkoffern, Rettungsstationen und anderen medizinischen Arzneimitteldepots gelagert werden. Derartige Plasmaersatzmittel sind deshalb geradezu prädestiniert für eine Verwendung in der Unfallmedizin und beim Katastrophenschutz, da es möglich ist, ein weitverzweigtes Netz größerer Depots mit diesen Infusionsmitteln anzulegen. Körperfremde kolloidale Plasmaersatzmittel lassen sich von der Industrie in unbegrenzter Menge herstellen. Produktionsgrundlage bilden Stoffe, die jederzeit in beliebiger Zahl zur Verfügung stehen, wie Wasser, Elektrolyte, Rohzucker, Kollagen und Stärke. Die Herstellung der Infusionseinheiten ist damit nicht abhängig vom Angebot, welches bei Blutkonserven z.B. stets limitiert bleiben wird. Dennoch scheint unter den heute bestehenden Bedingungen auch die Herstellung von körpereigenen kolloidalen Plasmaersatzmitteln, wie Plasma- und Serumkonserven, Gerinnungsfaktoren und Immunglobulinen, gesichert, weil moderne Organisationsformen die rationelle Verarbeitung der limitierten Zahl von Blutspenden gestatten. Schließlich kann durch Wiederverwertung nicht verbrauchter, aber das Verfallsdatum überschreitender Blutkonserven das Angebot an Plasmagrundsubstanz erheblich gesteigert werden. Damit ist vorerst auch für körpereigene kolloidale Plasmaersatzmittel die kontinuierliche und rationelle Bevorratung mit der Herstellungsbasis garantiert.

Nachteile der Plasmaersatzmittelinfusion: Wenngleich die Vorteile der Plasmaersatzmittelinfusion unbestritten sind, muß doch darauf hingewiesen werden, daß die unkontrollierte Verabreichung dieser Volumenersatzmittel mit einigen Risiken verbunden ist. Selbst beim primär gesunden Organismus sollte der Ersatz von verlorenem Blut nur bis zu einer Menge von 25% des Blutvolumens (etwa 1,5l) erfolgen, damit die Sauerstoffversorgung des Organismus durch die hämodilutionsbedingte akute Abnahme der Sauerstoffkapazität nicht gefährdet wird. Auch der Abfall der plasmatischen Gerinnungsfaktoren kann unter stärkerer Hämodilution die Gerinnbarkeit des Blutes erheblich stören. Davon abgesehen besitzen bestimmte kolloidale Grundsubstanzen, die in Plasmaersatzmitteln Verwendung finden, einen spezifischen Effekt auf das Blutgerinnungssystem, so daß auch aus dieser Sicht eine Mengenbegrenzung angezeigt erscheint.

In den letzten Jahren wurde wiederholt über das Auftreten schwerer anaphylaktoider Zwischenfälle bei oder nach Infusionen von Plasmaersatzmitteln berichtet. Ihre Frequenz ist mit 0,03% zwar gering, jedoch können schwere Zwischenfälle nach Infusion jeden Kolloids – auch nach Humanalbumin – vorkommen. Trotz dieses Risikos ist ein genereller Verzicht auf kolloidale Plasmaersatzmittel in der Volumenersatztherapie nicht gerechtfertigt. Bei der Wahl von Kolloiden ist jedoch das präparatespezifische Risiko anaphylaktoider Komplikationen zu berücksichtigen. Werden derartige Reaktionen frühzeitig erkannt und sachgerecht behandelt, dann können auch schwere anaphylaktoide Reaktionen erfolgreich behandelt werden (371).

Plasmaersatzmittel

Plasmaersatzmittel sind Infusionspräparate, die sich aus Wasser, Elektrolyten und kolloidalen Substanzen zusammensetzen. Bestimmte, aus Humanplasma hergestellte Plasmafraktionen enthalten darüber hinaus Gerinnungsfaktoren oder Immunglobuline. Nach der Art des in den Infusionslösungen enthaltenen Kolloids sind körpereigene und körperfremde kolloidale Plasmaersatzmittel zu unterscheiden.

Körpereigene kolloidale Plasmaersatzmittel

Zur Gruppe der körpereigenen kolloidalen Plasmaersatzmittel zählen alle Präparate, die aus menschlichem Blut hergestellt werden. Durch entsprechende Aufbereitung des Blutes und nachfolgende Fraktionierung des Plasmas gewinnt man Präparate, die sämtliche Plasmabestandteile des menschlichen Blutes enthalten, oder isolierte Plasmafraktionen, die zur gezielten Substitution fehlender oder verminderter Plasmabestandteile therapeutisch eingesetzt werden können (Abb. 10).

Voraussetzungen für Anwendung

Die kontinuierliche Produktion von Plasmaderivaten ist von einer gut funktionierenden Blutspenderorganisation abhängig. Auch aus Blutkonserven, die das Verfallsdatum überschritten haben, können Plasmapräparationen hergestellt werden. Mit der Abtrennung der nur begrenzt lebensfähigen Zellbestandteile des Blutes kann das verbleibende Restplasma einer Reihe von Aufbereitungs- und Fraktionierungsprozessen unterzogen werden. Die Langzeitkonservierung von Plasmaeinheiten ist durch Gefriertrocknung möglich.

Aufbereitung des Plasmas

Bei der Aufbereitung des Plasmas zur weiteren Fraktionierung steht die Abtrennung aus dem Vollblut, die Neutralisation der Isoagglutinine durch geeignetes Mischen der Einzelplasmen und die Ausschaltung bzw. Minderung der Hepatitisgefahr durch chemische oder physikalische Verfahren im Vordergrund.
Die Abtrennung des Plasmas aus dem Vollblut erfolgt in Spezialzentrifugen unter sterilen Bedingungen oder unter Überdruck mittels Stickstoff. Zur Beseitigung von Verunreinigungen wird der Stickstoff durch ein bakteriendichtes Filter geleitet. Da das Abdrücken des Plasmas in einem geschlossenen System unter Überdruck erfolgt, ist die Gefahr des Eindringens von Keimen aus der Umgebung sehr gering. Aus einer Konserve werden etwa 200ml Plasma gewonnen. Das isolierte Plasma wird entweder sofort fraktioniert (vor allem bei Frischplasmaderivaten) oder in Kühlhäusern zunächst gelagert (Poolplasma) und später weiter verarbeitet.

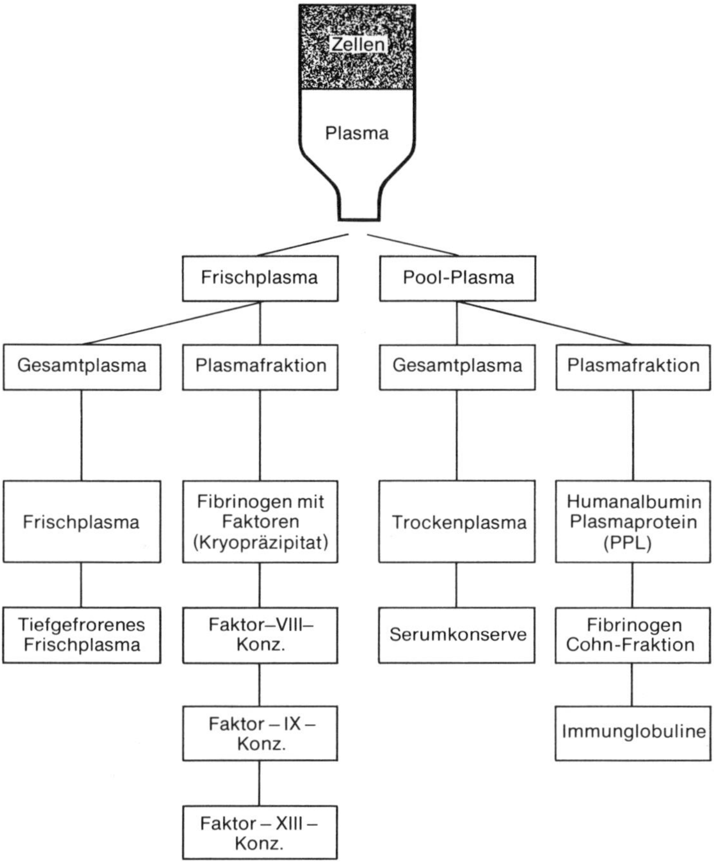

Abb. 10 Herstellungsmöglichkeiten körpereigener kolloidaler Plasmaersatzmittel aus menschlichem Blut

Die Neutralisation der Isoagglutinine erfolgt durch Mischen der Plasmen von bis zu 6 Konserven. Dadurch ist die Neutralisation der Isoagglutinine garantiert. Man kombiniert im allgemeinen das Plasma 1 B-Konserve mit dem Plasma von 2 A- und 2 O-Konserven oder 1 AB-Konserve mit dem Plasma 1 A- und 3 O-Konserven.

Die Ausschaltung der Hepatitisgefahr bildet in der Plasmaverarbeitung eines der am schwierigsten lösbaren Probleme. Bisher ist es nicht gelungen, die Erreger der infektiösen Hepatitis zu isolieren und im Labor zu züchten. In der Literatur finden sich zwar viele Behauptungen über die spezifische Isolierung nicht klassifizierter Erreger von Hepatitiserkrankungen, die Erreger sind jedoch immunologisch und biochemisch ungenügend charakterisiert, wiederholte Isolierungsversuche sind mißlungen und die Bestätigung der ursprünglichen Beobachtung durch andere Forscher fehlt bisher. Durch Screening der Butspender auf HB_S-Ag im RIA-Test und Aussonderung von HB_S-Ag-positiven Spendern allein kann die Hepatitisgefährdung nach Transfusion von Blut und Blutbestandteilen nicht ausgeschlossen werden. Insbesondere Plasmapools können infektiöses Material enthalten, welches aufgrund der begrenzten Nachweisempfindlichkeit des RIA-Testes nicht erkannt wird. Des weiteren gibt es bis heute für die Hepatitiserkrankungen, die weder dem A- noch dem B-Typ angehören, keine sicheren diagnostischen Parameter. Die Erkennungsquote ist bei der anikterischen und der ikterischen Hepatitisform sehr unterschiedlich. Die anikterische Hepatitis überwiegt ausnahmslos.

Da alle klinischen Methoden, einen Hepatitisträger unter den Blutspendern auszusondern, nicht beweiskräftig dokumentiert werden können, ist die Entwicklung eines klinisch sicheren Verfahrens zur Sterilisierung des Plasmas eine zwingende Notwendigkeit. Die zur Abtötung der Hepatitisviren verwendeten Verfahren beruhen auf der Erhitzung des Plasmas, einer Behandlung mit Äthylenoxid, der Betapropiolaktonbehandlung, der Ultraviolettbestrahlung und der Kombination von Betapropiolaktonbehandlung mit der Ultraviolettbestrahlung nach Abtrennung der Lipoproteine (270, 271).
Die Bestrahlung des Plasmas mit UV-Licht oder die Behandlung mit Betapropiolakton allein erweist sich nicht als ausreichend. Der Einsatz von Peressigsäure führt zu Ausfällungen im Plasma. Eine Beseitigung der Hepatitisviren durch Filtration ist ebenfalls nicht möglich. Die oben angeführten Verfahren sind in der Lage, die größte Menge der Hepatitisviren zu inaktivieren. Allerdings ist es nicht möglich, Spurenviruspartikel unschädlich zu machen; es wird also keine absolute Sterilität erzeugt. Da bei stärkerer Einwirkung der oben aufgeführten Verfahren die Blutgerinnungsbestandteile des Plasmas teilweise oder auch ausnahmslos zerstört würden, können die gerinnungsaktiven Plasmafraktionen nicht absolut hepatitissicher hergestellt werden. Die Kombinationsbehandlung mit Betapropiolakton und Ultraviolettbestrahlung gestattet die relativ wirksame und schonende Sterilisation von empfindlichen Proteinen, wie Enzyme, Inhibitoren und Gerinnungsfaktoren.

Fraktionierung des Plasmas

In den Jahren 1939–1944 wurden von COHN u. Mitarb. (69, 70) in den USA Verfahren entwickelt, die es im großtechnischen Maßstab erlauben, die 3 Hauptkomponenten des Plasmas (Albumin, Gammaglobulin, Fibrinogen) zu präparieren und für therapeutische Zwecke einzusetzen. Diese Proteine können mit einer Reinheit von 95–98% gewonnen werden. Der verbleibende Anteil besteht aus mehr als 100 verschiedenen Proteinen, von denen die Gerinnungsfaktoren des Prothrombinkomplexes und der Faktor VIII therapeutisch genutzt werden.
Bei den heute verwendeten Verfahren wird die Trennung der Proteine durch selektive Fällung oder Extraktion eines Präzipitats erreicht. Hinzu kommen Verfahren, bei denen man sich die Adsorption von Proteinen an disperse Festkörper zunutze macht. Infolge der strukturellen Ähnlichkeit der Plasmaproteine ist es nicht möglich, durch einen einzigen Präparationsschritt ein reines Protein herzustellen. Hinzu kommt, daß Eiweiße gegenüber Milieuveränderungen außerordentlich empfindlich sind, so daß auch von dieser Seite Einschränkungen bestehen. Um ein Protein auszufällen, muß dessen Löslichkeit auf 0,01–0,1 g/l Lösung herabgesetzt werden. Wenn es in Lösung gehalten werden soll und Begleitproteine auszufällen sind, muß die Löslichkeit mindestens 10 g/l betragen.
Trotz sorgfältigster Kontrolle aller Produktionsvorgänge können Lipoproteine, die bis zu 8% im Gesamtprotein enthalten sind, die Plasmafraktionierung erheblich stören. Aufgrund des sehr hohen Molekulargewichtes, ihres hydrophoben Lipidanteils und ihres hydrophilen Proteinanteils werden sie leicht an Proteinpräzipitate und an Adsorbenzien angelagert. Da die Lipoproteine Träger von proteolytischen Enzymen sind, ist eine Schädigung von Begleitproteinen möglich. Weiterhin sind Lipoproteine sehr instabile Substanzen und verursachen dadurch eine schlechte Reproduzierbarkeit des Fraktionierungsverfahrens. Es ist daher zweckmäßig, vor einer Fraktionierung die Lipoproteine durch Adsorption an Glaspulver, Bentonit oder Kalziumphosphat zu entfernen.
Neben Verfahren wie Chromatographie, Elektrophorese, Ultrazentrifugation, Adsorption und Gegenstromverteilung, die zur Trennung von Proteingemischen eingesetzt werden, sind folgende Methoden bzw. Reagenzien zur fraktionierten Ausfällung von Proteinen in Anwendung:

a) Aussalzverfahren mit Neutralsalzen, die eine gute Wasserlöslichkeit besitzen (Ammoniumsulfat, Natriumchlorid, Natriumsulfat), sowie mit den Aminosäuren Glykokoll oder β-Alanin,
b) Fraktionierungsverfahren unter Verwendung organischer Lösungsmittel, die mit Wasser mischbar sind (Äthanol, Methanol, Azeton, Äther),
c) Fraktionierungsverfahren durch Fällung mit Metallionen (Zink, Barium, Blei, Aluminium),
d) Fraktionierungsverfahren mit Kationen- oder Anioneneinwirkung, wobei eine spezifische Präzipitationswirkung auf einzelne Plasmaproteine erzielt wird (Rivanol, Trichlorazetat),
e) Fraktionierungsverfahren mit polymeren Anionen (Polyphosphat, Polyakrylat),
f) Fraktionierungsverfahren mit wasserlöslichen, nichtionischen Polymeren hohen Molekulargewichtes (Dextran, Polyäthylenglykol, Polyvinylalkohol),
g) Fraktionierungsverfahren durch immunchemische Methoden.

Unter den genannten Methoden besitzen das Aussalzverfahren und das Alkoholfraktionierungsverfahren die größte praktische Bedeutung.

Alkoholfraktionierung nach Cohn: Das gebräuchlichste Verfahren zur Plasmaaufbereitung ist die Alkoholfraktionierung nach Cohn in verschiedenen Modifikationen. Das Prinzip der Cohnschen Alkoholfraktionierung verläuft in folgenden Stufen (Abb. 11):

Plasma wird bei einer Temperatur von –3°C und einem pH-Wert von 7,2 mit 8%igem Äthylalkohol behandelt. Der ausfallende Niederschlag (Fraktion I) besteht vorwiegend aus Fibrinogen. Bei weiterer Behandlung des Überstands mit 25%igem Äthylalkohol bei einer Temperatur von –5°C und einem pH-Wert von 6,8 gewinnt man die Fraktionen II und III, die vor allem Gammaglobuline enthalten. Wird der Überstand schließlich mit 40%igem Äthylalkohol bei einer Temperatur von –5°C und einem pH-Wert von 5,2 behandelt, so fällt als letzte Fraktion reines Albumin aus. Die meisten Hersteller von Plasmaproteinfraktionen haben je-

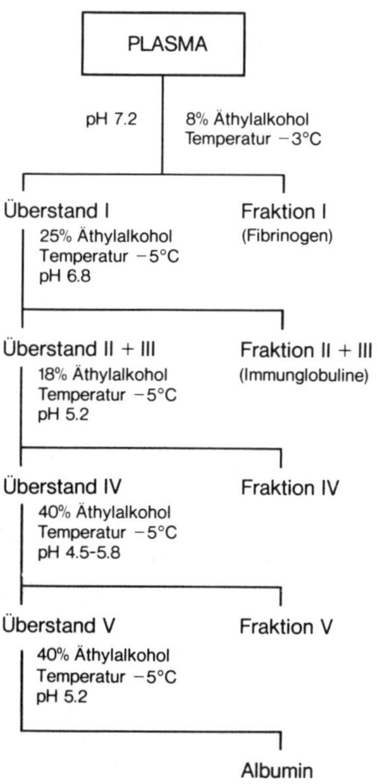

Abb. 11 Schematische Darstellung der Plasmafraktionierung nach Cohn

doch das traditionelle Cohnsche Verfahren verlassen und Modifikationen dieser Alkoholmethode entwickelt, die rationeller und mit größerer Ausbeute arbeiten.
Aussalzfraktionierung: Das Aussalzverfahren der Plasmafraktionierung besitzt den Vorteil, daß Albumin kristallin ausfällt und einen hohen Reinheitsgrad besitzt. Auch die Immunglobuline lassen sich mit diesem Verfahren relativ rein isolieren. Ein weiterer Vorteil der Methode besteht darin, daß keine aufwendigen Kälteanlagen benötigt werden, wie sie für die Alkoholmethoden Voraussetzung sind. Die Entfernung des Ammoniumsulfats aus den Fraktionen erfolgt durch einen Ultrafiltrationsprozeß.

Konservierung des Plasmas

Die Plasmakonservierung im flüssigen Zustand über viele Monate hindurch ist wegen der Gefahr einer bakteriellen Kontamination nicht unbedenklich. Darüber hinaus ist die Aktivität der verschiedenen plasmatischen Gerinnungsfaktoren nur auf Stunden begrenzt (s. Tab. 3). Das sogenannte „antihämophile Plasma" (AHP) z.B., auch „fresh frozen plasma" bezeichnet, muß spätestens 4 Stunden nach der Entnahme eingefroren sein. In tiefgefrorenem Zustand ist Plasma bis zu 2 Jahren haltbar. Sollen Plasmakonserven unabhängig von Tiefkühleinrichtungen längere Zeit aufbewahrt werden (bis zu 5 Jahren), so ist die lyophile Trocknung (Gefriertrocknung) erforderlich.
Tieffrierung und Gefriertrocknung des Plasmas: Mit den Methoden der Tieffrierung und Gefriertrocknung konnte die Haltbarkeit der Plasmapräparate ohne wesentliche Veränderung ihrer Eiweißbestandteile auf mehrere Jahre verlängert werden. Lediglich die Aktivität der Gerinnungsfaktoren ist bei Trockenplasmaeinheiten erloschen. Der Vorteil der Gefriertrocknung von Plasmaeinheiten beruht sowohl auf der Verlängerung der Lagerungszeit als auch auf der Möglichkeit der temperaturunabhängigen Lagerung.
Bei der Gefriertrocknung erfolgt der Wasserentzug durch einen Sublimationsprozeß. Ausgehend von tiefgefrorenen Proteinlösungen wird das Eis bei der Lyophilisation von der festen Phase unter Umgehung des flüssigen Aggregatzustandes direkt in die Gasphase übergeführt. Für den technischen Ablauf einer optimalen Gefriertrocknung ist Voraussetzung, daß das Material in tiefgefrorenem Zustand vorliegt, das Verhältnis Oberfläche zu Volumen möglichst groß ist und die Schichtdicke des gefrorenen Materials unter 10 mm liegt. Um das Verhältnis Oberfläche zu Volumen möglichst gering zu gestalten, stehen 2 Verfahrenswege zur Verfügung: das „Spin-freezing-Verfahren" und das „Shell-freezing-Verfahren".
Beim *„Spin-freezing-Verfahren"* rotieren die Flaschen stehend in einer besonderen Haltevorrichtung um die eigene Achse. Bei 600–900 Umdrehungen/min steigt das Plasma infolge der Zentrifugalkraft an der Flaschenwand hoch, wobei gleichzeitig das Einfrieren mittels einer Kühlsonde von –35°C bis –40°C erfolgt. Die Flaschen rotieren entweder in der Kühlsole (zumeist ein Äthanolgemisch) oder sie werden mit ihr besprüht. Das Einfrieren kann auch mit Hilfe eines tiefgekühlten Luftstromes erfolgen, wobei allerdings ein längerer Zeitaufwand erforderlich ist.
Beim *„Shell-freezing-Verfahren"* werden die Flaschen auf Rollen liegend im Alkoholbad von –35°C bis –40°C bei einer Rotationsgeschwindigkeit von 1–2 Umdrehungen/min eingefroren. Dadurch bildet sich eine schalenförmige Plasmaschicht mit geringer Schichtdicke und großer Oberfläche. Durch zusätzliches Aufsprühen von Alkohol wird ein gleichmäßiges Einfrieren und eine weitere Verkürzung des Produktionsprozesses erzielt.
Bis zum eutektischen Punkt des Plasmas (–23°C) muß der Einfrierungsprozeß sehr schnell ablaufen, damit es nicht zur irreversiblen Veränderung der Proteine kommt. Der Sublimationsprozeß erfolgt bei einem Vakuum unterhalb von 1 Torr. Durch die verbrauchte Sublimationswärme kühlt sich das Plasma ständig weiter ab. Die Haupttrocknung ist beendet, wenn im Plasma kein Eiskern mehr vorhanden und der Restwassergehalt auf unter 5% abgesunken

ist. Das Restwasser wird mit einer Öldiffusionspumpe abgesaugt. Bei einer Endtemperatur von +40°C im Trockenplasma wird eine Restfeuchte von unter 1% erzielt. Die Restfeuchte hat eine große Bedeutung für die Lagerung, da nur bei einem Wassergehalt unter 1% Keimwachstum und Denaturierung der Proteine vermieden werden. Ein höherer Wassergehalt führt zur hydrolytischen und fermentativen Spaltung der Eiweißmoleküle, so daß Trockenplasma mit mehr als 1% Wassergehalt nach 5jähriger Lagerung nicht mehr vollständig löslich ist.

Die Wasserverdunstung aus dem Plasma durch herkömmliche Verfahren, z.B. bei Zimmertemperatur, würde zu einem Anstieg der Protein- und Salzkonzentration des Flüssigplasmas führen. Dadurch würden die Proteine ausgesalzen und es käme zu starken Protein-Protein-Wechselwirkungen, die wiederum eine irreversible Denaturierung der Proteine zur Folge haben.

Trockenplasma, das nach 4–5 Jahren nicht transfundiert worden ist, kann zu Plasmafraktionen weiterverarbeitet werden. Vergleichsuntersuchungen zwischen frisch hergestelltem Plasma und 5 Jahre gelagertem Trockenplasma zeigen in einigen Parametern signifikante Unterschiede, die jedoch den Wert des Trockenplasmas zur Volumensubstitution nicht wesentlich mindern (112). Gefriergetrocknete Nativplasmen wurden jahrelang mit gutem Erfolg zur Behandlung von Hypoproteinämien therapeutisch eingesetzt. In Deutschland ist Trockenplasma inzwischen aus dem Verkehr gezogen worden. Auch das im Rahmen des Katastrophenschutzes gelagerte Trockenplasma ist vor seiner Überalterung fraktioniert worden, d.h. zu Albumin und Globulin verarbeitet.

Anreicherungsverfahren zur Herstellung von Gerinnungsfaktoren

Da bei der Herstellung von Cohn-Fraktion I oder Kryopräzipitat die Gerinnungsfaktoren gegenüber dem Normalplasma entweder nur in gleicher Konzentration oder 2- bis 5fach angereichert sind, hat es nicht an Versuchen gefehlt, für therapeutische Zwecke höher angereicherte und auch fibrinogenfreie Präparate herzustellen. Allerdings werden diese Verfahren mit steigender Anreicherung technisch komplizierter und kostspieliger, außerdem sinkt die Ausbeute mit der Zahl der Präparationsschritte.

Das Herstellungsprinzip der Plasmafraktion PPSB z.B. beruht auf einer Adsorption dieser Faktoren an Kalziumphosphat und einer anschließenden Elution mit einer Trinatriumzitratlösung. Durch Alkoholfraktionierung werden die Gerinnungsfaktoren von Begleitproteinen befreit, so daß sie im Endprodukt 10- bis 20fach gegenüber dem Normalplasma angereichert sind. Auch mit einem Aluminiumhydroxidgel können die Faktoren des Prothrombinkomplexes adsorbiert werden. Die Elution erfolgt mit einem EDTA-haltigen Phosphatpuffer, der danach wieder durch Dialyse entfernt wird. Ein anderes Verfahren arbeitet mit DEAE-Zellulose als Adsorbens (Abb. 12). Anreicherungsverfahren zur Gewinnung von Faktor-VIII-Konzentraten sind von BLOMBÄCK, PAVLOVSKI, JOHNSON, sowie WAGNER und HAWKLEY entwickelt worden und verwenden zur Faktor-VIII-Fällung Glyzinalkohol, Polyäthylenalkohol, Aminosäuren oder Aluminiumhydroxid. Die Faktor-VIII-Anreicherung ist dadurch bis auf das 10fache möglich.

Humanplasmapräparationen

Nachdem die verschiedenen Verfahren der Plasmafraktionierung entwickelt waren, setzten sehr bald Bestrebungen ein, die einzelnen Plasmabestandteile zu isolieren und therapeutisch zu nutzen. Heute werden aus menschlichem Plasma vorwiegend 3 Präparategruppen hergestellt: albuminhaltige Präparate, gerinnungsaktive Plasmafraktionen und Immunglobuline.

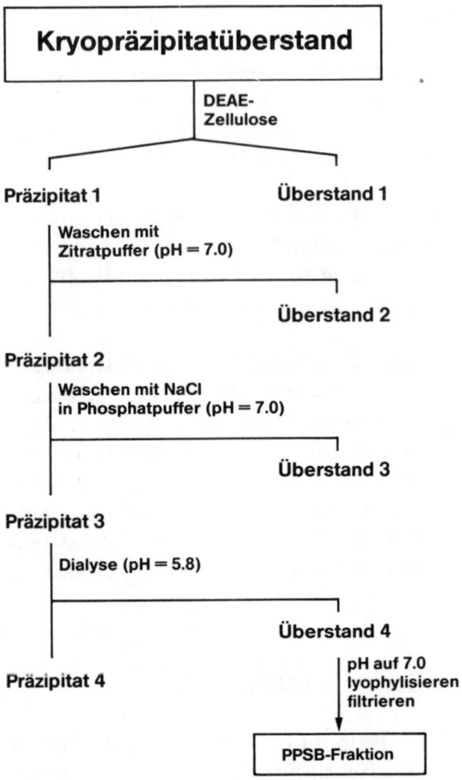

Abb. 12 Herstellungsgang der PPSB-Fraktion aus Kryopräzipitatüberstand durch Adsorption mit DEAE-Zellulose

Albuminhaltige Präparate

Unter allen Plasmaprodukten besitzen die überwiegend Albumin enthaltenden Präparate die größte klinische Bedeutung, da diese Eiweißfraktion des Plasmas als Regulator des kolloidosmotischen Druckes und als Transportmittel für körpereigene und körperfremde Stoffe wichtige Aufgaben bei der Volumenregulation und im Stoffwechsel erfüllt. Albuminhaltige Präparate bringen darüber hinaus den Vorteil, weitgehend hepatitissicher zu sein, da bei der Plasmafraktionierung primär die wärmeempfindlichen Plasmabestandteile abgetrennt werden, so daß das überwiegend aus Albumin bestehende Restplasma einem Sterilisierungsprozeß unterzogen werden kann. Zu den albuminhaltigen Präparaten zählen die Humanalbuminlösungen, pasteurisierte Plasmaproteinlösungen (PPL) und die Serumkonserven.

Humanalbuminlösungen

Im Gegensatz zur pasteurisierten Plasmaproteinlösung (PPL) und zur Serumkonserve handelt es sich bei den Humanalbuminlösungen um Präparate, die außer Albumin keine wesentlichen anderen Plasmaeiweißfraktionen des menschlichen Blutes enthalten. Diese Lösungen werden in isoonkotischer und hyperonkotischer Form angeboten. Sie sind frei von Antikörpern und Isoagglutininen und können somit ohne vorherige Austestung von Blutgruppen oder Blutfaktoren sofort infundiert werden. Humanalbuminlösungen sind hepatitissicher; im Kühlschrank sind sie bis zu 5 Jahren haltbar.

Herstellung

Als Herstellungsgrundsubstanz für Humanalbuminlösungen dient in der Regel gepooltes Plasma; die Produktion ist auch aus gelagertem Trockenplasma oder aus Plazentagewebe möglich. Durch geeignetes Mischen der Spenderplasmen werden Humanalbuminlösungen frei von Isoagglutininen, so daß die Infusion der Präparate ohne Voruntersuchungen sofort erfolgen kann. Bei der Behandlung der Herstellungsgrundsubstanz mit 40% Äthylalkohol wird Albumin nach vorausgehender Abtrennung von Fibrinogen und den Immunglobulinen in der Fraktion V des Cohnschen Fraktionierungsverfahrens isoliert. Zur Ausschaltung der Hepatitisgefahr wird das Albumin einer 10stündigen Hitzebehandlung von 60°C unterzogen und/oder mit bestimmten chemischen Substanzen versetzt, ehe es als 5%ige oder 20%ige Lösung abgepackt wird.

Charakterisierung

Albumin wird in den membrangebundenen Polymeren der Leberzellen synthetisiert. Das in etwa 30 Minuten gebildete Molekül wird unmittelbar in den Kreislauf abgegeben, so daß der Lebervorrat stets nur etwa 1 g beträgt. In 24 Stunden werden ca. 0,2 g/kg KG Albumin synthetisiert, d.h. etwa 10% der zirkulierenden Albuminmenge. Unter bestimmten Bedingungen kann die Synthese jedoch bis auf die doppelte Menge gesteigert werden.
Eine Synthesesteigerung ist in geringem Umfang schon bei kleineren Blutverlusten und wiederholten Plasmapheresen festzustellen. Gesteigert ist die Synthese ferner bei unkomplizierter Nephrose oder beim Einsatz von Thyroxin. Synthesehemmungen finden sich bei Mangelernährung, eingeschränkter Aminosäurenzufuhr, mangelhafter Resorption bei Magen-Darm-Krankheiten, schweren Traumata, chronischen Infektionen, Intoxikationen, malignen Tumoren, Leberschäden, Störungen der Leberdurchblutung und der Leberzirrhose. Die Virushepatitis hingegen beeinflußt die Albuminsynthese kaum. Schließlich hemmen auch alle körperfremden kolloidalen Plasmaersatzmittel die Albuminsynthese (338).
Die zirkulierende bzw. frei austauschbare Menge von Albumin beträgt durchschnittlich 3,5–4,5 g/kg KG (250–300 g). Davon befinden sich ca. 40% intravasal und 60% extravasal. Der Serummittelwert der Albuminkonzentration liegt bei 4,2–5,4 g%. Die transkapilläre Austauschrate vom intravasalen in den interstitiellen Raum beträgt ca. 5,6% pro Stunde, so daß die gesamte intravasale Albuminmenge in 24 Stunden einmal ausgetauscht wird. Der Reflux erfolgt mit der Lymphe über den Ductus thoracicus, kann aber auch direkt in die Kapillaren erfolgen. Das Molekulargewicht ($M\overline{w}$) von Albumin beträgt 69 000. Wegen der Einheitlichkeit des Moleküls ist der Zahlenmittelwert ($M\overline{n}$) identisch.
Die relativen oder absoluten Abbauraten pro Tag entsprechen mit ca. 10% der Syntheserate. Der Katabolismus vollzieht sich vor allem über 3 Wege: den Magen-Darm-Trakt, die Niere und die Gewebezellen, besonders der Leber. Nur in den Gewebezellen ist ein Abbau bis zu Aminosäuren, die zur Resynthese verwendet werden können, möglich. Diese Menge ist jedoch zu gering, um einen nutritiven Effekt daraus ableiten zu können. Abbausteigerungen von Albumin stellen sich bei Fieber parallel zum erhöhten Sauerstoffverbrauch ein, z.B. bei schweren Infektionen, ferner bei schweren Verbrennungen, hochgradiger Mangelernährung, Malignom, Colitis ulcerosa, aber auch bei Langzeitmedikation von Glukokortikoiden oder überdosierter Albuminzufuhr infolge einer Aktivitätssteigerung von Proteasen. Die Halbwertszeit zugeführten Albumins beträgt im Mittel 19 Tage; diese Zeit ist aber nicht konstant. Sie verändert sich gegensinnig zum Albuminspiegel. Bei Hypalbuminämie verlangsamt sich die Abbaurate. Hypalbuminämie ist häufig; postoperativ bzw. posttraumatisch tritt sie regelmäßig ein infolge gestörter Verteilung, vermehrten Abbaus, veränderter Synthese und vermehrter Verluste (278).

Wirkungen

Albumin ist zu 80% Träger des kolloidosmotischen Druckes von Plasma. Es reguliert die Wasser- und Volumenverteilung zwischen intravasalem und interstitiellem Raum, indem es dem hydrostatischen Gefälle vom Kapillarraum zum Interstitium entgegenwirkt. Albumin und Natriumionen steuern diesen Regulationsmechanismus. Während Natrium für das Gesamtvolumen des extrazellulären Raumes vorherrschend ist, steuert die Albuminkonzentration die intravasale und interstitielle Volumenverteilung. Auf diese Weise ist Albumin mitverantwortlich für ausreichende Organdurchblutung, intestinale Wasserresorption, ausreichende Lungenventilation und eine geregelte Nierenfunktion. Albumin expandiert darüber hinaus das Plasmavolumen, desaggregiert Blutkörperchen und Thrombozyten und senkt die Viskosität des Blutes.
Albumin übt außerdem eine Transportfunktion aus. Es bindet neben Wasser bivalente Kationen, wie Ca und Cu, außerdem Bilirubin, Hormone, Bakterientoxine, Fettsäuren, Vitamine, Harnsäure, Azetylcholin, Cholinesterase, Adenosin und Histamin. Albumin ist auch für den Transport von Arzneimitteln, wie Antibiotika, Sulfonamide, Salizylate, Barbiturate, Antidiabetika und Antikoagulanzien, verantwortlich.

Nebenwirkungen

Auch nach Albumininfusionen sind anaphylaktoide Reaktionen möglich. Ihre Häufigkeit ist allerdings sehr gering; sie liegt etwa zwischen 0,003% bis 0,014%. Bei der Humanalbuminunverträglichkeit kommt offensichtlich den Proteinaggregaten pathogenetische Bedeutung zu (373). In Tierexperimenten konnte gezeigt werden, daß Serumproteinaggregate in der Lage sind, auch beim Fehlen einer spezifischen Sensibilisierung anaphylaktoide Reaktionen auszulösen (372).
Daneben muß der Einfluß von Stabilisatoren, welche allen Albumin- und Plasmaproteinpräparaten zugesetzt sind, berücksichtigt werden, da sie die Immunogenität des monomeren Humanalbuminmoleküls erheblich verändern können (372).

Indikationen

Hochkonzentrierte Albuminlösungen (20%, 25%) eignen sich zur Ödemtherapie und zur Behandlung der akuten Hypoproteinämie. Normalkonzentrierte Albuminlösungen (5%) sind indiziert bei allen Formen des Volumenmangels mit Hypalbuminämie, bei Verbrennungen, bei Hyperglobulie und zur Mischung mit körperfremden kolloidalen Plasmaersatzmitteln im Rahmen der isovolämischen Hämodilution. Wann immer möglich, ist Albumin erst dann einzusetzen, wenn keine Blutung mehr besteht. Deshalb sollte auch die Indikation für 5% Albuminlösungen zur Volumensubstitution streng gestellt werden. Die Verbrennung hingegen ist wegen der damit einhergehenden Eiweißverluste und Reduzierung onkotischer Kapazität eine absolute Indikation für Albuminpräparate. Die Diskussion ist noch nicht abgeschlossen, ob schon während der ersten 24 Stunden Albumin verabreicht werden soll.
Beim akuten Atemnotsyndrom des Erwachsenen (adult respiratory distress syndrome = ARDS) stellt die hypoproteinämische Flüssigkeitsüberladung einen pathogenetischen Teilfaktor dar, so daß die Indikation für 20% Albuminlösung gesichert ist. Weitere Indikationen für Albumin sind die generalisierte exfoliative Dermatitis, perakutes Leberversagen und das akute nephrotische Syndrom. Chronische hypoproteinämische Zustände stellen keine Indikation für Albumin dar, da Albuminzufuhr hier die Abbaurate steigern würde. Darüber hinaus beweisen Patienten mit angeborener Analbuminämie, daß Albumin nicht unbedingt lebensnotwendig ist. Einige Untersuchungen (41, 115, 278) zeigen zudem, daß die Hälfte der Albuminempfänger nicht mehr als 20–40g – entsprechend 6–12% des physiologischen Gesamtbestandes und damit „homöopathische Dosen" – erhielten.

Da Albumin eine relativ teure Substanz ist, sollte auch aus ökonomischen Gründen die Indikation zu seiner Verabreichung sehr streng gestellt werden.

Handelsformen:
Human-Albumin 20% (Behringwerke Marburg),
Humanalbumin 20% Biotest, elektrolytarm (Biotest Seruminstitut GmbH, Frankfurt/Main),
Albumin human 20%ige Lösung, salzarm (Immuno GmbH, Heidelberg),
Human-Albumin Kabi, salzarm, 20% Lösung, (Deutsche Kabi GmbH, München 15),
Humanalbumin 5% in 0,9% NaCl (Behringwerke, Marburg),
Humanalbumin Biotest 5%, isoton elektrolytarm, 5% Glukose (Biotest Seruminstitut GmbH, Frankfurt/Main),
Humanalbumin 5% in isotoner Elektrolytlösung (Biotest Seruminstitut GmbH, Frankfurt/Main),
Albumin human 5% in 0,9% NaCl (Immuno GmbH, Heidelberg),
Normal-Serum-Albumin (Human) 25% (Herst.: Cutter Lab.-Vertrieb: Tropon-Köln),
Rhodalbumin 20% (Rhodia Pharma GmbH, Norderstedt),
Albumin 5% human (Intersero, Wiesloch),
Albumin 25% human (Intersero, Wiesloch).

Pasteurisierte Plasmaproteinlösung (PPL)

Die pasteurisierte Plasmaproteinlösung (PPL) (20, 334, 335) unterscheidet sich in der Zusammensetzung von der reinen Albuminlösung nur gering. Bei PPL beträgt die Albuminkonzentration im Mittel 85%, bei den Albuminlösungen 95%. Die pasteurisierte Plasmaproteinlösung enthält 70% der Plasmaeiweiße. Neben Albumin sind in PPL geringe Mengen verschiedener Globuline enthalten. Es handelt sich demnach um ein nicht ganz so reines Albuminpräparat, wie es in Form der Albuminlösungen angeboten wird. PPL-Präparate liegen in flüssigem Zustand vor und sind frei von Isoagglutininen; sie können deshalb ohne Voruntersuchung sofort transfundiert werden. PPL-Konserven sind mehrere Jahre haltbar.
Die Herstellung von PPL erfolgt entweder mit der Methode der Rivanol-Ammonsulfatfraktionierung oder mittels der Cohnschen Alkoholfärbung. Durch Adsorption an bestimmte Ionenaustauscher (Kunstharze) wird ein Teil der Globuline entfernt. Das gewonnene Produkt wird ebenso wie die Albuminfraktion 10 Stunden bei 60°C pasteurisiert. Durch diese Behandlung werden die Erreger der Transfusionshepatitis weitgehend abgetötet.
Die Eigenschaften und Indikationen von PPL entsprechen wegen ihres hohen Albumingehaltes denen der Humanalbuminlösungen (s. S. 39).

Handelsformen:
Plasma Protein Lösung Human „Hämoderivate" 3,5% (Immuno GmbH, Heidelberg),
Plasma-Protein-Fraktion (Human) 5% (Herst.: Cutter Lab.-Vertrieb: Tropon-Köln),
Plasma Protein Lösung 3,5% human (PPL) (Intersero, Wiesloch),
Plasma Protein Lösung 5% human (PPL) (Intersero, Wiesloch).

Serumkonserve

Parallel zur Einführung von Trockenplasma wurden Serumkonserven entwickelt (100), die mit Ausnahme der plasmaständigen Gerinnungsfaktoren und der lösungslabilen Plasmaproteine, wie Isoagglutinine, Lipoproteine und die Komponenten des Komplementsystems, die anderen Plasmaproteine gegenüber dem Blutplasma unverändert und in gleichen Konzentrationsbereichen enthalten (Tab. 7). Wegen ihres hohen Albumingehaltes werden Serumkon-

Tabelle 7 Gehalt (mg) und prozentuale Verteilung der wichtigsten Serumproteine im Normalserum und in Serumkonserven

Bestandteile	Normalserum 7,5% Protein		Serumkonserve 5% Protein	
Mittelwerte:	mg/100 ml	rel.%	mg/100 ml	rel.%
Präalbumin	25,0	0,33	21,0	0,42
Albumin	4400,0	58,67	3250,0	65,00
Haptoglobin	200,0	2,67	133,0	2,66
Hämopexin	75,0	1,00	60,0	1,20
Transferin	295,0	3,93	241,0	4,82
Coeruloplasmin	35,0	0,47	16,0	0,32
IgG	1250,0	16,67	890,0	17,80
IgA	210,0	2,80	167,0	3,34
IgM	142,5	1,90	62,0	1,24
α_1-Antitrypsin	290,0	3,87	12,0	0,24
α_2-Makroglobulin	265,0	3,53	128,0	2,56
Serum-Cholinesterase	1,0	0,01	0,5	0,01
andere Proteine	311,5	4,15	19,5	0,39
	7500,0 mg	100,00 %	5000,0 mg	100,00%

serven ähnlich wie Humanalbumin- und Plasmaproteinlösungen klinisch verwendet. Serumkonserven liegen in flüssigem Zustand vor und sind infolge Mischens der Blutspenden isoagglutininfrei und damit universell anwendbar. Sie können ohne Voruntersuchung sofort transfundiert werden. Bei sachgemäßer Aufbewahrung im Kühlschrank bei +4°C sind Serumkonserven bis zu 3 Jahren haltbar. Unterbrechungen der Kühlkette schädigen die Serumkonserve nicht.

Herstellung

Serumkonserven werden aus dem gepoolten Plasma, aus verfallenen Blutkonserven und aus Plazenten hergestellt. Bei der Produktion von Serumkonserven kann man entweder das Blut der verschiedenen Spender vermischen und gerinnen lassen, oder man entnimmt das Blut zunächst in Zitrat und fällt aus dem abgetrennten Plasma das Fibrinogen durch Kalziumsalz aus. Das letztere Verfahren ist wegen der gleichzeitigen Herstellung von zellhaltigen Blutkomponenten heute überwiegend im Gebrauch. Nach Abtrennung vom Blutkuchen bzw. vom Fibrinniederschlag wird das Serum filtriert und mehrere Stunden bei +60°C erhitzt oder einer Behandlung mit Propiolakton und UV-Bestrahlung unterzogen. Die Lipoproteine werden durch Adsorption an Aerosol entfernt.
Die Eigenschaften und Indikationen der Serumkonserve entsprechen wegen des hohen Albumingehaltes weitgehend denen der Humanalbuminlösungen (s. S. 39).
Der Eiweißgehalt der Serumkonserve beträgt 5%.
Im Globulinanteil des Serums sind die Transportproteine Haptoglobin, Hämopexin, Transferrin und Coeruloplasmin enthalten, die durch Transportbindung von Hämoglobin und Hämin einerseits, sowie von Eisen und Kupfer andererseits, beim Aufbau von Peroxidase- und Oxidaseaktivitäten benötigt werden. Daneben enthalten Serumkonserven das gesamte Antikörperspektrum des Blutes. Die Konzentration von IgG, IgA und IgM liegen im unteren Grenzbereich vom Normalserum. Die Antikörperspezifität der Immunglobuline entspricht jedoch nur den Durchschnittswerten der verwendeten Blutspender und reicht deshalb für eine spezifische Therapie von Infektionen allein nicht aus.

Handelsformen:
Biseko, Proteingehalt 5% (Biotest Seruminstitut GmbH, Frankfurt/Main),
Humanserum Biotest, Proteingehalt 2,5% (Biotest Seruminstitut GmbH, Frankfurt/Main),
Seretin, Proteingehalt 5% (Behringwerke Marburg),
Serum-Eiweißkonserve human 5% (Schura, Krefeld).

Gerinnungsaktive Plasmapräparate

Nur ein geringer Anteil des menschlichen Plasmas besitzt während eines eng begrenzten Zeitraumes gerinnungsaktive Eigenschaften. Die Behandlung von Blutgerinnungsstörungen mit Blutpräparaten ist somit nur dann erfolgversprechend, wenn entweder Frischblut bzw. Frischplasma oder aus Frischplasma gewonnene Faktorenkonzentrate eingesetzt werden. Bei primär noch weitgehend ungeklärter Ursache der Blutgerinnungsstörung hat sich der Einsatz von Frischplasmakonserven außerordentlich bewährt. Beim Mangel eines bestimmten Blutgerinnungsfaktors ist die adäquate Substitution mit den gerinnungsaktiven Plasmafraktionen Fibrinogen, Cohn-Fraktion I, Kryopräzipitat, Faktor-VIII-Konzentrat, Faktor-IX-Konzentrat und Faktor-XIII-Konzentrat indiziert (Tab. 8).

Tabelle 8 Gerinnungsfaktorenmangel und Substitutionspräparate

Gerinnungsfaktormangel	Substitutionspräparat
Faktor I (Fibrinogen)	Fibrinogenpräparate
Faktor II (Prothrombin)	PPSB-Präparate
Faktor V (Proakzelerin)	Frischplasma
Faktor VII (Prokonvertin)	PPSB-Präparate Faktor-VIII-Konzentrat
Faktor VIII (Antihämophiles Globulin A)	Lyoph. Faktor-VIII-Konzentrat Kryopräzipitat, Fraktion Cohn I
Faktor IX (Antihämophiles Globulin B)	Faktor-IX-Konzentrat Prothrombin-Konzentrat
Faktor X (Stuart-Prower-Faktor)	PPSB-Präparate
Faktor XI (PTA)	Frischplasma
Faktor XIII (Hageman-Faktor)	Frischplasma
Faktor XIII (FSF)	Faktor-XIII-Konzentrat Frischplasma Fraktion Cohn I

Frischplasma

Mit den Frischplasmapräparaten steht dem Kliniker ein hochwirksames Therapeutikum bei komplexen Gerinnungsdefekten zur Verfügung. Insbesondere nach Massivtransfusionen erweist sich die zusätzliche Gabe mehrerer Frischplasmaeinheiten zur Verhütung oder Beseitigung polyvalenter Gerinnungsdefekte als außerordentlich wirkungsvoll. Da Frischplasmapräparate jedoch nicht unbegrenzt verfügbar sind, sollten sie ausschließlich zur Substitutionsbehandlung bei Gerinnungsdefekten und nicht zur Volumensubstitution verwendet werden.

Herstellung

Die Herstellung von Frischplasma ist in jedem größeren Blutspendedienst ohne wesentlichen technischen Aufwand möglich. Im allgemeinen wird Frischplasma jeweils nur aus einer Blutspende gewonnen. Ist die sofortige Transfusion nicht beabsichtigt, wird das Plasma wenige Stunden nach der Blutentnahme unter sterilen Kautelen abgetrennt und bei –40°C eingefroren.

Charakterisierung

Als Frischplasma wird Stabilisatorplasma bezeichnet, das nicht später als 2 bis 6 Stunden nach der Blutabnahme Verwendung findet oder tiefgefroren wird (tiefgefrorenes gerinnungsaktives Frischplasma, fresh frozen plasma). Eine Einheit Frischplasma besteht aus ca. 200ml Plasma einschließlich 40ml Stabilisator. Frischplasma enthält sämtliche Eiweiß- und Gerinnungsfaktoren des menschlichen Blutes, wobei allerdings die Aktivität der verschiedenen Gerinnungsfaktoren außerordentlich unterschiedlich und im allgemeinen nur auf Stunden begrenzt ist (s. Tab. 3, S. 9).
Tiefgefrorenes Frischplasma darf erst unmittelbar vor Gebrauch aufgetaut werden (Wasserbad von 30–37°C). Man benötitgt dazu etwa 20 Minuten. Eventuelle Niederschläge von Kryopräzipitat, die vor allem die Faktor-VIII-Aktivitäten enthalten, lösen sich bei leichtem Schwenken des Beutels. Bei Lagerung unterhalb –20°C ist tiefgefrorenes Frischplasma bis zu 2 Jahren haltbar. Können diese Bedingungen nicht garantiert werden, verlieren die instabilen Eiweiße schnell ihre Aktivität, vor allem durch den Einfluß proteolytischer Enzyme. Es kommt dann zum Viskositätsanstieg und zur Ausfällung von Fibrin.
Frischplasma muß wegen des Gehaltes an Isoagglutininen grundsätzlich ABO-blutgruppengleich transfundiert werden. Lediglich Frischplasma von AB-Spendern ist universalverträglich, da Anti-A und Anti-B-Isoagglutinine fehlen. Derartige Plasmen stehen aber nur in beschränktem Umfang zur Verfügung. Da Frischplasma erythrozytenfrei ist, braucht das Rh-System nicht berücksichtigt zu werden. Eine Kreuzprobe ist nicht erforderlich.

Indikationen

Frischplasma ist zur Prophylaxe und Therapie pathologischer Blutungen auf der Basis komplexer Gerinnungsdefekte indiziert. Verdünnungskoagulopathie, z.B. nach Massivtransfusion von Plasmaersatzmitteln und Blutkonserven, und disseminierte intravasale Gerinnung (Verbrauchskoagulopathie) wie sie beim Schock, nach großen chirurgischen Eingriffen, septischen Aborten und hämolytischen Transfusionszwischenfällen auftreten, sind die wichtigsten Indikationen. Frischplasma sollte nicht dazu verwendet werden, Volumendefizite zu korrigieren.
Die *Verdünnungskoagulopathie* ist Folge der Massivtransfusion von Plasmaersatzmitteln und Blutkonserven, die keine Gerinnungsfaktoren enthalten. Frischplasma hat zu verhindern, daß das Gerinnungspotential des Empfängers unter 30–50% der Norm abfällt. Diese Grenze läßt sich aufgrund des Transfusionsvolumens abschätzen und durch Labortests ermitteln. Der Dosisberechnung wird ein normales Plasmavolumen von 40ml/kg KG zugrunde gelegt. Danach verfügt der 70kg schwere Erwachsene über 2800ml Plasma. 200ml Frischplasma entsprechen also etwa 7% des Gesamtbestandes. Beim klinisch manifesten „Verdünnungssyndrom" besteht eine generalisierte Blutungsneigung (Sickerblutungen, verlängerte Blutung nach Venenpunktion usw.). Die Laboruntersuchungen zeigen neben einer Thrombozytopenie eine globale Gerinnungsstörung mit Verminderung sämtlicher Gerinnungsfaktoren.
Die *Verbrauchskoagulopathie* wird immer noch sehr unterschiedlich behandelt. Verbraucht werden alle Glieder der Hämostasekette, besonders jedoch Fibrinogen und Thrombozyten.

Die Substitution des Defizits mit gerinnungsaktivem Frischplasma anstelle von Fibrinogen und anderen Faktorenpräparaten ist deshalb sinnvoll, da Frischplasma auch die physiologischen Inhibitoren des Gerinnungs- und Fibrinolysesystems enthält. Die Frage, ob stets gleichzeitig heparinisiert werden muß, ist umstritten. Priorität hat die Korrektur der auslösenden Störung. Im Rahmen der Traumatologie wurden sehr gute Resultate mit Frischplasma ohne Antikoagulation berichtet (187). Die pro Patient verabreichte Menge lag zwischen 800–1600 ml. Es wird aber ebenso auch die Heparinisierung bei der Verbrauchskoagulopathie empfohlen (350).
Bei isoliertem Gerinnungsfaktorendefizit, besonders der Hämophilie A und B ist der Gebrauch von gerinnungsaktivem Frischplasma dann gerechtfertigt, wenn die entsprechenden Faktorenkonzentrate (Kryopräzipitat, Faktor VIII, Faktor IX) nicht verfügbar sind.

Fibrinogen

Fibrinogen unterscheidet sich von den meisten Proteinen durch seine geringe Löslichkeit bei niedrigen Temperaturen. Es bot sich deshalb an, Fibrinogen durch Tieffrieren von Plasma bei –30°C und anschließendes langsames Auftauen zu isolieren. Bei diesem Prozess bleiben Fibrinogen und kälteunlösliches Globulin als Präzipitat zurück. Mit der Methode der Cohnschen Alkoholfraktionierung ist es möglich, Fibrinogen in größerem Maßstab herzustellen, so daß es für therapeutische Zwecke genutzt werden kann. Fibrinogenpräparate lassen sich nicht absolut virusfrei herstellen. Sie werden zwar einem besonderen Sterilisierungsverfahren unterzogen, dennoch ist es möglich, daß einzelne Chargen nicht völlig frei vom Erreger der Serumhepatitis sind. Hochgepoolte Fraktion-I-Präparate gelten sogar als besonders hepatitisgefährlich, da sich das im Ausgangsplasma enthaltene Virus in dieser Fraktion anzureichern scheint (170).
Die in Trockenform angebotenen Präparate werden durch Zusatz von Aqua destillata in eine 1–2% Lösung gebracht. Das aufgelöste Präparat sollte nach etwa 2 Stunden verabreicht sein. Fibrinogenpräparate können ohne blutgruppenserologische Untersuchungen transfundiert werden.
Wegen der Gefahr der Sensibilisierung des Patienten durch Fibrinogen sollte die Anwendung des Präparates ausschließlich auf Blutungsübel beschränkt bleiben, deren Ursache der Fibrinogenmangel ist. Die Fibrinogenbestimmung im Serum des Patienten ist vor Anwendung des Präparates zweckmäßig (Normalwert des Plasmafibrinogens 200–400 mg%).
Als Richtwert für die Initialdosierung gilt eine Menge von 1–2 g; bei schweren Blutungen sind 4–8 g Fibrinogen erforderlich.

Handelsformen:
Humanfibrinogen (Behringwerke, Marburg),
Humanfibrinogen (Kabi, München),
Fibrinogen human „Haemoderivate" (Immuno GmbH, Heidelberg).

Fibrinogen mit Gerinnungsfaktoren

Die aus Frischplasma hergestellten Fibrinogenpräparate enthalten die plasmatischen Gerinnungsfaktoren in funktionstüchtigem Zustand, insbesondere den Faktor VIII.
Sie werden unter den Bezeichnungen „Plasmafraktion Cohn", „Antihämophiles Kryopräzipitat" und „Antihämophiles Plasma" zur klinischen Verwendung angeboten. Der Gehalt an Faktor VIII schwankt bei diesen Präparaten in weiten Grenzen.
Zur Herstellung der Präparate werden in der Regel die Plasmen von 2 Blutspendern verwendet.

Cohn-Fraktion I

Das Herstellungsverfahren der Plasmafraktion Cohn I entspricht der Produktion von Fibrinogen. Ausgangsbasis ist in jedem Fall Frischplasma. Neben Fibrinogen und Faktor VIII enthält die Cohn-Fraktion I geringe Mengen von Faktor V sowie Spuren aller anderen an der Gerinnung beteiligten Faktoren. Daraus ergibt sich als Hauptindikationsgebiet für die Fraktion I die Hypofibrinogenämie. Für die Faktor-VIII-Substitution des Hämophiliepatienten ist die Fraktion I nur dann einzusetzen, wenn hochwertigere Präparate (Kryopräzipitat, Faktor-VIII-Konzentrat) nicht zur Verfügung stehen.

Handelsformen:
Plasmafraktion I (Cohn human „Haemoderivate") (Immuno GmbH, Heidelberg),

Kryopräzipitat

Ein Präparat mit höherer Faktor-VIII-Aktivität als Fraktion I ist das Kryopräzipitat. Als Kryopräzipitat bezeichnet man diejenige Plasmafraktion, die beim Auftauen (+4°C) von mit Trockeneisalkohol auf –70°C gefrorenem Plasma spontan präzipitiert. Diese Fraktion enthält neben Fibrinogen eine auf das 3 bis 5fache gegenüber Plasma angereicherte Faktor-VIII-Aktivität. Die Ausbeute an Faktor VIII beträgt im Mittel 90%.
Die Herstellung von Kryopräzipitat ist technisch einfach. ACD-Blut wird in einem Doppelplastikbeutel bei +4°C zentrifugiert. Das zellfreie Plasma wird in den Satellitenbeutel übergeführt und bei –70°C eingefroren. Danach wird das tiefgefrorene Plasma bei +4°C während 24 Stunden aufgetaut, zentrifugiert, das am Boden haftende Kryopräzipitat vom überstehenden Plasma befreit und bei –30°C aufbewahrt. Unmittelbar vor dem Gebrauch wird es in 10–15 ml steriler Natriumchlorid-Natriumzitratlösung gelöst. Eine Kryopräzipitatpräparation, d.h. ein aus 400 ml Vollblut hergestelltes Präparat, enthält in einem Volumen von 15 ml 150–200 mg Fibrinogen und 100–150 Einheiten Faktor VIII. In tiefgefrorenem Zustand oder lyophilisiert und bei einer Lagerungstemperatur von +2 bis +5°C beträgt die Haltbarkeit 6 Monate.
Kryopräzipitate können ohne nennenswerten Aktivitätsverlust lyophilisiert werden. Die Stabilität von bereits gebrauchsfertigem Kryopräzipitat ist günstig. Bei Zimmertemperatur behält es seine ursprüngliche Faktor-VIII-Aktivität über 24 Stunden.
Kryopräzipitate werden vom Patienten gut vertragen, allergische Reaktionen sind selten. Auf ABO-Inkompatibilität beruhende hämolytische Komplikationen können vermieden werden, wenn Kryopräzipitate gruppenspezifisch verwendet werden, das Ausgangsplasma frei von Isoagglutininen ist und bei Vorhandensein niedriger Titer an Isoagglutininen aus A- und B- bzw. AB-Plasmen gewonnene Kryopräzipitate gepoolt werden. Auch bei Verabreichung von Kryopräzipitaten ist das Hepatitisrisiko nicht absolut auszuschließen. Es kann aber dadurch gesenkt werden, daß Hepatitis-B-Antigen-negatives Blut zur Herstellung verwendet wird.
Kryopräzipitat ist indiziert bei Faktor-VIII-Mangel-Blutungen der Hämophilie A. Die Kryopräzipitate werden auch zur Blutungsprophylaxe bei Hämophiliepatienten angewandt. Es lohnen sich auch Therapieversuche bei einigen Thrombopenieformen und beim v.-Willebrand-Jürgens-Syndrom.
Die Dosierung von Kryopräzipitat erfolgt nach folgender Formel:

$$E = \frac{\text{kg KG x d,}}{200}$$

wobei „E" die Anzahl der erforderlichen Kryopräzipitateinheiten und „d" die gewünschte prozentuale Erhöhung der Faktorenaktivität darstellt.

Durch Gabe von 1 Einheit/kg KG wird im allgemeinen der Anstieg der Faktor-VIII-Aktivität von 1–2% erzielt. Als Richtdosen werden empfohlen: 25–40 E/kg KG in Intervallen von 4–8 Stunden.

Handelsformen:

Antihämophiles Kryopräzipitat (Behringwerke AG, Marburg)
Pckg. zu 250 E Faktor VIII,
Pckg. zu 500 E Faktor VIII.

Antihämophiles Kryopräzipitat (Behringwerke AG, Marburg)
– isoagglutininfrei – Pckg. zu 250 E Faktor VIII,
Pckg. zu 500 E Faktor VIII.

Koate (Herst.: Cutter, Lab.; Vertrieb: Tropon, Köln)
Pckg. zu 250 E Faktor VIII,
Pckg. zu 500 E Faktor VIII.

Faktor-VIII-Konzentrat

Die Substitution des Gerinnungsfaktors VIII ist grundsätzlich mit allen Faktor-VIII-haltigen Blutfraktionen möglich, z.B. mit Frischplasma, Cohn-Fraktion I, Kryopräzipitat. Die gezielte Therapie des Faktor-VIII-Mangels erfolgt heute jedoch überwiegend mit den Faktor-VIII-Konzentraten. Seit Einführung der Faktor-VIII-Konzentrate entspricht die Lebenserwartung der Hämophiliekranken derjenigen von Blutgesunden.

Das Molekül des Faktors VIII besteht mit hoher Wahrscheinlichkeit aus einem höher- und einem niedermolekularen Anteil. Der höhermolekulare Anteil wird als Faktor-VIII-assoziiertes Antigen bezeichnet, gilt als Trägerprotein und hat Einfluß auf die Funktion der Thrombozyten. Der niedermolekulare Anteil – als Kofaktor bezeichnet – ist für die gerinnungsaktive Potenz verantwortlich. Das Faktor-VIII-assoziierte Antigen trägt die antigenen Determinanten für homologe Antikörper (Hemmkörper), die in der Lage sind, die Gerinnungsaktivität von Faktor VIII zu neutralisieren.

Die Faktor-VIII-Aktivität im Frischblut ist auf das Volumen bezogen gering. 2500ml frisches Stabilisatorblut enthalten ca. 1000 Einheiten Faktor VIII. Die Aktivität des Blutfaktors VIII ist nicht stabil. Die Halbwertszeit des Faktors VIII beträgt nur wenige Stunden. Soll die volle Faktor-VIII-Aktivität des Frischplasmas über einen längeren Zeitraum aufrechterhalten werden, so muß das Plasma innerhalb von 4 Stunden nach der Blutentnahme tiefgefroren oder lyophilisiert werden. Faktor-VIII-Konzentrat wird aus gepooltem Plasma mit der Cohnschen Alkoholfraktionierung und anschließenden Anreicherungsverfahren hergestellt. Die Faktor-VIII-Anreicherung steigt dadurch auf 600–900%.
Nach Verabreichung von Faktor-VIII-Konzentraten sind bei einer geringen Anzahl von Patienten Faktor-VIII–Antikörper nachgewiesen worden. Nicht verwendete Faktor-VIII-Präparate sind therapeutisch unwirksam und sollten verworfen werden. Sie erhöhen nicht nur das Risiko der Transfusionshepatitis, sondern können darüber hinaus auch zur Erythrozytendestruktion führen (Anti-A und -B-Agglutinine).

Auch aus tierischen Plasmen können Faktor-VIII-Präparate hergestellt werden. Die Anwendung dieser Faktor-VIII-Konzentrate hat sich angesichts der Kryopräzipitate und der hochkonzentrierten Faktor-VIII-Präparate nur noch zur kurzzeitigen Behandlung lebensbedrohlicher Blutungen bei Hemmkörperhämophilien als notwendig erwiesen.

Faktor-VIII-Konzentrate sind zur Behandlung der Hämophilie A und der von Willebrandschen Erkrankung geeignet.
Wegen der kurzen Halbwertszeit der Fraktionen (3 bis 8 Stunden) muß die errechnete Dosis während der ersten 2 bis 3 Tage im Abstand von 8 Stunden, später alle 12 Stunden stoßweise intravenös verabreicht werden. Bis zum Wundschluß sollte eine Mindestaktivität von ca. 10%

aufrechterhalten werden. Zur Stillung schwerster Verletzungsblutungen und vor großen Operationen sollte die Gerinnungsaktivität im Blut auf über 50% der Norm eingestellt werden. Zur Berechnung der benötigten Aktivitätseinheiten für die Infusionen wird folgende Formel verwendet: Kg Körpergewicht x gewünschter %-Anstieg Faktor VIII = benötigte Einheiten an Faktor VIII.

Handelsformen:
Faktor-VIII-Konzentrat (Behringwerke, Marburg),
Antihämophiliefaktor-Konzentrat AHF-Kabi (Deutsche Kabi GmbH, München 15),
Human-Antihämophiliefaktor, AHF (DRK-Blutspendedienste).

Faktor-IX-Konzentrat, PPSB-Konzentrat

Für die Behandlung der Hämophilie B ist das klinisch wichtigste Präparat das Plasmaprodukt nach Soulier und Steinbuch PPSB. Die Bezeichnung PPSB leitet sich aus den im Präparat enthaltenen Gerinnungsfaktoren ab: Gerinnungsfaktor II = *P*rothrombin, VII = *P*rokonvertin, X = *S*tuart-Prower-Faktor und IX = Antihämophiles Globulin *B*. Die durchschnittlichen Faktorenaktivitäten betragen nach HAANEN (165) 2517% (II), 2717% (VII), 2367% (X) und 1283% (IX) im Vergleich zum Normalplasma. Die Ausbeute in vivo liegt bei 44%.
Ein Herstellungsprinzip beruht auf der Adsorption dieser Faktoren an Kalziumphosphat und anschließender Elution mit einer Trinatriumzitratlösung. Durch Alkoholfraktionierung werden die Gerinnungsfaktoren von Begleitproteinen befreit und sind in der resultierenden PPSB-Fraktion 10 bis 20fach gegenüber Normalplasma angereichert. Als Ausgangsmaterial können durch Ionenaustauscher dekalzifiziertes Plasma und Heparinplasma verwendet werden. Aus ACD-Plasma ist eine quantitative Adsorption der Faktoren II, VII, IX und X mit Bariumsulfat oder Kalziumphosphat primär nicht möglich. Bei Verwendung geeigneter Adsorbenzien ist die Herstellung der PPSB-Fraktion aus ACD-Plasma dann möglich, wenn der bei der Gerinnung von Kryopräzipitat anfallende Plasmaüberstand verarbeitet wird. Dabei können die Faktoren des Prothrombinkomplexes mit einem Aluminiumhydroxidgel aus dem Überstand adsorbiert werden. Ein anderes Verfahren arbeitet mit DEAE-Zellulose als Adsorbens (s. Abb. 12, S. 38).
PPSB-Präparate werden zur Substitutionsbehandlung angeborener und erworbener Mängel der angegebenen Faktoren eingesetzt. Die Therapie und Prophylaxe der Hämophilie B mit PPSB-Präparaten ist ungünstiger durchzuführen als die der Hämophilie A mit Faktor-VIII-Konzentraten. Wegen der längeren Halbwertszeit des Faktor IX (18–30 Std. im Vergleich zu 10–15 Std. bei Faktor VIII) können die erforderlichen Infusionen in Abständen von etwa 24 Stunden verabreicht werden. PPSB-Präparate gelten als die Plasmapoolprodukte mit dem höchsten Hepatitisrisiko. Durch Kleinpoolpräparationen kann die Hepatitisinfektionsgefahr vermindert werden.
Als Indikationen für PPSB-Präparate gelten:

1. Blutungsprophylaxe und Therapie der Hämophilie B;
2. angeborener Mangel der im Präparat enthaltenen Gerinnungsfaktoren (II, VII, X);
3. Blutungen infolge Antikoagulanzienüberdosierung mit Kumarinderivaten, insbesondere bei Notfällen (Vitamin K dient der Resynthese der Gerinnungsfaktoren und wirkt deshalb erst nach Stunden);
4. Verbrauchskoagulopathie, jedoch nur nach vorheriger Heparingabe.

Als Richtlinie zur Berechnung der Initialbehandlungsdosis dient folgende Formel:
Erforderliche Einheiten PPSB = Körpergewicht (kg) x 0,5 x gewünschte Faktorenerhöhung (% der Norm).

Handelsformen:
Prothrombinkonzentrat (Behringwerke, Marburg)
Packg. mit 3,5 ml (= 70 E Fakt. IX),
Packg. mit 10 ml (= 200 E Fakt. IX),
Prothrombinkomplex (Immuno, Heidelberg),
Prothrombinkomplex-Konzentrat (Schura, Krefeld),
PKK, Partieller Prothrombinkomplex (Immuno, Heidelberg),
Faktor-IX-Konzentrat human (Immuno, Heidelberg),
Faktor-IX-Komplex, 500 IE (Tropon, Köln),
Human-Antihämophilie-Faktor B, AHF B, (DRK-Blutspendedienste),
PPSB-Konzentrat hepatitissicher (Biotest, Frankfurt/Main).

Faktor-XIII-Konzentrat

Der Faktor XIII des Gerinnungssystems (fibrinstabilisierender Faktor, FSF), Fibrinase, Plasmatransglutaminase, Laki-Lorand-Faktor) kommt im Plasma als Proenzym vor und wird beim Gerinnungsprozeß durch Thrombin in Gegenwart von Kalziumionen aktiviert. Faktor XIII greift in die Endphase der Blutgerinnung ein und führt zur Verfestigung des Fibringerinnsels. Die Verfestigung erfolgt durch die Transaminasenwirkung des aktiven Gerinnungsfaktors XIII. Die in das stabilisierte Fibringerinnsel einsprossenden Fibrinoblasten können durch Faktor XIII in ihrem Wachstum akzeleriert werden.
Der angeborene Faktor-XIII-Mangel wird autosomal-rezessiv vererbt. Hämorrhagische Diathesen findet man nur bei den homozygoten Trägern der Erbanlagen, bei den heterozygoten reicht die Faktor-XIII-Aktivität für eine normale Hämostase aus. Nach bisherigen Untersuchungen ist bei angeborenem Faktor-XIII-Mangel eine Faktor-XIII-Konzentration von mindestens 2% für die Vermeidung von Spontanblutungen ausreichend. Erworbene Faktor-XIII-Mangelzustände findet man u.a. bei chronisch degenerativen Lebererkrankungen, akutem Leberversagen, bei akuter Leukämie sowie nach größeren chirurgischen Eingriffen. Bei erworbenen Mangelzuständen sollte bei Verminderung des Faktors XIII auf weniger als 50% der Norm eine Substitution erfolgen, da meist noch andere Gerinnungsdefekte vorliegen.
Faktor-XIII-Konzentrat wird aus menschlichen Plazenten gewonnen und kann mit großer Wahrscheinlichkeit als hepatitissicher angesehen werden.

Handelsformen:
Fibrogammin (Behringwerke, Marburg)
Packg. mit 4 ml (= 250 E),
Packg. mit 20 ml (= 1250 E).

Nebenwirkungen gerinnungsaktiver Plasmafraktionen

Im Vordergrund der Komplikationen nach Anwendung von gerinnungsaktiven Plasmafraktionen stehen die Virushepatitis und die Hemmkörperhämophilie.
Virushepatitis: Nahezu alle Patienten, die häufig mit gerinnungsaktiven Plasmafaktoren substituiert werden müssen (Hämophiliekranke) weisen Befunde auf, die für einen Kontakt mit Hepatitisviren sprechen (HB_SAG, Anti-HB_S, Transaminasenerhöhung). Allerdings erkrankt nur ein Teil der Patienten manifest an einer ikterischen Hepatitis; auffallend häufig jedoch solche Kranke, die selten behandelt werden.
Hemmkörperhämophilie: Bei 5–10% der Patienten entwickelt sich eine Hemmkörperhämophilie mit Antikörpern gegen den substituierten Gerinnungsfaktor. Die Entwicklung von Antikörpern ist nicht vorhersehbar und hängt nicht von der Häufigkeit der Substitution ab. Patienten mit einer Hemmkörperhämophilie bluten nicht häufiger oder stärker; die Behand-

lung dieser Kranken ist jedoch erheblich erschwert. Die Antikörpertiter erreichen sehr unterschiedliche Werte. Patienten, die nur einen niedrigtitrigen Antikörper entwickeln, können mit höherer Dosierung substituiert werden. Bei hohem Antikörpertiter verzichtet man bei leichten Blutungen auf die Substitution. Bei schweren Blutungen und hohem Antikörpertiter erfolgt zunächst die Ruhigstellung und sekundär mit dem Abfall des Antikörpertiters die Substitution.
Ist bei hohen Antikörpertitern die Substitution unumgänglich, kann durch Austauschtransfusion oder Plasmapherese eine Titererniedrigung erzielt werden. Eine Substitution mit sehr hoher Dosierung (u.U. 10000 E und mehr) kann auch dann noch zum Erfolg führen, wenn kein meßbarer Plasmawert erzielt wird, da die Antigen-Antikörper-Reaktion zeitabhängig ist und deshalb kurzfristig hämostatisch wirksame Plasmawerte erreicht werden. In den letzten Jahren wurden bei den Hemmkörperhämophilien in zunehmendem Maße Behandlungserfolge mit aktivierten Faktorenkonzentraten erzielt, deren wirksames Prinzip jedoch noch nicht geklärt ist.

Immunglobulinpräparate

Zur Abwehr von Krankheiten ist der menschliche Organismus mit einer Reihe von Antikörpern versehen, die erworben sind und eine besondere Spezifität besitzen. Diese Antikörper sind Träger der humoralen Immunität. Ihre Wirkungsweise gegen Infektionserreger kann antitoxisch, antibakteriell oder antiviral sein. Die biologischen Aktivitäten der Antikörper erstrekken sich auf die Neutralisation von Viren und Bakterientoxinen (Zytolyse), sowie auf die Opsonierung von Bakterien und Endotoxinen. Die Antikörper sind vor allem in den Gammaglobulinen oder Immunglobulinen (IG) des Serums enthalten. Bis heute sind 5 Klassen menschlicher Immunglobuline beschrieben.

Herstellung

1936 isolierte TISELIUS aus dem Serumprotein Gammaglobulin. 1944 gelang es COHN und seinen Mitarbeitern, menschliches Gammaglobulin für den therapeutischen Gebrauch herzustellen. Kurz danach begann man mit der Extraktion von Gammaglobulin aus gepooltem Plasma verschiedener Spender. Die überwiegende Zahl der heute zur Verfügung stehenden Immunglobulinpräparate wird mit dem Alkoholfraktionierungsverfahren aus Plasma und Plazenta gewonnen. Die Gammaglobuline werden bei Behandlung des Plasmas mit 16% Äthylalkohol in den Fraktionen II und III nach Cohn isoliert. Werden für die Extraktion einzelne Serumproben verwendet, so hängt der Antikörpergehalt von den von den Spendern durchgemachten Infektionen und Immunisierungen ab. Die Unterschiede im Antikörpergehalt verringern sich beim Poolen des Plasmas meherer Spender in der Fraktionierung auf ein Minimum. Sie werden aber nicht völlig ausgeschaltet. Serumimmunglobuline werden entweder als „Standardgammaglobuline" oder als „Hyperimmunglobuline" angeboten. Die Standardpräparate werden aus dem Blut möglichst vieler gesunder Spender gewonnen, damit ein breites Spektrum an Antikörpern vorhanden ist.
Hyperimmunglobuline (z.B. Tetanus-Hyperimmunglobuline, Anti-D-Immunglobulin) hingegen werden aus dem Blut ausgesuchter Spender hergestellt, die einen besonders hohen Antikörpergehalt gegen ein spezielles Antigen besitzen. Das nach dem klassischen Cohnschen Alkoholfraktionierungsverfahren gewonnene Standardgammaglobulin (Cohn-Fraktion II) wird in der Praxis nach wie vor am häufigsten verwendet.
Herstellung intravenös verträglicher Präparate:
In den vergangenen Jahren sind verschiedene Verfahren entwickelt worden, auch intravenös verträgliche Gammaglobulinpräparate zu produzieren. Die Herstellungsverfahren beruhen auf der nachträglichen Eliminierung der antikomplementär wirksamen Aggregate aus dem

Standardpräparat, der proteolytischen Spaltung bzw. der chemischen Blockierung des Komplement-aktivierenden Ig-Fc-Fragments oder der primären Verminderung der Aggregation im Verlaufe der Fraktionierung. Unter den erwähnten Verfahren werden vorwiegend die proteolytische Spaltung (z.B. mit Pepsin oder Plasmin) und die chemische Modifizierung (z.B. durch Änderung des pH-Wertes oder durch Betapropiolakton) der IgG-Fraktion fabrikationsmäßig betrieben. Bei der chemischen Behandlung des Standardgammaglobulins geht es ausschließlich darum, das Ig-Fc-Fragment, das die spezifischen Komplementrezeptoren zeigt, zu blockieren oder zu zerstören. Dabei ist jedoch zu bedenken, daß das Fc-Fragment wichtige biologische Eigenschaften erfüllt, so u.a. bei der Opsonierung und Phagozytose von korpuskulärem Antigen und bei der spezifischen Bakterio- und Zytolyse. Das Fc-Fragment ist auch für das metabole Verhalten der Immunglobuline von entscheidender Bedeutung. Damit wird verständlich, daß Gammaglobulin durch die chemische Behandlung einen Teil seiner biologischen Eigenschaften einbüßt.

Behandlung mit Pepsin: Die Behandlung von IgG mit Pepsin bei schwach saurem pH führt zu einer Spaltung des Moleküls an einer Stelle, die unmittelbar hinter der C-terminalen Seite der Disulfidbrücken liegt (Abb. 13), welche die beiden schweren Ketten zusammenhalten. Es resultiert daraus ein Produkt, das zu über 80% aus dem bivalenten F(ab')2-Fragment mit einer Sedimentationskonstanten von rund 5 S besteht. Dieses bivalente Bruchstück ist befähigt, Antigen-Antikörper-Komplexe zu bilden, nicht aber Komplement zu fixieren. In vivo wird es rasch katabolisiert. Seine biologische Halbwertszeit beträgt nur 18–20 Stunden. Mit der Zerstörung des Fc-Fragments wird eine sehr gute intravenöse Verträglichkeit erzielt. Wegen der kurzen biologischen Halbwertszeit ist pepsinbehandeltes Gammaglobulin vor allem für therapeutische, nicht aber für prophylaktische Zwecke geeignet.
Behandlung mit Plasmin: Entgegen dem Angriffspunkt des Pepsins spaltet Plasmin das IgG-Molekül an einer Stelle, die unmittelbar vor der N-terminalen Seite der Disulfidbrücken liegt (s. Abb. 13). Es entstehen dabei 3 ungefähr gleich große Spaltprodukte, nämlich 2 monovalente Fab- und ein Fc-Framgent, die aber weder prophylaktisch noch therapeutisch relevant sein dürften. Ausschlaggebend beim Plasminverfahren ist die Tatsache, daß auch bei längerer Inkubationsdauer 20–30% des IgG nicht gespalten werden. Ohne Zweifel stellt diese plasminresistente 7-S-Komponente die für klinische Zwecke entscheidende Fraktion dar. Ihre biologische Halbwertszeit beträgt 18–22 Tage. Das Präparat besitzt keinerlei antikomplementäre Eigenschaften und wird in sehr hoher Dosierung auch von gammaglobulinämischen Patienten reaktionslos vertragen. Das Präparat eignet sich für therapeutische wie für prophylaktische Indikationen.

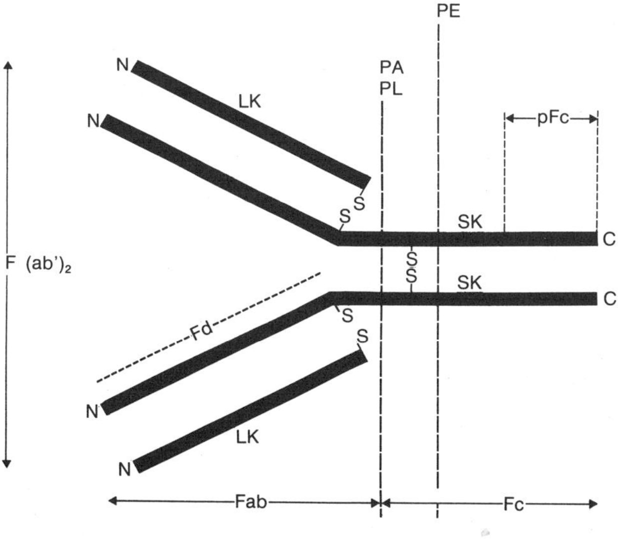

Abb. 13 Schematische Darstellung eines IgG-Moleküls. Die leichten Ketten (LK) sind mit den schweren Ketten (SK) und die schweren Ketten unter sich durch Disulfidbrücken (S–S) verbunden. N ist die aminoterminale, C die karboxyterminale Stelle der Polypeptidketten. PL, PA = Angriffsstelle von Plasmin und Papain, die das IgG-Molekül in 2 Fab-Fragmente und ein Fc-Fragment zerlegen. PE = Stelle, an der Pepsin das IgG-Molekül angreift, wobei ein bivalentes F (ab')2-Fragment entsteht. Mit pFc' wird das Stück des Fc-Fragments bezeichnet, welches in dem mit Pepsin behandelten Gammaglobulin abgespalten wird; der Rest des Fc-Fragmentes wird durch Pepsin in kleinere Peptide abgebaut

Behandlung bei pH 4: Zur Vermeidung der nicht unerheblichen Nachteile enzymatisch gespaltener Gammaglobulinpräparate wird ein Präparat hergestellt, dessen Hauptkomponente mit 6,5 S ein annähernd normales Molekulargewicht und trotzdem keine antikomplementären Eigenschaften besitzt. Das Herstellungsverfahren beruht auf einer Inkubation der Fraktion II bei pH 4 während 24 Stunden bei 37° C aber ohne Zusatz von Pepsin. Der Verlust der antikomplementären Aktivität beruht auf einer leichten Denaturierung des Fc-Fragments. Die auf 12–14 Tage verkürzte biologische Halbwertszeit ist in diesem Sinne zu interpretieren. Das Präparat eignet sich auch für prophylaktische Zwecke, besitzt jedoch den Nachteil, daß es relativ instabil ist und im Verlauf längerer Lagerung antikomplementäre Eigenschaften annimmt.

Behandlung mit Betapropiolakton: Durch Behandlung von Immunglobulin mit Betapropiolakton, das sowohl alkylierende wie azylierende Eigenschaften besitzt und nicht toxisch ist, gelingt es, gewisse Strukturen des IgG-Moleküls, insbesondere das Fc-Fragment, so zu modifizieren, daß es die Fähigkeit verliert, Komplement zu binden. Das Präparat wird bei intravenöser Verabreichung gut vertragen, doch ist auch hier die biologische Halbwertszeit gegenüber der Norm verkürzt. Noch nicht restlos geklärt ist die Frage, wie weit auch das Fab-Fragment verändert wird und ob durch die chemische Modifizierung nicht neue antigene Eigenschaften eingeführt werden.

Charakterisierung

Der Aufbau der Immunglobuline basiert auf einer einfachen Polypeptidkettenstruktur. Das Molekül besteht aus leichten und schweren Ketten, die miteinander und unter sich durch Disulfidbrücken verbunden sind. Man nimmt an, daß sich das Immunglobulinmolekül aus 12 Grundeinheiten zusammensetzt, wobei jede Einheit aus einer Polypeptidkette mit 110 Aminosäuren vom Molekulargewicht 12000 besteht. Jede leichte Kette vom Molekulargewicht 25000 besteht aus 2 Einheiten und jede schwere Kette aus 4 Einheiten. Die durch chemische Trennungsverfahren und durch Pepsindigestion erzeugten Fragmente werden als Fab-, Fd- und Fc-Teil bezeichnet. Während bei der Aufspaltung mit Plasmin und Papain 2 Fab-Fragmente und 1 Fc-Teil entstehen, erzeugt die Einwirkung von Pepsin die Fraktionierung in ein bivalentes F(ab')2-Fragment und ein pFc-Fragment (s. Abb. 13).

Die Immunglobuline lassen sich verschiedenen Klassen zuordnen, die physikalisch, chemisch und biologisch unterschieden werden können.

Immunglobulinklassen: Die bis heute beschriebenen menschlichen Immunglobulinklassen werden als IgG, IgM IgA, IgE und IgD bezeichnet (Tab. 9). Während die Funktion der ersten

Tabelle 9 Physikalische, chemische und biologische Eigenschaften der menschlichen Immunglobuline

Eigenschaften	IgG	IgM	IgA	IgD	IgE
Molekulargewicht	160 000	900 000	170 000	180 000	200 000
Sed.-Konstante S	7	19	7, 9, 11, 13, 17	7	8
Kohlenhydrat-Ant.	3%	12%	8%		11%
Serumkonz. (mg/100 ml)	800–1 800	60–280	90–450	0,3–40	0,006–0,1
Halbwertszeit (Tg)	18–23	5	5–6,5	2,8	2,3
Charakt. Eigensch.	Präzipitine Antitoxine Komplement-bindung Spät. Anti-körper	Agglutinine Opsonine Lysine Komplement-bindung Frühe Anti-körper	Oberflächen-schutz	Nicht bek.	Reagine

Ig-Klassen weitgehend erforscht sind, ist die klinische Bedeutung der IgD-Klasse im wesentlichen noch unbekannt.
IgG bildet mit 75% den Hauptanteil der Immunglobulinkomponente des Serums und hat beim Menschen ein Molekulargewicht von 160000. Seine Serumkonzentration beträgt durchschnittlich 1250mg/100ml. Die IgG-Syntheserate/Tag beträgt 32mg/kg KG, die biologische Halbwertszeit 21 Tage (IgG_3 nur 7,5–9 Tage). Der Abbau der IgG erfolgt mit etwa 3%/Tag. Die Klasse des IgG kann in die 4 Gruppen IgG_1, IgG_2, IgG_3 und IgG_4 unterteilt werden. 65% der IgG-Moleküle im menschlichen Serum gehören zur IgG_1-Untergruppe, 23% zur IgG_2-, 8% zur IgG_3- und 4% zur IgG_4-Untergruppe.
IgM besitzt unter den bis heute bekannten Immunglobulinen das größte Molekulargewicht (900000). Seine Serumkonzentration beträgt 90–450mg/100 ml, die Halbwertszeit 5 Tage. Es findet sich vor allem im Blutstrom und übt dort eine wesentliche Funktion im Schutzmechanismus aus.
Das Molekulargewicht des IgE beträgt 200000, seine Halbwertszeit 2,3 Tage. Das Immunglobulin liegt in außerordentlich geringer Konzentration im Serum vor (0,006–0,1 mg/100ml).

Wirkungen

Das Immunglobulinmolekül hat 2 antigenbindende Reaktionsorte, die in den „Fab-Fragmenten" lokalisiert sind und sowohl schwere als auch leichte Kettenanteile enthalten. Diese Fragmente zeichnen sich durch eine große Variabilität aus. Die anderen Eigenschaften der Antikörper, z.B. Bakteriolyse, Komplementbindung, Plazentapassage, Gewebsbindungsfähigkeit, Makrophagenbindung usw. sind an das Fc-Fragment der schweren Immunglobulinkette gebunden. Da die schweren Ketten bei allen Immunglobulinklassen verschieden sind, ist auch die biologische Funktion der Fc-Fragmente verschiedener Immunglobulinklassen unterschiedlich.

IgG hat als einziges Immunglobulin die Fähigkeit, die Plazenta zu passieren und dadurch den Feten mit mütterlichen Antikörpern zu versorgen. IgG-Moleküle sind zwischen Blut und Gewebsplasma frei diffusibel, etwa die Hälfte des IgG-Bestandes ist im Gewebsplasma anzutreffen. IgG-Antikörper sind bei der Neutralisation von Diphterietoxinen, Lysozymen oder Viren (z.B. Poliomyelitis, Masern, Influenza) wirksamer als IgM-Antikörper.
IgM-Antikörper sind besonders effektiv als Opsonine. Die IgM-Komponente des Gammaglobulins enthält vor allem bakterienagglutinierende Antikörper. Insbesondere die Antikörper gegen gramnegative Erreger, z.B. Escherichia coli, Pseudomonas aeruginosa (Bacterium pyocyaneum). Bacterium proteus, Haemophilus influenzae, Haemophilus, Klebsiellen, Salmonellen und Shigellen, sind in der IgM-Komponente lokalisiert. Der IgM-Mangel wird oft in Zusammenhang mit der Septikämie gebracht.
Die IgE-Klasse besitzt das Charakteristikum, sich an Zellen anzulagern. Diese Eigenschaft hängt wahrscheinlich von der Aktivität des Fc-Fragmentes ab. Beim Menschen führt diese Anlagerung zu verschiedenen Formen von Überempfindlichkeitsreaktionen.

Standardgammaglobulin ist ausschließlich zur intramuskulären oder subkutanen Verabreichung geeignet, demzufolge wird das Präparat nur langsam resorbiert. Der maximale Blutspiegel ist erst nach 4–6 Tagen erreicht; die biologische Halbwertszeit beträgt etwa 3 Wochen. Die intravenöse Verabreichung von Standardgammaglobulinen ist streng zu vermeiden; dabei entstehen bei Patienten mit einem Immundefizit Gammaglobulinaggregate. Diese IgG-Aggregate können das Komplementsystem aktivieren, wodurch es zu Antigen-Antikörper-Reaktionen kommt.
Spezielles Immungammaglobulin – früher auch als Hyperimmunglobulin bezeichnet – enthält im Gegensatz zum einfachen gepoolten menschlichen Gammaglobulin höhere Titer eines gewünschten Antikörpers. Spezialimmunglobulinpräparate werden von Blutspendern gewonnen, die infolge kurz vorher überstandener Erkrankungen oder durch Impfung einen überdurchschnittlichen hohen Titer gegen spezifische Antigene besitzen. Von klinischer Bedeu-

tung sind nur jene Antikörper, die eine protektive Eigenschaft besitzen und nach Kontakt mit virulenten Mikroorganismen gebildet werden. Derartige Präparate werden aus Retroplazentar- und Erwachsenenseren isoliert und auf das 20fache angereichert. Für die klinische Medizin besonders bedeutsam sind die humanen Tetanusimmunglobuline, welche die tierischen Präparate weitgehend verdrängt haben und die Anti-D-Immunglobuline.

Indikationen

Klassische Indikationen: Unbestritten ist heute die Gammaglobulinprophylaxe bei der infektiösen oder epidemischen Hepatitis (Typ A), die mit Standardgammaglobulin mitigiert oder vollständig unterdrückt werden kann. Prophylaktische Maßnahmen sind vor allem im Verlaufe einer sich rasch ausbreitenden Epidemie bei stark exponierten Individuen angezeigt. Eine Vorbeugung ist auch bei Personen zu empfehlen, die tropische oder subtropische Endemiegebiete bereisen. Die Verhinderung oder Abschwächung einer Hepatitis-A-Erkrankung durch Standardimmunglobulin kann nur vor der Infektion oder in der frühen Inkubationsphase (bis etwa 10 Tage nach der Infektion) erreicht werden. Eine Therapie der Hepatitis A nach ihre Manifestation ist hingegen wirkungslos.
Das spezifische Hyperimmunglobulin gegen Tetanus ist in jedem Falle einem tierischen Immunserum vorzuziehen. Das menschliche Präparat verursacht nicht nur keine Sensibilisierung der Empfänger, sondern besitzt zudem eine bedeutend längere Verweildauer im Organismus.
Eine weitere unbestrittene Indikation betrifft die Sensibilisierungsprophylaxe bei Rh-inkompatiblen Schwangerschaften; eine Maßnahme, die heute für viele Geburtshelfer bereits zur Selbstverständlichkeit geworden ist. Die Anti-D-Immunglobuline verhindern bei ausreichender Dosierung eine Rh-Sensibilisierung nicht sensibilisierter rh-negativer Mütter und damit die rhesusbedingten fetalen Erythroblastosen bei Rh-positiven Kindern.

Diskutierte Indikationen: Mit Ausnahme dieser 3 klassischen Indikationen gehen die Auffassungen über die Nützlichkeit und Dringlichkeit einer Gammaglobulinprophylaxe oder -therapie weit auseinander. Dies trifft insbesondere auf ihren Einsatz bei Röteln, Vakzinia, Mumps, Keuchhusten und Masern zu.

Röteln: Wegen der Gefahr einer Rötelnembryopathie sollte auf eine Gammaglobulinprophylaxe unmittelbar nach Exposition bei nicht sicher immunen Frauen in den ersten Schwangerschaftsmonaten nicht verzichtet werden. Wenn immer möglich, ist dabei ein hochtitriges Hyperimmunglobulin zu verwenden, das rechtzeitig verabreicht, mit annähernder Sicherheit eine Virämie verhindert.
Vakzinia: Der Nutzeffekt von Vakzinia-Hyperimmunglobulin zur Prophylaxe der postvakzinischen Enzephalitis bei Erstimpfungen ist schwer zu objektivieren, einmal weil eine echte Vakzinia-Enzephalitis sehr selten auftritt und weil andererseits auch bei passiv Geschützten solche Komplikationen beobachtet wurden. In Anbetracht der Gefahrlosigkeit der intramuskulären Gammaglobulininjektion auf der einen und der katastrophalen Folgen einer Enzephalitis vor allem bei Kleinkindern, auf der anderen Seite, ist die aktiv-passive Simultanimpfung bei Individuen mit erhöhtem Komplikationsrisiko ärztlich vertretbar.
Mumps, Keuchhusten, Masern, Varizellen: Seit homologe Hyperimmunglobuline gegen Mumps, Keuchhusten, Masern und Varizellen zur Verfügung stehen, verzichtet mancher Pädiater und Internist nicht darauf, solche Präparate bei besonders gefährdeten, nicht immunen Patienten oder auch bei schweren Komplikationen zu verabreichen. Indessen sind Zweifel an der Wirksamkeit dieser Maßnahmen, besonders bei Mumps und Keuchhusten, anzumelden. Dieser Einwand gilt nicht für Masern, die selbst mit kleinen Dosen von Standardgammaglobulin vollständig unterdrückt werden können.
Die Verabreichung von Varizellen-Hyperimmunglobulin ist bei immundefizienten Individuen, bei Leukämie oder Patienten, die unter zytostatischer oder immunsuppressiver Behandlung stehen, vor allem deshalb angezeigt, weil in solchen Fällen eine hämorrhagische Varizellenerkrankung letal verlaufen kann. Am wirksamsten ist in solchen Situationen ein spezifisches

Zoster-Hyperimmunglobulin, das spezifische Varizellenantikörper in hoher Konzentration erhält.
Tollwut, Serumhepatitis (Typ B): Weitere Hyperimmunglobulinpräparate, besonders gegen Tollwut und Serumhepatitis (Typ B) sind in den letzten Jahren durch eine sorgfältige Auswahl von Blutspendern mit sehr hohen Antikörpertitern hergestellt und in ersten klinischen Versuchen geprüft worden. In beiden Fällen hat es sich gezeigt, daß solche spezifischen „Superimmunpräparate" eine klinische Erkrankung verhindern oder zumindest weitgehend mitigieren können. Die Anwendung von Hepatitis-B-Hyperimmunglobulin ist bei akzidenteller parenteraler oder Schleimhautexposition mit HB_S-Antigen-haltigem Material (Nadelstichverletzungen, Spritzen usw.) sinnvoll. Das Immunglobulin sollte jedoch möglichst bald (innerhalb von 6–12 Stunden) nach der Inokulation intramuskulär appliziert werden. Leider ist die Beschaffung von hochtitrigem Ausgangsplasma sehr schwierig, so daß heute nur geringe Mengen dieser Präparate verfügbar sind.

Handelsformen:

Standardimmunglobulin (i.m.):	Beriglobin (Behringwerke, Marburg), Cutterglobin (Tropon, Köln).
Standardimmunglobulin (i.v.):	Gamma-Venin (Behringwerke, Marburg), Gammaglobulin SRK (Schweiz. Rotes Kreuz, Bern), Intraglobin (Biotest Seruminstitut, Frankfurt/Main), Immunglobulin human (7 S) intravenös (Schura, Krefeld).

Hyperimmunglobulin –
Tetanus, Mumps, Pertussis, Röteln, Varizellen (Immuno, GmbH, Heidelberg; Biotest Seruminstitut, Frankfurt/Main; Schweizer Rotes Kreuz, Bern),
Gammaprotect Hepatitis, Hepatitis B-Immunglobulin (Biotest Seruminstitut, Frankfurt/Main),
Mumps-Immunglobulin (Behringwerke, Marburg),
HypoRho-D (Tropon, Köln),
Anti-Rh, Anti-D-Immunglobulin (Biotest Seruminstitut, Frankfurt/Main),
Rhesogam, Anti-D-Immunglobulin (Behringwerke, Marburg),
Rhesonatin, Anti-D-Immunglobulin (Deutsche Kabi GmbH, München),
Röteln-Immunglobulin (Behringwerke, Marburg),
Tetagam, Tetanus-Immunglobulin (Behringwerke, Marburg),
Hyper-Tet (Tropon, Köln),
Tussoglobulin, Pertussis-Immunoglobulin (Behringwerke, Marburg),
Vaccinia-Immunglobulin (Behringwerke, Marburg).

Zusammenfassende Beurteilung der körpereigenen kolloidalen Plasmaersatzmittel

Körpereigene kolloidale Plasmaersatzmittel sind Therapeutika, die mit verschiedenen Fraktionierungsverfahren aus menschlichem Blut hergestellt werden. Sie besitzen im wesentlichen 4 Indikationsgebiete: den Volumenmangel, die Hypoproteinämie, Störungen der Blutgerinnung und Infektionskrankheiten (Tab. 10). Zur Volumensubstitution eignen sich die albuminhaltigen Plasmaderivate, wie Humanalbumin, Plasmaproteinlösung (PPL) und die Serumkonserve. Diese Infusionsmittel sollten nicht als Therapeutika der „Ersten Hilfe" zum Einsatz kommen, sondern sie sollten einer Verwendung in der Klinik vorbehalten bleiben. Auch dort dienen sie bevorzugt der Sekundärbehandlung der verschiedenen Formen des Volumenmangels, vor allem bei gleichzeitig bestehender Hypoproteinämie.
Ausschlaggebend für die vorwiegend klinische Verwendung und eine kritische Indikationsstellung sind rationelle Gründe, z.B. das beschränkte Angebot an Herstellungsgrundsubstanz

Tabelle 10 Zusammensetzung und Indikation körpereigener kolloidaler Plasmaersatzmittel

Präparat	Albumin	Immun-globulin	Plasmatische Gerinnungsfaktoren I	II	V	VII	VIII	IX	X	XIII	Hepatitis-risiko	Indikation
Frischplasma	+	+	+	+	+	+	+	+	+	+	+	Polyvalente Blutgerinnungsstörung
Serumkonserve	+	+	0	0	0	0	0	0	0	0	0	Hypoproteinämie Hypovolämie
Humanalbumin	+	0	0	0	0	0	0	0	0	0	0	Hypoproteinämie Hypovolämie
Plasmaprotein (PPL)	+	(+)	0	0	0	0	0	0	0	0	0	Hypoproteinämie Hypovolämie
Cohn-Fraktion I	0	0	(+)	(+)	+	(+)	+	(+)	(+)	(+)	+	Polyvalente Blutgerinnungsstörung
Fibrinogen	0	0	+	0	0	0	(+)	0	0	(+)	+	Fibrinogenmangel, (Hämophilie A)
Kryopräzipitat	0	0	+	(+)	(+)	(+)	+	(+)	0	(+)	+	Hämophilie A, v. Willebrand-Jürgens
Faktor-VIII-Konzentrat	0	0	+	0	0	0	+	0	0	+	+	Hämophilie A, v. Willebrand-Jürgens
Prothromb. Konz. (PPSB)	0	0	0	+	0	+	0	+	+	0	+	Hämophilie B
Faktor-IX-Konzentrat	0	0	0	+	0	0	0	+	+	0	+	Hämophilie B
Faktor-XIII-Konzentrat	0	0	0	0	0	0	0	0	0	+	+	Faktor-XIII-Mangel
Immunglobulin	0	+	0	0	0	0	0	0	0	0	0	Infektionskrankheiten

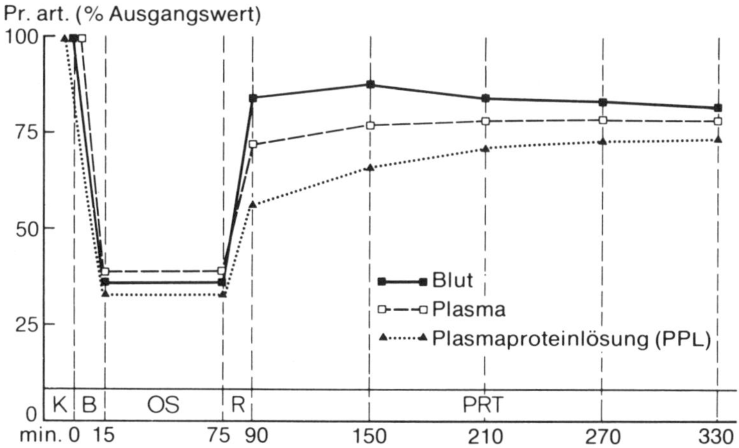

Abb. 14 Der Gang des arteriellen Mitteldruckes (Pr.art.% Ausgangswert) während einer 15 Minuten dauernden Entblutungsphase (B) mit anschließender 1stündiger oligämischer Schockpause (OS) und nach Wiederauffüllung des Kreislaufs (R) mit einem dem Gesamtverlust entsprechenden Infusionsvolumen von Blut, Plasma und Plasmaproteinlösung in einer 4stündigen Kontrollperiode (PRT)

(Blut), die teilweise erforderlichen Lagerungsbedingungen (Kühlschrank) und die relativ hohen Kosten dieser Präparate im Vergleich zu den im Rahmen der „Ersten Hilfe" bevorzugten Plasmaersatzmitteln mit körperfremden kolloidalen Substanzen. In experimentellen Untersuchungen konnte außerdem gezeigt werden (284), daß die Volumenwirkung der körpereigenen kolloidalen Plasmaersatzmittel in der primären Behandlungsphase – wahrscheinlich durch Antigen-Antikörper-Reaktionen bedingt – geringer ausgeprägt ist (Abb. 14), als bei Verwendung körperfremder kolloidaler Infusionslösungen.

Der Vorteil der Humanplasmapräparate bei der Behandlung von Volumenverlusten liegt vor allem in ihrer längeren intravasalen Verweildauer und in der Normalisierung des onkotischen Druckes durch Erhöhung der Plasmaeiweißkonzentration. Der häufig diskutierte günstige Effekt auf das Blutgerinnungssystem läßt sich für jene Präparate, die frei von gerinnungsaktiven Substanzen sind, nicht objektivieren. Ebenso wie bei Verwendung körperfremder kolloidaler Infusionslösungen werden die Gerinnungsbestandteile des Empfängerblutes auch durch Humanplasmapräparate verdünnt (Abb. 15). Die gestörte Blutgerinnung, z.B. nach einem Schock, ist demnach keine Indikation für körpereigene kolloidale Infusionsmittel, die selbst frei von gerinnungsaktiven Substanzen sind. Allein die Frischplasmatransfusion vermag hier die gestörten Gerinnungsverhältnisse wieder zu bessern.

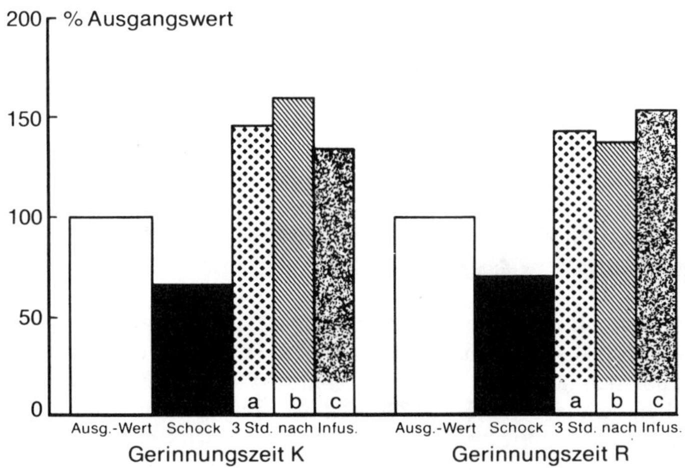

Abb. 15 Das Verhalten der Gerinnungszeiten k und r (gemessen mit der Thrombelastographie) bei Versuchshunden vor dem Versuch (weiße Säule), im schweren hämorrhagischen Schock (ausgezogene Säule) und nach Volumensubstitution mit Blut (a), Plasma (b) und PPL (c)

Die Hypoproteinämie hingegen kann bei adäquater Dosierung schon unmittelbar nach der Infusion günstig beeinflußt werden. Allerdings darf eine dauerhafte Substitution durch diese Mittel nicht erwartet werden. In jedem Fall wird das zugeführte Plasmaeiweiß früher oder später vom Empfängerorganismus ausgeschieden oder zu artspezifischen Eiweißkörpern umgebaut. Die Humanplasmapräparate erlauben aber eine zumindest mehrtägige Normalisierung der Bluteiweißkonzentration, so daß körpereigene Regulationsvorgänge wirksam unterstützt werden, bis eine definitive Korrektur der erlittenen Störungen erzielt ist.
Mit dem Verfahren der kontrollierten isovolämischen Hämodilution ist das Indikationsgebiet für die körpereigenen kolloidalen Plasmaersatzmittel in letzter Zeit erweitert worden. Insbesondere unter gleichzeitiger Verwendung von höhermolekularem Dextran oder von Hydroxyäthylstärkelösungen eignen sich die Albumin-, Plasmaprotein- und Serumlösungen zur langanhaltenden Verdünnung des Blutes und erlauben damit eine adäquate Durchführung dieses neuentwickelten Behandlungsverfahrens, mit dem nicht nur ein wesentlicher Beitrag zur Verbesserung der hämodynamischen Situation des Patienten, sondern auch zur Verminderung des Hepatitisrisikos und der Thrombosegefahr geleistet werden kann.
Blutgerinnungsstörungen können mit jenen Präparaten behandelt werden, die gerinnungsaktive Plasmabestandteile enthalten. Das sind in erster Linie Frischplasma und die aus Frischplasma hergestellten Blutfraktionen (z.B. Cohn-Fraktion I, Kryopräzipitat). Spezifische Blutungskrankheiten, z.B. die Hämophilien, sind mit Konzentraten von Gerinnungsfaktoren mit sehr gutem Erfolg therapeutisch zu beeinflussen. Mit der Entwicklung von hochkonzentrierten Präparaten der Gerinnungsfaktoren VIII, IX und XIII ist es gelungen, die Mortalität der verschiedenen Blutungskrankheiten, insbesondere die der Hämophilieformen, mit und ohne Operation entscheidend zu senken.
Zur Prophylaxe und Behandlung verschiedener Infektionskrankheiten haben sich die Gammaglobulinfraktionen, insbesondere bei der Hepatitis A, dem Tetanus und der Rh-Sensibilisierung, inzwischen bewährt.
Den Spezialimmunglobulinpräparaten wird das besondere Interesse zukünftiger Entwicklungen gelten; sie haben schon heute ihren festen Platz in der Therapie des Tetanus und verschiedener anderer Infektionen. Es ist zu hoffen, daß mit hochtitrigen Hepatitisimmunglobulinen das Risiko der Transfusionshepatitis zukünftig reduziert werden kann.

Körperfremde kolloidale Plasmaersatzmittel

Körperfremde kolloidale Plasmaersatzmittel (152, 153, 154, 169, 204, 205, 279, 282, 454) unterscheiden sich von Blut, Plasma und kristalloiden Infusionslösungen grundsätzlich darin, daß sie kolloidale körperfremde Stoffe enthalten, die vom Organismus abgebaut und ausgeschieden werden müssen. Sie sind damit zwar von vornherein in ihrer Leistungsfähigkeit begrenzt, besitzen aber hinsichtlich der Lagerfähigkeit, der Vermeidung des Hepatitisrisikos und der Einsatzbereitschaft nicht zu unterschätzende Vorteile in der Praxis der Infusionstherapie. Ein körperfremdes kolloidales Plasmaersatzmittel kommt einer idealen Plasmaersatzlösung ziemlich nahe, wenn es in der Lage ist, aufgrund seiner onkotischen Aktivität die gestörte Hämodynamik nach einem akuten Blutverlust aufzufangen, die körpereigenen Regulationsmechanismen zu unterstützen, im Kreislauf bis zu dessen Stabilisierung zu verweilen und anschließend unter minimaler Belastung des Stoffwechsels völlig eliminiert zu werden.
Die heute verfügbaren körperfremden kolloidalen Plasmaersatzmittel sind heterodisperse Gemische hydrophiler Kolloide. Nach Infusion in das Gefäßsystem treten die Kolloide an die Stelle der Plasmaproteine und übernehmen deren Funktion im intravasalen Wasser- und Elektrolyttransport. Sie bewirken demnach eine Hämodilution mit entsprechender Hypoproteinämie, die solange anhält, bis der größte Teil der kolloidosmotisch wirksamen Partikel in den Extravasalraum abgeströmt bzw. durch die Nieren ausgeschieden ist.

Die objektive Beurteilung der einzelnen Kolloide bereitet jedoch gewisse Schwierigkeiten, da die physikalisch-chemischen Eigenschaften der kolloidalen Grundsubstanzen unterschiedlich sind. Sie wird weiter erschwert, weil die verschiedenen Kolloide in unterschiedlicher Zusammensetzung als handelsübliche Fertigpräparate angeboten werden. Fast alle diese Mittel unterscheiden sich nicht nur im mittleren Molekulargewicht, sondern auch in der Molekulargewichtsverteilung, der Molekularstruktur und der Konzentration des Kolloids im Lösungsmittel. Das hat zur Folge, daß selbst bei Vergleichsuntersuchungen an einem standardisierten Versuchsmodell keine Aussagen mehr über das Kolloid gemacht werden können, sondern lediglich über das jeweilige Handelspräparat. Die Besprechung der einzelnen Substanzen sollte deshalb nur in diesem Sinne verstanden werden.

Voraussetzung für Anwendung

Für das Verständnis von Aufbau, Wirkung und Nebenwirkungen der körperfremden Kolloide sind physiologische Voraussetzungen, produktionstechnische Gesichtspunkte und physikalisch-chemische Grundlagen von Bedeutung.

Physiologische Voraussetzungen

Seit der Entwicklung von körperfremden kolloidalen Substanzen, die für die Herstellung von Plasmaersatzmitteln Verwendung finden können, sind eine Reihe von Forderungen erarbeitet worden, die für eine wirksame und gefahrlose Anwendung dieser Präparate beim Menschen absolute Voraussetzung bilden (266). Zunächst sollte das Kolloid so beschaffen sein, daß es einen ausreichenden kolloidosmotischen Effekt bewirkt. Der kolloidosmotische Druck der Substanz im Lösungsmittel sollte etwa von gleicher Größenordnung sein wie der des Plasmas. Die Molekülgröße des Kolloids sollte dabei zugleich so bemessen sein, daß entweder das Gesamtkolloid oder seine Spaltprodukte im Glomerulus gefiltert werden können; denn das Kolloid muß stets vollständig ausgeschieden oder abgebaut werden und darf nicht im Organismus gespeichert bleiben. Andererseits sollte das Molekül groß genug sein, um eine ausreichende intravasale Verweildauer zu garantieren. Die Viskosität der Lösung sollte der des Plasmas entsprechen. Das Kolloid sollte keine toxischen, allergischen, anaphylaktoiden oder antigenen Reaktionen auslösen. Pyrogene Reaktionen dürfen durch das Präparat nicht ausgelöst werden. Vielmehr muß das Infusionsmittel ohne Veränderungen des Kolloids sterilisiert werden können.
Die heute klinisch verwendeten körperfremden kolloidalen Plasmaersatzmittel erfüllen im allgemeinen weitgehend diese physiologischen Voraussetzungen.

Produktionstechnische Gesichtspunkte

Für die breite Anwendung körperfremder kolloidaler Plasmaersatzmittel ist es wünschenswert, daß das Kolloid möglichst billig, mit konstanter, genau bekannter Eigenschaft technisch einfach und in unbegrenzter Menge herstellbar ist. Es sollte lange haltbar und auch bei Temperaturschwankungen stabil sein, so daß große Vorräte über lange Zeit eingelagert werden können. Die Lösung sollte auch so beschaffen sein, daß sie jederzeit sofort einsatzbereit ist. Schließlich sollte das Infusionsmittel so angeboten werden, daß die für eine Infusion erforderlichen Zusatzgeräte (Infusionsschläuche, Entlüftungssysteme, Kanülen) schon in der Verpackung enthalten sind. Auch diese Anforderungen werden von nahezu allen klinisch verwendeten körperfremden kolloidalen Plasmaersatzmitteln erfüllt.

Physikalisch-chemische Grundlagen

Die physikalisch-chemischen Eigenschaften der in den Plasmaersatzmitteln enthaltenen Kolloide sind für die Mehrzahl ihrer Wirkungen verantwortlich. Die Kolloide unterscheiden sich in vielerlei Hinsicht. Sie gehören nicht nur verschiedenen chemischen Stoffklassen an, sondern differieren auch in ihren Molekulargewichten, der Molekulargewichtsverteilung und der Molekularstruktur. Darüber hinaus finden sich Unterschiede im Verhalten des osmotisch aktiven Teilchengewichtes, der onkotischen Aktivität, des Gelschmelzpunktes und der Viskosität, die zur Klassifizierung der Kolloide von Interesse sind.

Molekulargewicht

Das Molekulargewicht ist das wesentlichste Identifikationsmerkmal eines künstlichen Kolloids. Es stellt im Gegensatz zu dem aus einheitlichen Molekülen aufgebauten Humanalbumin ein Gemisch verschieden großer Moleküle dar, so daß infolge dieser Polydispersität die mitgeteilten Molekulargewichte der klinischen Kolloide stets als Mittelwerte zu betrachten sind. Dabei sollten sowohl das Zahlenmittel als auch das Gewichtsmittel angegeben sein. Diese beiden Werte dürfen nicht miteinander gleichgesetzt werden. Bei jedem polydispersen Kolloidgemisch ist das Gewichtsmittel $\overline{M}w$ höher als das Zahlenmittel $\overline{M}n$, bei monodispersen Kolloiden (z.B. Humanalbumin) sind beide Werte gleich. Bisher konnte nicht gezeigt werden, welcher der beiden Meßwerte für klinische Belange größere Bedeutung besitzt. Vielleicht stellt das Zahlenmittel den wichtigsten Wert dar, weil es in direkter Beziehung zur onkotischen Aktivität steht. Andererseits wird aber auch dem Gewichtsmittel eine große Bedeutung in der Beurteilung eines Kolloids zugeschrieben, zumal es häufig als Parameter der intravasalen Verweildauer dient. Allerdings ist die Verweildauer eines Kolloids in der Blutbahn und seine Elimination aus dem Kreislauf auch von der Molekulargewichtsverteilung und der Molekularstruktur abhängig.

Der Zahlenmittelwert des Molekulargewichtes ($\overline{M}n$), auch als Zahlenmittel genannt, wird durch Methoden erhalten, die die Zahl der vorhandenen Moleküle erfassen. Hierzu zählen die Osmometrie, die chemische Endgruppenanalyse sowie – bei niederen Polimerisationsgraden – die Kryoskopie, Ebullioskopie und Dampfdruckmessung.

Der Gewichtsmittelwert des Molekulargewichtes ($\overline{M}w$), auch Durchschnittsmolekulargewicht oder Gewichtsmittel genannt, wird durch Methoden erhalten, die das Gewicht der vorhandenen Moleküle erfassen. Dazu eignen sich Messungen der Sedimentation und Diffusion (Ultrazentrifuge) oder der Lichtstreuung. Bei diesen Meßverfahren gehen die großen Teilchen stärker in die Messung ein als die kleinen. Beide Methoden, insbesondere die Messung der Lichtstreuung, haben sich für Routinemessungen von kolloidalen Plasmaersatzstoffen bewährt.

Molekulargewichtsverteilung

Mit der aufwendigen und schwierigen Bestimmung von $\overline{M}w$ und $\overline{M}n$ allein ist noch keine vollständige Aussage über die Verteilung und damit die Qualität eines kolloidalen Plasmaersatzstoffes möglich. Die Werte besagen z.B. nicht, ob Pauzi- oder Polydispersität vorliegt. Stets müssen zu einer einwandfreien Charakterisierung Molekulargewichtsverteilungskurven erarbeitet werden. Die Molekulargewichtsverteilung ist vor allem deshalb von Bedeutung, weil es z.B. durchaus möglich sein kann, daß 2 Präparate desselben Kolloids mit gleichem mittlerem Molekulargewicht, aber verschiedener Verteilung der Molekulargewichte der einzelnen Makromoleküle physiologisch verschiedene Wirkungen haben. Abb. 16 zeigt eine theoretische differentielle Molekulargewichtsverteilungs-Kurve. Auf der Ordinate ist ein Maß für die Zahl der Moleküle, auf der Abszisse das zugehörige Molekulargewicht aufgetragen. Bei kolloidalen Plasmaersatzstoffen findet man keine Normalverteilung im Sinne einer „Gauss-Kurve“,

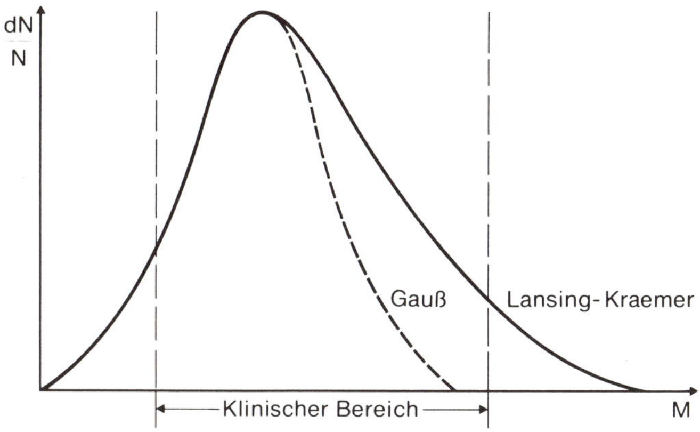

Abb. 16 Theoretische differentielle Molekulargewichts-Verteilungskurve

dN/N = Maß für die Zahl der Moleküle

M = Molekulargewicht

man findet eher eine „Lansing-Kraemer-Verteilung". Die Berechnung der Molekulargewichtsverteilung aus $\overline{M}n$ oder $\overline{M}w$ ist möglich, wenn die Verteilungsfunktion fn (M) stetig und bekannt ist. Beides ist aber bei Plasmaersatzmitteln nicht der Fall. Molekulargewichtsverteilungen von Plasmaersatzmitteln können deshalb nur experimentell ermittelt werden. Dazu gibt es verschiedene Verfahren. Die klassische Methode ist die fraktionierte Fällung mit anschließender Molekulargewichtsbestimmung aller Fraktionen. Ein anderes Verfahren stellt die Elutionsfraktionierung dar. Die heute am meisten verwendete Methode ist die chromatographische Auftrennung nach der Teilchengröße mit Hilfe der Gelfiltration.

Die Gelchromatographie beruht auf der Tatsache, daß kleine Moleküle leichter in Poren eines bestimmten Durchmessers eindiffundieren können als große Moleküle. Dadurch verweilen kleinere Moleküle bei der Chromatographie über einer Säule, die mit einem porösen Material passender Porengröße gefüllt ist, länger in der Säule als die größeren Moleküle, die keine Möglichkeit haben, in die Poren einzudringen. Die herkömmliche Gelpermeationschromatographie an Sepharose- oder Agarosegelen war sehr zeitaufwendig, da die Trennsäulen wegen der geringen mechanischen Stabilität der Gele keinen hohen Druck vertragen und deshalb nur sehr kleine Elutionsgeschwindigkeiten möglich sind. Heute werden im allgemeinen druckstabile poröse Gläser mit außerordentlich gut definiertem Porendurchmesser für die Gelchromatographie eingesetzt. Durch die Anwendung der Hochdruckchromatographie konnten weitere Fortschritte erzielt werden, die sich vor allem in wesentlichen Zeiteinsparungen auswirken.

Durch Chromatographie von Proben mit definierten Molekulargewichten kann man eine Beziehung zwischen Molekulargewicht und Elutionsvolumen herstellen und damit die erforderliche Zuordnung der Molekulargewichte vornehmen. Nach Zuordnung der Molekulargewichte und entsprechenden Berechnungen enthält man Integral- und Differentialkurven. Die integrale Molekulargewichtsverteilungskurve (Abb. 17) ermöglicht eine rasche Orientierung über die Qualität des eingesetzten Produktes.
Aus dieser Art der Darstellung läßt sich z.B. direkt der prozentuale Anteil innerhalb und oberhalb eines bestimmten Molekulargewichtes ablesen. Eine solche Aussage besitzt eine besondere Relevanz für die klinische Einsatzmöglichkeit des Produktes im Rahmen der Volumenersatztherapie.

Molekularstruktur

Die Molekularstruktur bestimmt in einem hohen Grade die spezifischen Eigenschaften eines Kolloids. Dabei besitzt der Verzweigungsgrad des Moleküls eine besondere Bedeutung. So besaßen die früher verwendeten Gelatinemoleküle niedrigere Verzweigungsgrade mit hohen Gelschmelzpunkten, so daß es schon weit oberhalb des Gefrierpunktes zur Gelierung der Prä-

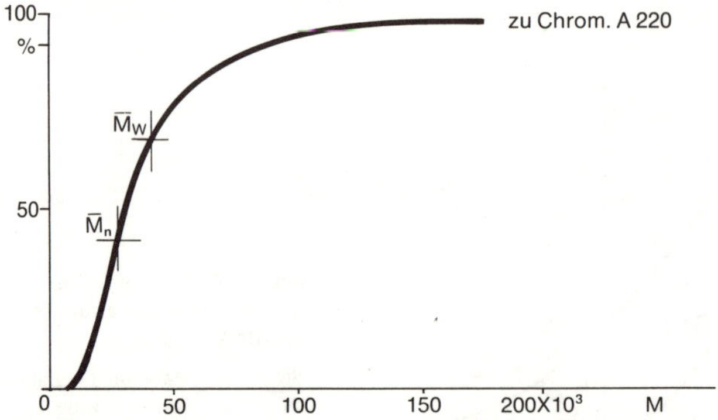

Abb. 17 Integralkurve der Molekulargewichtsverteilung

parate kam. Mit zunehmenden Verzweigungsgraden der neuentwickelten Gelatinemoleküle konnte dieser Nachteil weitgehend beseitigt werden. Andererseits sind der Ausweitung der Verzweigungsgrade Grenzen gesetzt. Die bis 1953 produzierten Dextranmoleküle z.B. besaßen so hohe Verzweigungsgrade, daß die Präparate mit derartigen Kolloiden in großer Zahl Nebenreaktionen auslösten.

Osmotisch aktives Teilchengewicht

Die Beurteilung kolloidaler Substanzen wird erschwert, weil bestimmte Kolloide (z.B. Dextran) vorwiegend durch das Gewichtsmittel $\bar{M}w$ charakterisiert sind, während andere Substanzen (z.B. Gelatine) aus analytischen Gründen vorwiegend Angaben über das Zahlenmittel ($\bar{M}n$) enthalten. STOLL u. NITSCHMANN (427) haben deshalb eine konzentrationsosmometrische Methode erarbeitet, die es ermöglicht, bei allen handelsüblichen Plasmaersatzmitteln das $\bar{M}n$ als „Mittleres osmotisch aktives Teilchengewicht" einheitlich zu bestimmen. Dabei gilt das kristalline Humanalbumin als Referenzkolloid ($\bar{M}w = \bar{M}n = 69000$). Nach dieser Methode wurden von den bekanntesten Plasmaersatzmitteln die in Tab. 11 aufgetragenen osmotisch aktiven Teilchengewichte ermittelt.

Tabelle 11 Osmotisch aktive Teilchengewichte bekannter Plasmaersatzmittel

Plasmaersatzmittel	Osmotisch aktives Teilchengewicht
Dextran 60 (Macrodex)	35 200
Dextran 40 (Rheomacrodex)	27 100
Mod. flüss. Gelatine (Plasmagel)	20 100
Mod. flüss. Gelatine (Physiogel)	22 600
Harnstoffvern. Gelatine (Haemaccel)	24 500
Oxypolygelatine (Gelifundol)	23 300
Polyvinylpyrrolidon (Periston)	17 600

Das mittlere osmotisch aktive Teilchengewicht des Dextran 60 ist demnach etwa halb so groß wie das des Serumalbumins. Dies entspricht recht gut den bisher gesammelten experimentellen und klinischen Erfahrungen mit körperfremden kolloidalen Plasmaersatzmitteln. Für die Brauchbarkeit dieses Begriffes spricht auch die Tatsache, daß ein großer Teil der Dextranlösungen durch die Nieren ausgeschieden wird, während Albumin im normalen Harn höchstens in Spuren vorkommt. Auch das „osmotisch aktive Teilchengewicht" zeigt schließlich, daß die osmotische Aktivität der Dextranlösungen unter den bekannten Plasmaersatzmitteln am stärksten ausgeprägt ist.

Onkotische Aktivität

Die onkotische Aktivität eines Plasmaersatzstoffes kann in einem geeigneten Konzentrationsosmometer gemessen werden. Man mißt bei dieser Methode die Konzentration des fraglichen Kolloids mit einer semipermeablen Membran gegenüber einem Bezugskolloid von gleichem onkotischen Druck wie das Serum. Unter bestimmten Bedingungen kann aus dieser Gleichgewichtskonzentration direkt auch der $\overline{M}n$-Wert berechnet werden.

Gelschmelzpunkt

Der Gelschmelzpunkt ist von der Konzentration des Kolloids und seiner Molekularstruktur abhängig. Die Konzentrationsabhängigkeit des Gelschmelzpunktes ist bis zu einer Konzentration von ca. 10% sehr groß, darüber hinaus nur noch gering. Der Gelschmelzpunkt ist außerdem vom Verzweigungsgrad der Moleküle abhängig. Er nimmt z.B. bei den Gelatinekolloiden mit zunehmendem Verzweigungsgrad ab.

Viskosität

Die Viskosität ist eine Substanzeigenschaft und hängt von der Struktur und dem Gewicht der Moleküle ab.
Die Grenzviskosität (intrinsic viscosity) ist stark abhängig von den Konstanten α und K, die ebenso wie das Molekulargewicht als stoffabhängige Größen in die Staudinger-Gleichung ($[\eta] = K \cdot \overline{M}\alpha$) eingehen. Die häufig verwendete Viskositätsmessung zur Bestimmung des Molekulargewichtes ist jedoch keine absolute Methode, da die konstanten α und K für jedes Kolloid als stoffabhängige Größe getrennt bestimmt werden müssen.
Die relative Viskosität (η rel) ist zur Charakterisierung eines Plasmaersatzstoffes für praktische Zwecke geeignet. Sie ist auf Wasser bezogen, das demzufolge eine relative Viskosität von 1 besitzt. Blut besitzt die relative Viskosität von 4,5.
Die relative Viskosität ist in erster Linie von der Konzentration des Kolloids in der Lösung abhängig, setzt man die Temperatur (37°C) als konstant voraus. Bei höherer Konzentration treten die gelösten Moleküle miteinander in Wechselwirkung, die bei abnehmender Konzentration abnimmt, bis bei unendlicher Verdünnung nur noch die Wechselwirkung mit dem Lösungsmittel vorhanden ist. In der Praxis geht die Viskositätserhöhung proportional der Konzentration, gleiche Temperaturen mit gleichen Polymeren vorausgesetzt. Die Messung der Viskosität kann z.B. mit einem Ostwald-Viskosimeter erfolgen. Die physiologische Bedeutung der Viskosität und ihre Konzentrationsabhängigkeit ist bei Plasmaersatzmitteln noch nicht restlos geklärt. Gewünscht wird im allgemeinen eine möglichst geringe Viskosität mit kleiner Konzentrationsabhängigkeit.

Körperfremde Kolloide

Unter der großen Anzahl verschiedener Kolloide, die in Volumenersatzmitteln Verwendung finden, haben sich in den vergangenen Jahren 4 Substanzen stärker durchgesetzt: Dextran, Gelatine, Stärke und Polyvinylpyrrolidon. Davon besitzen für die klinisch-praktische Anwendung heute jedoch nur noch Dextran, Gelatine und Stärke eine größere Bedeutung.

Dextran

Im vorigen Jahrhundert wurde in den europäischen Zuckerfabriken häufig ein „Verschleimen" der Zuckersäfte beobachtet, das zu erheblichen Störungen des Betriebsablaufes führte.

PASTEUR (342) erkannte 1861 den mikrobiellen Ursprung dieses Zuckerschleimes. VAUQUELIN wies den Polysaccharidcharakter des Schleims nach und beschrieb ihn als eine Abart der Zellulose. Der Zuckerchemiker SCHEIBLER (389) klärte den Entstehungsmechanismus auf und gab 1869 der Substanz wegen ihrer optischen Rechtsdrehung den Namen Dextran. Für die dextranbildenden Mikroorganismen schuf VAN TIEGHEIM 1878 die Gattungsbezeichnung „Leuconostoc", da sich die Bakterien wie die Grünalge Nostoc zu längeren – aber farblosen – Ketten aneinanderreihen. In den folgenden Jahrzehnten erkannte man, daß die Fähigkeit zur Synthese von Polysacchariden unter Mikroorganismen weit verbreitet ist. HUCKER und PEDERSEN ordneten 1930 die meisten dextranbildenden Mikroorganismen der Familie Coccaceae, Stamm Streptococcaceae, Art Leuconostoc, zu. Die wichtigsten Spezies sind Leuconostoc mesenteroides und Leuconostoc dextranicum. Sie bauen aus Rohzucker unter Freisetzung von Fruktose ein Polyglukosid auf, das je nach Art des Bakteriums verschieden stark verzweigt ist. Die Polymerisation zu Dextran wird durch Dextransaccharase, ein extrazelluläres Bakterienenzym, bewirkt (im angelsächsischen Schrifttum Dextransucrase); daher kann Dextran auch durch direkte Synthese mit einem zellfreien Enzymextrakt hergestellt werden. Die ersten Arbeiten hierüber stammen von HEHRE und SUGG, die auch die absolute Notwendigkeit der Saccharase für die Dextranbildung erkannten.

1954 hat eine Forschergruppe am Northern Region Research Laboratory, Illinois, eine umfangreiche Studie veröffentlicht, in der 96 dextranbildende Bakterienstämme auf ihren Einfluß auf die Charakteristik der gebildeten Dextrane untersucht wurden. In der Folgezeit wurden die geeigneten Stämme nach dieser Gruppe unter „NRRL" geführt.
Die enzymatische Synthese mit teil- oder hochgereinigter Dextransaccharase spielt technisch noch keine Rolle. Auch die von BEHRENS und RINGPFEIL erarbeitete Methode, wobei Saccharase unter Zugabe einer kleinen Menge möglichst einheitlichen klinischen Dextrans der gewünschten Molekülgröße als Starter einer gelenkten bakteriellen Polymerisation unterworfen wird, hat für die technische Produktion von Dextran keine Bedeutung erlangt. Dabei wird formelmäßig ein Molekül Saccharase unter Bildung des Polymers (Dextran) aufgespalten. Die Biosynthese erfolgt nicht in einer einfachen enzymatisch-synthetischen Reaktion, sondern in einem Insertionsmechanismus, der mit einer Kettenreaktion verglichen werden kann. Die für die Synthese erforderliche Energie wird dabei nicht von außen zugeführt, sondern von den energiereichen Bindungen der zu spaltenden Saccharase frei.

Herstellung

Grundlage für die Herstellung klinisch anwendbarer Dextranfraktionen ist das Rohdextran. Diese Substanz entsteht durch Einwirkung des Bakteriums Leuconostoc mesenteroides und des Fermentes Dextransaccharase auf den Zuckersaft. Das Kulturmedium, das die für das Wachstum der Bakterien notwendigen Nährsubstanzen sowie die für die Aufrechterhaltung des günstigsten pH-Bereiches erforderlichen Puffersubstanzen enthält, dickt sich im Verlaufe einiger Tage zu einer zähen Masse ein. Das darin enthaltene native Dextran mit einem Molekulargewicht von mehr als 10 Millionen wird mit Methanol, Äthanol oder Azeton gefällt und anschließend isoliert. Im nächsten Schritt muß das Dextran partiell depolymerisiert werden, wozu großtechnisch fast ausschließlich die Säurehydrolyse angewendet wird. Auch durch Ultraschall oder enzymatisch mit Dextranase ist ein weiterer Abbau des Dextrans möglich. Das Hydrolysegemisch zeigt eine sehr breite und klinisch nicht brauchbare Molekulargewichtsverteilung. Zur weiteren Fraktionierung benützt man unvergällten Alkohol, da die Löslichkeit von Dextran mit steigendem Molekulargewicht abnimmt. Durch die Wahl von Hydrolysebedingungen (Säurekonzentration und -art, Temperatur, Druck, Zeit) und Fällungsbedingungen (Alkoholkonzentration, Zeit) legt man schließlich die absolute Lage und die Breite der Molekulargewichtsverteilung fest. GRÖNWALL u. INGELMAN (149, 150) gelang 1943 in Schweden die Herstellung eines teilhydrolysierten, fraktionierten Dextrans mit einem mittleren

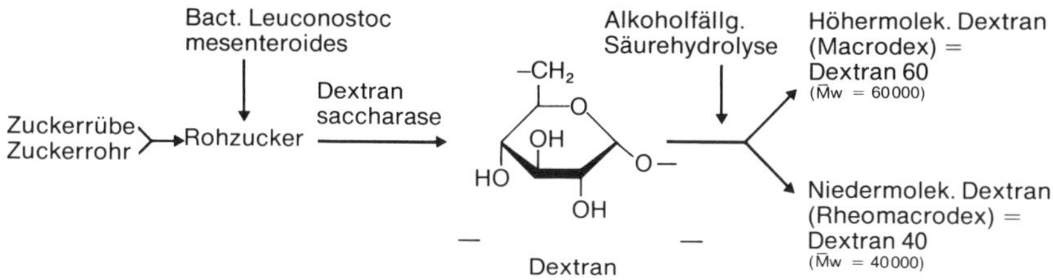

Abb. 18 Produktionsgang zur Herstellung von Dextrankolloiden

Molekulargewicht von 100000. Dieses Produkt entsprach den klinischen Anforderungen an einen Plasmaersatzstoff weitgehend, weil die alpha-1,6-glukosidischen Bindungen im Dextranmolekül durch die Amylase des menschlichen Organismus nicht gespalten werden. Nach entsprechender Prüfung und weiteren Aufbereitungsprozessen führten GRÖNWALL u. INGELMAN 1947 die Infusionslösung Macrodex in die klinische Medizin ein. Inzwischen wurden die Herstellungsverfahren weiter verbessert.

Die technische Biosynthese der Dextrane erfolgt auch heute auf enzymatischem Wege durch Einwirkung des Bacterium Leuconostoc mesenteroides auf eine 15%ige Rohzuckerlösung, die mit Melasse und Natriumsulfat versetzt ist. Dabei ist der verwendete Bakterienstamm in hohem Maße entscheidend für die Eigenschaften der gebildeten Dextrane.

Seit 1953 wird ein Bakterienstamm von Leuconostoc mesenteroides (B 512F) verwendet, der die Herstellung von Dextranfraktionen mit relativ geringen Verzweigungsgraden erlaubt. Durch diese Änderung des Herstellungsprozesses ging zugleich die Anzahl der früher beobachteten Nebenreaktionen deutlich zurück (Abb. 18).

Charakterisierung

Klinische Dextranmoleküle bestehen aus einer Kette von etwa 200 bis 450 Glukosemolekülen, die zum größten Teil in Alpha-1,6-Glykosidbindungen verknüpft sind (Abb. 19). Dane-

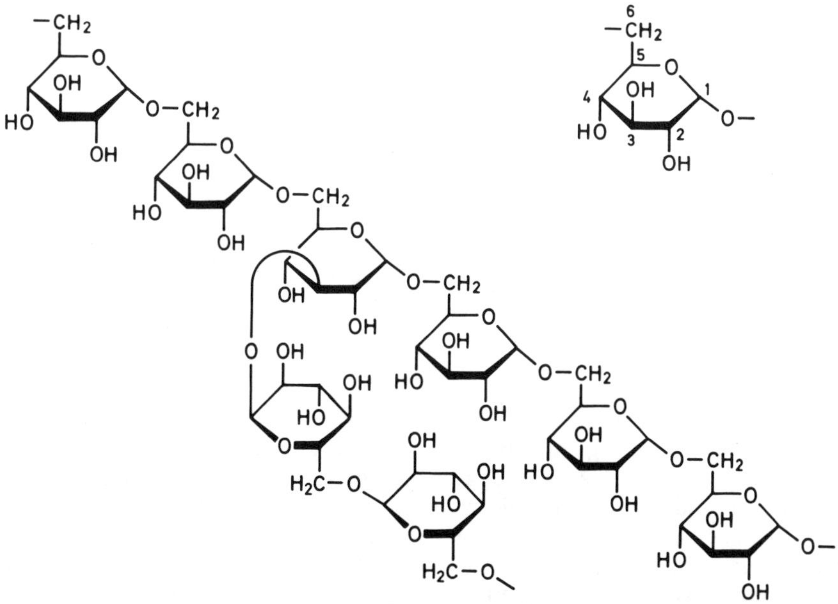

Abb. 19 Schematische Darstellung des Dextranmoleküls. Die typischen Bindungsstellen der Glukosemoleküle (= 1,6-Bindung) sind oben rechts gesondert aufgetragen

ben sind in wechselndem Anteil andere Bindungen vorhanden, insbesondere zwischen C1 und C3 oder C4. Das Dextranmolekül ist dadurch kettenartig angeordnet. Da die Länge der Dextrankette variiert, ist das einzelne Makromolekül verschieden groß. Sein Molekulargewicht muß somit differieren.

Der Verzweigungsgrad hängt fast ausschließlich vom Typ des dextranproduzierenden Bakteriums ab. Das native Dextran hat ein Molekulargewicht von 10^7 bis 10^8 und liegt in wäßriger Lösung als unorientiertes Knäuel vor. Neuerdings wird auch ein Molekulargewicht unter 10^6 in Verbindung mit einer Helixkonformation diskutiert. Natives Dextran bildet mit Wasser strukturierte Lösungen hoher Viskosität, die selbst mit Wasser schwer mischbar sind. Klinische Dextrane dagegen stellen fadenförmige Moleküle dar, die 15 bis 30 Verzweigungspunkte aufweisen. Die fadenförmige Anordnung der Ketten erlaubt eine hohe Flexibilität. Je niedriger das mittlere Molekulargewicht, je enger die Molekulargewichtsverteilung und je geringer der Verzweigungsgrad des Moleküls ist, um so seltener werden Nebenreaktionen durch die Substanz beobachtet. Dextranmoleküle sind elektrisch neutral, in wäßriger Lösung sind sie hydratisiert. Die pH-Werte der handelsüblichen Dextranpräparate liegen zwar im sauren Milieu, die Lösungen belasten jedoch die Pufferkapazität des Organismus nicht. Das Blut-pH des Empfängerorganismus z.B. fällt nach Infusion von Dextranlösungen nicht ab.

Dextran kann mindestens 10 Jahre weitgehend temperaturunabhängig gelagert werden. Wahrscheinlich ist sogar eine längere Lagerungszeit möglich, doch fehlen vorerst noch Untersuchungsergebnisse über längere Zeiträume. Die wichtigsten physikalisch-chemischen Daten der heute am häufigsten in der Klinik verwendeten Dextranpräparate sind in Tab. 12 enthalten.

Tabelle 12 Physikalisch-chemische Eigenschaften von Dextran 60 und Dextran 40

Meßwert	Dextran 60	Dextran 40
Gewichtsmittel ($\overline{M}w$)	60 000	40 000
Zahlenmittel ($\overline{M}n$)	30 000	25 000
Uneinheitlichkeit ($\overline{M}w/\overline{M}n$)	2,0	1,6
Relative Viskosität	3,4	5,4
Grenzviskosität [η]	0,23	0,19
1,6-Bindungen	93%	93%
Isoelektrischer Punkt (pH)	5,1–5,7	4,5–5,6
Wasserbindung (ml/g)	25,6	29,2
Kolloidosmotischer Druck (mmH_2O)	800	2 300

Wirkungen

Die pharmakologischen Wirkungen des Dextrans hängen von den physikalisch-chemischen Eigenschaften der infundierten Dextranlösung ab. Dies bedeutet, daß die Wirkung nicht nur eine Funktion der Dosis oder der Konzentration von Dextran im Blute ist, sondern auch eine Funktion der Molekülgröße, der Moleküldimension und der Molekulargewichtsverteilung der verwendeten Dextrane. Für die Klinik sind 4 pharmakologische Wirkungen des Dextrans von Bedeutung: die Volumenwirkung, die Wirkung auf die Durchblutung, die antithrombotische Wirkung und die Antilipämiewirkung.

1. Volumenwirkung: Die Vermehrung des Plasmavolumens hängt ganz entscheidend von den kolloidosmotischen Eigenschaften einer infundierten Substanz ab. Dabei besitzen kolloidosmotischer Druck und Wasserbindungsvermögen der Substanz eine besondere Bedeutung. Der kolloidosmotische Druck einer 6%igen Lösung von Dextran 60 beträgt etwa 800mm Wasser, der einer 10%igen Lösung von Dextran 40 etwa 2300mmH_2O. Dies bedeutet, daß beide Lösungen beträchtlich höhere kolloidosmotische Drucke besitzen als normales Plasma (etwa

350 mmH_2O). Das Wasserbindungsvermögen einer kolloidalen Substanz ist sowohl vom kolloidosmotischen Druck als auch von seiner Teilchengröße abhängig. Eine 7,5%ige Proteinlösung z.B. kann 100 ml Wasser im Kreislauf zurückhalten. Jedes Gramm Protein bindet demnach etwa 13 ml Wasser. Ein Anstieg der Plasmaproteinkonzentration führt deshalb zur Zunahme des Plasmavolumens und umgekehrt. Dasselbe gilt für Dextran. Nach der Infusion von Dextran in die Blutbahn wird sehr bald eine kolloidisotonische Dextrankonzentration von 4 bis 5% eingestellt. Unter normalen Bedingungen retinieren demnach 4 bis 5 g Dextran 100 ml Wasser. 1 g Dextran bindet also durchschnittlich 20 bis 25 ml Wasser in der Blutbahn, wobei das Wasserbindungsvermögen von Dextran 40 wegen der kleineren Molekülgröße stärker ausgeprägt ist als das von Dextran 60. Da nahezu sämtliche Infusionsmittel auf der Basis von Dextran einen höheren onkotischen Druck als das Blutplasma besitzen, bewirken diese Lösungen nach ihrer Infusion in das Gefäßsystem eine Volumenexpansion durch Einstrom von Gewebswasser in die Blutbahn. Als Folge dieses Effektes steigt das intravasale Blutvolumen stärker an, als es der infundierten Flüssigkeitsmenge entspricht. Das Plasmavolumen wird demnach expandiert. Der Name „Plasmaexpander", der früher als Generalbezeichnung für alle körperfremden kolloidalen Infusionsmittel diente, bleibt deshalb in letzter Zeit mehr und mehr den Dextranlösungen vorbehalten. Der langanhaltende und ausgeprägte Volumeneffekt der Dextranpräparate ist inzwischen in vielen tierexperimentellen und klinischen Untersuchungen bestätigt worden (8, 122, 176, 284, 285, 286, 288, 397). Dextranpräparate mit einem mittleren Molekulargewicht um 60000 besitzen danach einen ausreichenden Volumeneffekt für einen Zeitraum von 4 bis 6 Stunden, Dextraninfusionsmittel mit dem mittleren Molekulargewicht um 40000 für etwa 3 bis 4 Stunden. Die Volumenwirkung ist wegen des volumenexpandierenden Effektes in der 1. Stunde am stärksten ausgeprägt, wobei das hochprozentige niedermolekulare Dextran (Rheomacrodex) in dieser Hinsicht stärker wirksam ist als höhermolekulares Dextran (Macrodex). Seit 1974 werden isoonkotische Dextranlösungen angeboten, die mit Ausnahme des volumenexpandierenden Effektes dem Molekulargewicht der ursprünglichen Präparate vergleichbare Eigenschaften besitzen.

2. Wirkung auf die Durchblutung: die langanhaltende und gute Volumenwirkung der Dextranlösungen verursacht zugleich eine Steigerung des venösen Rückflusses, des Herzzeitvolumens und des arteriellen Blutdruckes (391). Die infolge der Hämodilution einsetzende Steigerung des Herzzeitvolumens ist nicht nur durch die Zunahme der Herzschlagfolge bedingt (284), sondern auch durch eine Erhöhung des Herzschlagvolumens (306). Die adaptative Steigerung des Herzschlagvolumens ist dabei mit der Steigerung des venösen Rückflusses durch Abnahme des peripheren Strömungswiderstandes unter Hämodilution und der Abnahme der Blutviskosität zu erklären (120, 447).

Die Viskosität des Blutes wiederum ist in einem hohen Maße vom Hämatokrit abhängig. Die Viskosität nimmt ab, wenn der Hämatokrit vermindert wird. Obwohl die klinisch verwendeten Dextrane in vitro eine etwa 2- bis 3fach höhere Viskosität als das Plasma besitzen, steigern sie die Viskosität des Normalblutes nicht. Selbst bei schon erhöhter Viskosität des Blutes sinkt dieser Wert nach Infusion von Dextranlösungen ab, weil durch Einstrom von Gewebswasser in das Gefäßsystem eine Blutverdünnung erfolgt. Da die Geschwindigkeit der Blutströmung nach dem Poiseuilleschen Gesetz durch den Durchmesser der Gefäße, die Viskosität des Blutes und das Druckgefälle bestimmt ist, darf erwartet werden, daß nach Infusion von Dextranlösungen eine erhebliche Steigerung der Blutströmung resultiert. Die Fließeigenschaften des Blutes werden demnach verbessert, die periphere Durchblutung gesteigert und die Sauerstoffversorgung der Gewebe erhöht. Vor allem durch die Infusion hyperonkotischer Dextran-40-Lösungen wird eine Bessserung der Mikrozirkulation bewirkt. Erfolge wurden vor allem in der Behandlung peripherer und zerebraler Durchblutungsstörungen erzielt (140–142).

3. Antithrombotische Wirkung: Die antithrombotische Wirkung von Dextran wurde in den letzten Jahren eingehend untersucht (49, 57, 58, 64, 76, 98, 320). Der Mechanismus der antithrombotischen Wirkung von Dextran ist jedoch noch nicht genau bekannt (156). Ur-

sprünglich nahm man an, daß diese Wirkung mit der durchblutungsverbessernden und erythrozytenaggregatzerstörenden Wirkung von Dextran zusammenhängt (120). Der antithrombotische Effekt des Dextrans wurde unter anderem auch durch das sogenannte „coating" erklärt (44, 388). Dabei handelt es sich um die Umhüllung von Zellelementen und Gefäßendothel mit Dextranmolekülen, so daß die Freisetzung der für die Blutgerinnung erforderlichen Kontaktfaktoren ausbleibt. Die Adsorption von Dextran an die Außenfläche der Thrombozyten vermindert damit die Aggregation dieser Blutzellen, die Freisetzung von Blutplättchenfaktoren und die visköse Metamorphose der Thrombozyten. Die bis jetzt vorliegenden Untersuchungsergebnisse deuten darauf hin, daß die Wirkung von Dextran auf die Plättchenaggregation eine entscheidende Bedeutung besitzt.

Dextrane bilden – wie eingehende Versuche mit C-14-markierten Präparaten ergeben haben – sowohl auf der Intima als auch auf den Thrombozyten durch physikalische Oberflächenbindung eine monomolekulare Schicht. Dadurch kommt es einerseits zu einer Erschwerung der Adhäsion an die Gefäßwand, andererseits zu einer Verminderung der Aggregation und Zerfallsneigung der Thrombozyten. Damit wird die Bildung des primären Plättchenthrombus erschwert, der den Ausgangspunkt jeder ausgedehnten Thrombose bildet.

Wie aus 28 prospektiven, kontrollierten und randomisierten Studien, die von GRUBER u. Mitarb. (159, 162) analysiert wurden, hervorgeht, kann die Häufigkeit postoperativer Venenthrombosen und tödlicher Lungenembolien bei allgemein-chirurgischen Patienten durch intraoperative und postoperative Dextrangabe signifikant gesenkt werden.

Der Einfluß des Dextrans auf die Erythrozyten hinsichtlich ihrer Aggregationstendenz dürfte gesichert sein. Große Moleküle aggregieren die Erythrozyten, mittlere Moleküle besitzen keinen Einfluß, kleine Moleküle desaggregieren sie. Aus diesen und anderen Gründen werden seit einigen Jahren Dextraninfusionsmittel zur Prophylaxe und Therapie thrombotischer Prozesse empfohlen.

Dextrane haben jedoch noch einen weiteren Wirkungsmechanismus auf die Gerinnung. Untersuchungen in vitro haben ergeben, daß die Löslichkeit von Plasmaeiweißkörpern durch Dextrane mit einem Molekulargewicht von über 150000 vermindert wird. Ist das Molekulargewicht niedriger, so kommt es zwar zu keiner Ausfällung von Eiweißkörpern, doch zu einer Bindung der beiden Reaktionspartner mit Bildung eines Gleichgewichtes. Dabei ist das Verhältnis zwischen gebundenen und freien Molekülen von der Konzentration beider Reaktionspartner und von ihrem Molekulargewicht abhängig. Damit wird verständlich, daß Dextrane in Abhängigkeit vom Molekulargewicht auch die plasmatischen Gerinnungsfaktoren beeinflussen können. Im Tierversuch konnte z.B. gezeigt werden, daß Dextran 40 keine Änderung der Gerinnung hervorruft, während unter gleichen Versuchsbedingungen ein Präparat mit einem Molekulargewicht von 100000 Störungen verursacht (462).

4. Antilipämiewirkung: WALLENIUS (464) beobachtete 1957 erstmals, daß bei Hyperlipämie durch Infusionen von Dextran eine Herabsetzung der Lipidkonzentration im Plasma erzielt werden kann. Diese Befunde wurden auch durch andere Autoren bestätigt (325, 343, 353). Die Antilipämiewirkung von Dextran könnte von therapeutischem Nutzen bei der Behandlung und Prophylaxe der Arteriosklerose sein. Der endgültige Wert der antilipämischen Behandlung bei Arteriosklerose steht indessen nicht fest.

5. Andere Eigenschaften: Die Eigenschaften des Dextrans hinsichtlich der Membranpermeabilität sind noch nicht endgültig geklärt. Die Blut-Liquor- und Blut-Plazenta-Schranke wird nicht durchbrochen. Die Blut-Magen-Barriere soll dagegen überschritten werden; beim Menschen ist dies jedoch bisher nicht nachgewiesen worden.

Bei Perfusion isolierter Organe (5%ige Lösung von Dextran 40) konnten 82% der Erythrozyten entfernt werden. Kolloidfreie Lösungen bewirken geringere Zellausschwemmungen und führen zur Ödembildung. Vergleichsuntersuchungen mit Albumin 5% und Macrodex zeigen, daß die 5%ige Dextran-40-Lösung überlegen ist, wahrscheinlich durch Desaggregation von Plättchen und Erythrozyten und durch Steigerung der Kapillardurchblutung infolge Viskositätssenkung bedingt.

Nebenwirkungen

Die Nebenwirkungen des Dextrans beschränken sich vor allem auf die Blutgerinnung (3, 57, 58, 253). Unter besonderen Umständen (fälschlich hohe Dosierung) kann auch die Nierenfunktion (424, 451) vorübergehend beeinträchtigt werden. Andere Nebenwirkungen in geringerer Häufigkeit beziehen sich bei den heute gebräuchlichen Dextranfraktionen auf eine Hemmung der Proteinsynthese und das Auftreten anaphylaktoider Reaktionen (372).
1. Blutgerinnung: Überdosierung von Dextran führt zu einer starken Blutverdünnung. Diese Wirkung kann die Neigung zu Blutgerinnungsstörungen erhöhen.
a) Dextran 60: In den Jahren nach 1950 wurde eine erhöhte Blutungsneigung nach Infusionen von Dextran 60 in einer großen Zahl von Publikationen beschrieben (3–6, 31, 66, 81, 206, 217, 218, 253, 399, 470). 1000ml der damals handelsüblichen Präparate mit den Molekulargewichten von 50000 bis 90000 in 6%iger Lösung verursachten signifikante Verlängerungen der Blutungszeiten. Das Maximum der Dextranwirkung fiel nicht mit der Konzentrationsspitze im Blut zusammen, sondern trat 6 bis 9 Stunden nach der Infusion auf (3, 6, 66, 206). Die Blutung aus standardisierten experimentellen und klinischen Wunden durch 1500 bis 2000ml Dextran 60 wurde gesichert verstärkt (6, 31, 218, 470). Bei den plasmatischen Gerinnungsfaktoren waren Veränderungen nachweisbar (66, 180, 218, 258, 366, 399, 401, 406). Die erhobenen Befunde waren oft widersprüchlich. So wurden trotz verlängerter Blutungszeit von mehr als 30 Minuten normale Gerinnungszeiten beobachtet (66). Dies ließ eine Funktionsstörung der Blutplättchen vermuten (81, 180, 217, 218, 401, 412). Als Ursache wurde die Überziehung der Thrombozyten mit einem einschichtigen Dextranfilm diskutiert (381). Dadurch wird die Aktivität des Plättchenfaktor III sowie die Plättchenaggregation gehemmt (102). Der Zustand ist mit der von-Willebrandschen Thrombopathie bzw. der Glanzmannschen Thrombasthenie vergleichbar (48, 81, 471).
Damit übereinstimmend tritt der Hämostasedefekt bei thrombopenischen Patienten oder Versuchstieren nach experimenteller Strahlenschädigung bereits nach Dextrandosen zutage, die im normalen Organismus indifferent sind (3–5, 249). Die Hämostasestörung nimmt prinzipiell mit dem durchschnittlichen Molekulargewicht des verabreichten Dextranpräparates zu (3, 37, 253, 333), jedoch wird der maximale „thrombocyte coating effect" bereits bei einem Molekulargewicht von 86000 erreicht (352).
Seit 1960 werden nurmehr Dextranpräparate verwendet, die im wesentlichen frei von hochmolekularen Anteilen sind. Immerhin wurde auch für diese Dextranfraktion eine Hemmung der Plättchenaggregation nachgewiesen (35, 180). Für die Hemmung der Plättchenaggregation (63, 76, 471) genügten bereits 500ml 6%iges Dextran mit einem Molekulargewicht von 70000 (35). Das Maximum des hämostasestörenden Effektes wurde 3 bis 6 Stunden nach Infusionsende gesehen. Eine Hemmung auch der plasmatischen Gerinnung kam nach mehr als 1,0g/kg KG klinischen Dextrans oder rund 17ml pro kg Körpergewicht (2 bis 3 Infusionseinheiten) der handelsüblichen 6%igen Präparate hinzu (76, 180, 327). Die Blutverluste aus standardisierten experimentellen Wunden nahmen zu, wenn mehr als 20% des Blutvolumens oder rund 15ml pro kg Körpergewicht mit dem heute erhältlichen klinischen Dextran ausgetauscht wurden (117, 134, 232, 263, 442). Als generelle Prophylaxe sollte deshalb eine Dosisbegrenzung für klinisches Dextran eingehalten werden. Die Maximaldosis wurde früher mit 20ml pro kg Körpergewicht der handelsüblichen Lösung von 24 Stunden angegeben (413). Das sind rund 1500ml für den Standardpatienten mit 70kg Körpergewicht. Zunehmende Erfahrungen mit klinischem Dextran haben zu der Empfehlung geführt, pro 24 Stunden höchstens 15ml pro kg Körpergewicht zu infundieren oder 1000ml für den Standardpatienten. Kontraindiziert ist Dextran 60 bei bekannten Störungen der plasmatischen Gerinnung, wie auch bei qualitativen oder quantitativen Anomalien der Blutplättchen. Gesteigerte Dextranblutungen sind am zuverlässigsten mit Frischplasma oder Frischblutkonserven zu behandeln. Thrombozytentransfusionen sind weniger wirksam, vermutlich weil die antithrombotische Wirkung des noch zirkulierenden Dextrans die transfundierten Plättchen ebenfalls erfaßt.

b) Dextran 40: Gleiche Substanzmengen von niedermolekularem Dextran 40 interferieren mit der Hämostase weniger stark als Dextran 60. Das Handelspräparat von Dextran 40 ist jedoch höher konzentriert. 1,5 g pro kg Körpergewicht der handelsüblichen 10%igen Lösung haben auf die Blutungszeit einen gewissen (121), auf den Gerinnungsstatus aber noch keinen sicheren Einfluß (333). Wie für Dextran 60 ist jedoch eine Summationswirkung zu erwarten. Nach 2 g pro kg Körpergewicht (20 ml pro kg Körpergewicht oder mehr) wird die Gerinnselbildung beeinträchtigt, und der postoperative Blutverlust nimmt zu (53, 77, 90, 94, 191, 346, 452). In-vitro-Studien mit klinisch relevanten Konzentrationen von niedermolekularem Dextran zeigen eine Interferenz mit der Gerinnselbildung und dem Fibrinogen (246, 247).

Eine Tagesdosis von 500 ml aktiviert die Fibrinolyse und reduziert die Plättchenadhäsivität (96, 104, 180). Die Aktivität der plasmatischen Gerinnungsfaktoren II und V wird herabgesetzt (180).

Die Blutung aus standardisierten experimentellen Wunden nimmt nach Austausch von mehr als 10 bis 20% des Blutvolumens ebenso zu wie mit Dextran 60 (117, 134, 232, 263). Demnach sind mitunter nach 15 ml pro kg Körpergewicht, fast regelmäßig aber nach 20 ml oder 2 g pro kg Körpergewicht jeden molekularen Dextrans klinisch erkennbare Hämostasestörungen möglich. Prophylaktisch sind wie für Dextran 60 die Maximaldosen einzuhalten. Patienten mit bekannten Störungen der plasmatischen Gerinnung oder der Plättchenfunktion sollten keine niedermolekularen Dextrane erhalten. Therapeutisch ist wie bei der Blutung bei Dextran 60 in erster Linie die Transfusion von möglichst frischem Plasma oder Vollblut wirksam.

Zusammenfassend darf gesagt werden, daß der gerinnungsstörende Effekt des Dextrans in direkter Abhängigkeit zum Molekulargewicht und zur verabreichten Menge steht. Zwar sollen nach den Untersuchungen einer schwedischen Arbeitsgruppe (37, 333) bis zur Verabreichung einer Gesamtmenge von 2,5 g pro kg Körpergewicht Dextran 60 keine Blutgerinnungsstörungen zu erwarten sein; die große Anzahl klinischer und experimenteller Befunde mit Gerinnungsstörungen schon nach geringeren Dextranmengen sollte zu einer Mengenbegrenzung auf 1,5 g/kg KG Anlaß sein. Auf klinische Bedingungen übertragen bedeutet dies, daß bei einem 70 kg schweren Patienten nicht mehr als 3 Einheiten zu 500 ml Dextran 60 pro Tag infundiert werden sollten, um Blutgerinnungsstörungen zu vermeiden. Bei höherer Dosierung, insbesondere bei vorgeschädigtem Blutgerinnungsmechanismus ist eine Beeinflussung des Blutgerinnungssystems nicht auszuschließen. Allerdings ist eine stärkere Blutverdünnung auch mit anderen erythrozytenfreien Plasmaersatzmitteln nur schwer zu verantworten, da einerseits die Sauerstoffversorgung des Organismus unter diesen Bedingungen ernstlich bedroht werden kann, andererseits die Gerinnungsfaktoren des Plasmas auf Minimalwerte vermindert sind.

2. Nierenfunktion: Die glomeruläre Filtration künstlicher Kolloide ist eine Funktion ihrer Molekülgröße (18). In den Tubuli werden die Makromoleküle durch Pinozytose zum Teil resorbiert. Der Hauptteil passiert jedoch die Tubuli in Abhängigkeit von Viskosität und Konzentration des Kolloids mehr oder weniger leicht. Die früher als „osmotische Nephrose" bezeichneten morphologischen Veränderungen namentlich der Tubuli contorti I sind als reabsorptive Vakuolisation zu deuten (236). Sie sind nach Infusion aller gängigen Plasmasubstitute vorhanden (113, 114, 132, 145, 146, 215, 225, 347, 413, 482), dürften aber für sich allein noch nicht für eine funktionelle Schädigung verantwortlich zu machen sein (236, 267). Genauere Einblicke vermitteln funktionelle Untersuchungen, die mit der klinischen Erfahrung weitgehend übereinstimmen.

a) Dextran 60: Die Nierendurchblutung steigt nach Infusion von Dextran 60 deutlich an (242). Die Zunahme des Blutflusses durch die A. renalis nimmt um so stärker zu, je höher die Konzentration der infundierten Dextranlösung ist. Die Nierendurchblutung bleibt nach Dextran 60 mehr als 2 Stunden gesteigert. Wiederholte Infusionen von klinischem Dextran beim Menschen bewirken vor allem bei vorbestehender Nierenschädigung eine signifikante Abnahme der PAH-Clearance (314). Auch die Behandlung eines experimentellen hämorrhagischen Schocks beim Hund mit Dextran 60 (215) führt zur Abnahme der PAH-Clearance. Nach Austausch von rund 50% des Blutvolumens mit Dextran 60 beim nichtschockierten Hund kam es in den ersten Stunden nach der Volumensubstitution trotz gleichzeitiger Zunahme der Nierendurchblutung zur Oligurie (436). Ähnliche Befunde wurden erhalten nach Infusionen von 1 000ml Dextran 60 bei gesunden normovolämischen Probanden (97). Dabei wird der Harn deutlich visköser; sein spezifisches Gewicht ist als Kontrollgröße für die Nierenfunktion nicht verwertbar und sollte durch die Osmometrie ersetzt werden.

b) Dextran 40: Die Nierendurchblutung steigt nach Infusion von Dextran 40 sehr ausgeprägt an (242). Sie erreicht nach etwa 100 Minuten wieder ihren Ausgangswert, wobei 30 Minuten nach der Infusion eine maximale Durchblutungssteigerung durchlaufen wird. Die rasche renale Ausscheidung von niedermolekularem Dextran führt besonders bei vorher nicht kompensierter Dehydrierung zu einem massiven Viskositätsanstieg des Harns, dessen spezifisches Gewicht auf 1 100 ansteigen kann (18, 38). Die tubuläre Harnpassage wird unter den Bedingungen der Dehydratation beeinträchtigt (424), die Tubuluszellen und die Gefäßknäuel der Glomeruli werden komprimiert (201, 256, 290, 291, 451, 477). Die Infusion größerer Mengen von Dextran 40 drosselt die glomeruläre Filtration (328). Unter standardisierten Versuchsbedingungen kann nach Infusion größerer Mengen Dextran 40 und zusätzlicher renaler Belastung, z.B. durch einen hämorrhagischen Schock (175), eine extrakorporale Perfusion (211, 451) oder eine einseitige Nierenarterienstenose (291), ein oligurisches oder anurisches Nierenversagen entstehen. Im experimentellen Endotoxinschock läßt sich die Nierenschädigung durch Dextran 40 verstärken (479). Das Harnzeitvolumen wird nach relativ schneller Infusion größerer Mengen von Dextran 40 – besonders bei dehydrierten Patienten – erheblich vermindert (329, 346).

Im Gegensatz zu Dextran 60 wird Dextran 40 im Glomerulus filtriert. Das glomerulär filtrierte Dextran 40 wird dann bei gleichbleibender Resorptionsleistung des Tubulusepithels in den Harnkanälchen hoch konzentriert, weil Dextran 40 aus den Tubuli nicht resorbiert werden kann. Er erscheint im Endharn so, wie es glomerulär filtriert wurde. Der Harn wird deshalb viskös zähflüssig, der Strömungswiderstand in den Harnkanälchen steigt an. Prophylaktisch ist die vorsichtige Anwendung von Dextran 40 zu fordern (89, 264, 480). Insbesondere sollte Dextran 40 nicht ohne vorherige Korrektur eines Wasserverlustes oder einer Kontrolle der Nierenfunktion infundiert werden. Eine Oligurie unter Dextran-40-Infusion verlangt die sofortige Unterbrechung der Applikation. Im allgemeinen gelingt es stets, die Diurese wieder in Gang zu bringen, wenn das bestehende Wasserdefizit mit adäquatem Ersatz unter Kontrolle des Wasser- und Elektrolythaushaltes ausgeglichen wird.

3. Hemmung der Proteinsynthese: Die Infusion künstlicher Kolloide interferiert mit der Synthese von körpereigenem Eiweiß, vor allem Albumin. Nach Infusion einer 6%igen Dextran-60-Lösung nimmt die Albuminkonzentration in der V. hepatica ab (125). Eine Stunde nach der Infusion ist die zirkulierende Albuminmenge reduziert, eine isoonkotische 4%ige Lösung hat diese Wirkung nicht (125). Damit übereinstimmend läßt sich zeigen, daß die Albuminsynthese durch die interstitielle onkotische Konzentration in der Leber reguliert wird (382, 384). Die Behandlung Schwerverbrannter mit großen Mengen klinischen Dextrans erzeugt eine starke Hypoproteinämie, die nach klinischem Eindruck nicht mit der Verbrennung allein zu erklären ist (42, 59, 378). Weniger schwere Hypoproteinämien sind auch ohne Verbrennung nach Infusion klinischen Dextrans nachzuweisen (67, 221). Konkrete klinische Nachteile traten bisher nicht zutage. Bei Patienten mit ohnehin reduziertem Plasmaeiweißgehalt sollte jedoch die Zufuhr künstlicher Kolloide auf ein Minimum beschränkt bleiben. In diesen Situationen ist ohnehin eine absolute Indikation für die Infusion menschlicher Eiweißpräparate gegeben.

4. Anaphylaktoide Reaktionen: Die Dextranpräparate der Frühzeit waren ausgesprochene Antigene (229). Sie verursachten in einem hohen Prozentsatz Reaktionen (231, 440), häufig sogar bei Erstinfusionen. Als dafür verantwortlich galt eine gekreuzte Reaktion mit bakteriellen Polysacchariden, z.B. mit Stoffwechselprodukten von Darmbakterien (229), Streptokokken und Pneumokokken der Gruppe II, XII und XXII (21, 56, 220, 228). Dextrane können ferner Kohlenhydrate der Nahrung verunreinigen und so vermutlich zur Sensibilisierung führen (229). Gewicht und Konfiguration der Dextranmoleküle besitzen für diese Reaktionen eine große Bedeutung. Dextrane mit einem $\overline{M}w$ über 90000 bis 100000 sensibilisieren wesentlich leichter als Präparate mit einem $\overline{M}w$ um 50000 (148, 229). Die durchschnittlichen Molekulargewichte von klinischem Dextran sind inzwischen auf rund 60000 gesenkt, es können jedoch auch in der heutigen Infusionslösung einige der potentiell antigenen Moleküle enthalten bleiben.
Der zweite bedeutsame Faktor für das antigene Verhalten von Dextran sind die Seitenketten. Je mehr 1-,6- und je weniger 1-,4-Glykosidbindungen ein Dextran enthält, um so schwächer ist seine Antigenizität (231). Die heutigen Handelspräparate enthalten rund 95% 1-,6-Bindungen. In menschlichem Serum sind jedoch auch spezifisch gegen die 1-,6-Bindungen gerichtete Antikörper vorhanden (88, 123, 124, 220, 228, 231), die vom Antigen wirksam ausgefällt werden (228). KABAT u. BEZER (230) zeigten, daß präzipitierende Antikörper gegen Dextran durch die intrakutane Injektion winziger Mengen von Dextran erzeugt werden können, wenn relativ hochmolekulares Dextran benutzt wird. Man war jedoch nicht in der Lage, Antikörper zu erzeugen, wenn das Molekulargewicht des Dextrans unter 90000 lag. Die Verbreitung natürlicher Dextranantikörper wird unterschiedlich beurteilt (219, 386). Auch über klinische Komplikationsraten gehen die Ansichten auseinander. Vor 10 Jahren galt es wegen der Reaktionsgefahr als ratsam, im Sinne eines biologischen Tests jeder Dextraninfusion eine probatorische Dosis vorangehen zu lassen (448). Solche Vorproben werden heute nicht mehr durchgeführt. Aus vielen Kliniken mit hohem Dextranverbrauch erschienen über anaphylaktoide Zwischenfälle keine Berichte, während andere Autoren selbst bei weniger starkem Dextranverbrauch über Komplikationen berichteten (301, 311, 440).
Die letzte Ursache der anaphylaktoiden Reaktionen konnte bisher nicht hinreichend geklärt werden. Die durchgeführten Untersuchungen zeigten jedoch, daß die beobachteten Reaktionen nicht auf eine gesteigerte Freisetzung von Histamin oder anderen biogenen Aminen sowie Kininen zurückzuführen sind (228). Derartige Reaktionen könnten zumindest theoretisch erwartet werden, da die Zerstörung von Mastzellen durch Dextran bekannt ist (36, 409, 432). Aus den Thrombozyten kann Serotonin liberiert werden (472). Auf diesem Wege kann es zu Zwischenfällen kommen, die als allergisch imponieren, jedoch nicht auf einer Antigen-Antikörper-Reaktion beruhen. Solche Reaktionen sind bei bis zu 10% der Bevölkerung zu erwarten (428). Neben harmlosen urtikariellen Reaktionen wurden teilweise schwerste anaphylaktoide Schockzustände nach Verwendung klinischen Dextrans beschrieben (21, 73, 99, 127, 193, 299, 301, 311, 317, 412, 434). Dabei reichen schon wenige ml der Infusionslösung aus (400), um derarige Unverträglichkeitsreaktionen zu erzeugen.
Bisher liegen nur wenige prospektive, kontrollierte Studien über die Häufigkeit anaphylaktoider Reaktionen nach Dextrangabe vor (357). Bei Registrierung aller anaphylaktoider Reaktionsformen von Hauterscheinungen bis zum ausgeprägten Schockzustand muß für Dextran eine Häufigkeit von 0,032% angenommen werden (371).
Beim Hund führt die Inkubation des Blutes mit Dextran zur Freisetzung eines vasodilatatorisch wirksamen Faktors, der sich durch Antihistaminika hemmen läßt. Bei der Ratte kann Dextran ein schweres angioneurotisches Ödem auslösen.
Nach dem Stand des Wissens muß der Schluß gezogen werden, daß Dextran in seltenen Fällen zum Auftreten von Anaphylaktoidreaktionen führt und daß diese Reaktionen als Arzneimittel reaktion unbekannten Ursprungs bei bestimmten empfindlichen Patienten angesehen werden müssen. Die Infusion von Dextranlösungen sollte deshalb stets unter Aufsicht entsprechend ausgebildeten medizinischen Personals erfolgen.

5. Andere Nebenwirkungen: Nach Verabreichung hochmolekularer Dextranfraktionen ($\overline{M}w$ 150000) tritt eine Beschleunigung der Blutkörperchensenkungsreaktion ein. Nach Infusion der heute klinisch verwendeten Dextranpräparate ($\overline{M}w$ 40000 bis 60000) ist diese Reaktion nicht zu beobachten.
Die Blutgruppenbestimmung wird durch klinisch verwendete Dextranpräparate nicht gestört (419). Klinisch-chemische Bestimmungsmethoden im Blut und Harn können nach Infusion großer Mengen von Dextran in wenigen Fällen gestört werden, z.B. die polarimetrische Harnzuckerbestimmung und die Bestimmung der Sorbitdehydrogenase im Serum.

Elimination aus dem Organismus

Die Verweildauer im Blut und die Ausscheidung über Nieren und Darm sind in hohem Grade abhängig vom Molekulargewicht des infundierten Dextrans. Eine Ausscheidungsschwelle scheint in den Nieren für Molekulargewichte über 50000 zu bestehen (17, 242). Von Dextran 40 z.B. werden in 6 Stunden rund 60%, in 24 Stunden rund 70% eliminiert. In Leber, Milz und Niere kann ein Abbau zu CO_2 und H_2O erfolgen. Der Abbau von Dextran erfolgt hauptsächlich enzymatisch über dextranspaltende Fermente (Dextranasen). Dextranasen sind sowohl bei Tieren als auch beim Menschen nachgewiesen worden (13); sie können Dextran vollständig bis zu Glukose abbauen. Der Dextranabbau erfolgt bei niedermolekularen Fraktionen rascher als bei höhermolekularen.
Bei Untersuchungen mit radioaktivem C-14-Dextran konnte nachgewiesen werden, daß etwa 90% der infundierten Menge innerhalb von 10 Tagen ausgeschieden sind. Davon erscheinen 64% im Urin und 26% als CO_2 der Atemluft. Etwa 2% erscheinen in den Fäzes (93).
Aus allen bisher vorliegenden Untersuchungsergebnissen darf gefolgert werden, daß Dextran im Körper nicht gespeichert wird. Beim Metabolismus dürfen Speziesdifferenzen nicht übersehen werden. Ratten reagieren grundsätzlich anders als die übrigen Spezies auf Dextran. Beim Hund verläuft der Abbau im Gewebe vielleicht über Grenzdextrine, im Serum bis zu Glukose durch eine in der Cohnschen Fraktion V lokalisierten Dextranase. Die tierische Dextranase entspricht in ihrer Spezifikation etwa der Isomaltose und ist klar differenziert von der α-Amylase, Invertase und Threhalose.

Indikationen

Dextran 40: Störungen der Mikrozirkulation bei den verschiedenen Formen des Schocks. Förderung der peripheren und zerebralen Durchblutung und zur Thromboseprophylaxe. Im Zusammenhang mit Sorbit bei Hirnödem und bei Nierenfunktionseinschränkung, die als Folge verminderter Nierendurchblutung entstanden ist. In 5%iger Konzentration zur Organperfusion im Rahmen der Transplantationschirurgie.
Dextran 60: Volumenersatztherapie, insbesondere zur Sofortbehandlung des Schocks. Thromboseprophylaxe nach operativen Eingriffen oder bei längerer Bettruhe. In Kombination mit Humanalbumin zur isovolämischen Hämodilution.

Handelsformen: Die klinischen Dextrane werden aufgrund ihrer $\overline{M}w$-Werte als Dextran 20, 40, 60, 75, 80, 120 bezeichnet (20 = mittleres Molekulargewicht von 20000 usw.).
Die gebräuchlichsten Dextranpräparate enthalten Dextrane mit den mittleren Molekulargewichten von 40000 und 60000. Dabei sind die Dextrankolloide entweder in einer blutisotonen Kochsalzlösung oder in einer physiologisch ausgewogenen Elektrolytlösung enthalten. Einige der Handelspräparate enthalten außerdem Sorbit oder gefäßaktive Pharmaka. Die gesamten Dextranpräparate können in 2 Gruppen unterteilt werden: in hyperonkotische und in isoonkotische Dextranlösungen. Folgende Präparate stehen in Deutschland zur Auswahl:

Höhermolekulare Dextranpräparate:

hyperonkotische Lösungen:

1. Macrodex 6%	6% Dextran ($\overline{M}w$ 60000) mit 0,9% NaCl (Knoll AG, Ludwigshafen),
2. Macrodex 6% E	6% Dextran ($\overline{M}w$ 60000) mit phys. ausgew. Elektrolytlösung (Knoll AG, Ludwigshafen),
3. Macrodex	10% Dextran ($\overline{M}w$ 60000) salzfrei, (Knoll AG, Ludwigshafen),
4. Longasteril 75	6% Dextran ($\overline{M}w$ 75000) mit phys. ausgew. Elektrolytlösung oder 0,9% NaCl, (Dr. Fresenius, Homburg),
5. Parenteral D 85	5,5% Dextran ($\overline{M}w$ 85000) mit Elektrolytzusatz (Serag-Wiesner, Naila),
6. Dextran-Lösung 75 salvia	6% Dextran ($\overline{M}w$ 75000) in 0,9% NaCl oder mit Elektrolytzusatz (Boehringer, Mannheim),
7. Schiwadex 60	6% Dextran ($\overline{M}w$ 60000) salzfrei oder kochsalzhaltig mit 0,9% NaCl (Schi-wa, chem.-pharm. Fabrik GmbH, Glahndorf),
8. Deltaplasmat M 70	6% Dextran 70 ($\overline{M}w$ 70000) in Elektrolytlösung (Delta-Pharma, Pfullingen),
9. Onkovertin	6% Dextran ($\overline{M}w$ 60000) in 0,9% NaCl-Lösung (Braun Melsungen AG),
10. Onkovertin 6% mit Elektrolyten	6% Dextran ($\overline{M}w$ 60000) in Elektrolytlösung (Braun Melsungen AG),

isoonkotische Lösungen:

1. Onkovertin	3% Dextran ($\overline{M}w$ 75000) in isotonischer Zuckerlösung und KCl (Braun Melsungen AG),
2. Schiwadex RL	1,8% Dextran 60 ($\overline{M}w$ 60000) mit Ringer-Laktat (Schi-wa, chem.-pharm. Fabrik GmbH, Glahndorf),
3. Macrodex 4,5% RL	4,5% Dextran ($\overline{M}w$ 60000) in Ringer-Laktat-Lösung (Knoll AG, Ludwigshafen).

Niedermolekulare Dextranpräparate:

hyperonkotische Lösungen:

1. Rheomacrodex	10% Dextran ($\overline{M}w$ 40000) mit 0,9% NaCl oder 5% Glukose oder 5% Sorbit oder 20% Sorbit (Knoll AG, Ludwigshafen),
2. Longasteril 40	10% Dextran ($\overline{M}w$ 40000) mit 0,9% NaCl oder 5% Sorbit oder 20% Sorbit, (Dr. Fresenius, Homburg),
3. Parenteral D 40	10% Dextran ($\overline{M}w$ 40000) und Elektrolytzusatz (Serag-Wiesner, Naila),
4. Dextran-Lösung 40 salvia	10% Dextran 40 ($\overline{M}w$ 40000) mit 0,9% NaCl (Boehringer, Mannheim),
5. Schiwadex 40	10% Dextran 40 ($\overline{M}w$ 40000) salzfrei oder mit 0,9% NaCl oder mit 5% oder mit 20% Sorbit (Schi-wa, chem.-pharm. Fabrik GmbH, Glahndorf),
6. Plasmafusin 10%	10% Dextran 40 ($\overline{M}w$ 40000) in Elektrolytlösung (Pfrimmer, Erlangen),
7. Deltaplasmat M 40, 10%	10% Dextran ($\overline{M}w$ 40000) in Elektrolytlösung (Delta-Pharma, Pfullingen),
8. Onkovertin N	10% Dextran ($\overline{M}w$ 40000) in 0,9% NaCl-Lösung (Braun Melsungen AG),
9. Onkovertin N 5% Sorbit	10% Dextran ($\overline{M}w$ 40000) mit 5% Sorbit (Braun Melsungen AG),
10. Onkovertin N 20% Sorbit	10% Dextran ($\overline{M}w$ 40000) mit 20% Sorbit (Braun Melsungen AG),

isoonkotische Lösungen:

1. Neo-Subsidal	4% Dextran 45 ($\overline{M}$w 45000) mit Sorbit, Rutin, Askorbinsäure und Elektrolyten (Pfrimmer, Erlangen),
2. Plasmafusin	4% Dextran 40 ($\overline{M}$w 40000) in Elektrolytlösung (Pfrimmer, Erlangen),

Mischpräparate:

1. Neo-Schiwadex	4,5% Dextran 60 ($\overline{M}$w 60000) plus Dextran 40 ($\overline{M}$w 40000) und Elektrolyten (Schi-wa, chem.-pharm. Fabrik, Glahndorf).

In der medizinischen Fachliteratur werden daneben eine Reihe weiterer Bezeichnungen für die verschiedenen Dextranpräparate verwendet. Sie lassen sich nach dem mittleren Molekulargewicht des Dextrankolloids wie folgt einordnen:

1. Dextran $\overline{M}$w 40000:
   Rheomacrodex Pharmacia, niedermolekulares Dextran, LMWD (Low moleculare weight dextran),
   niedrigvisköses Dextran, LVD (Low viscose dextran).
2. Dextran $\overline{M}$w 70000:
   „clinical dextran", schwedisch-amerikanisches Dextran.
3. Dextran $\overline{M}$w 110000 bis 200000:
   englisches Dextran, Dextran BP.

Gelatine

Gelatine ist ein Abbauprodukt des Kollagens, welches am Aufbau von Bindegewebe, Knorpel, Sehnen und Bändern beteiligt ist. Kollagen umfaßt etwa 30% des Gesamtproteingehaltes der Säugetiere. Das Kollagenmolekül setzt sich aus 3 eng aneinandergelagerte Peptidketten zusammen, die ein Molekulargewicht von je etwa 100000 bis 120000 besitzen, so daß das Gesamtmolekulargewicht des Kollagens etwa 300000 bis 360000 beträgt. Die 3 assoziierten Peptidketten sind wahrscheinlich nicht identisch hinsichtlich ihrer Länge und ihrer chemischen Zusammensetzung. Mit geeigneten Lösungsmitteln kann man aus jungem Kollagengewebe die trimeren Kollagenpartikel unverändert isolieren. Für dieses lösliche Kollagen wurde die Bezeichnung „Tropo-Kollagen" eingeführt. Während des biologischen Alterungsprozesses wird das Kollagen jedoch mehr und mehr unlöslich und kann nur noch unter erheblicher Veränderung seiner Struktur aufgebrochen werden.

1954 haben RAMACHANDRAN u. KARTHA (355) ein Strukturmodell des Kollagens beschrieben, das auch heute noch Gültigkeit hat. Dieses Modell ist identisch mit dem, welches RICH u. CRICK (362) beschrieben haben. Danach sind die Peptidketten zu einer steilen linksdrehenden Spirale zusammengefaßt; einer Struktur, die auch bei den synthetischen Peptiden, z.B. beim Poly-L-Prolin gefunden wird. 3 dieser Hauptspiralen sind in eine rechtsdrehende Sekundärspirale oder Superspirale (Abb. 20) zusammengewunden. Diese dreistrangige Spirale wird in erster Linie durch Wasserstoffbindungen zwischen den einzelnen Peptidketten zusammengehalten. Der Aufbau eines Moleküls aus 3 derartig verbundenen Ketten ist in der Natur bisher nur im Kollagen gefunden worden. Die Spirale ist etwa 280 nm lang und besitzt einen Durchmesser von 1,4 nm.

Während des Alterungsprozesses kommt es zu Querverbindungen zwischen den 3 Peptidketten und zwischen den benachbarten Spiralen. Diese Zusatzbindungen sind für die herabgesetzte Löslichkeit verantwortlich. Sie ändern auch die Elastizität des Kollagens. Die einzelnen Stränge eines Tropokollagenmoleküls bestehen jedoch nicht aus einer fortlaufenden Peptidkette, sondern aus verschiedenen kürzeren Ketten, die zusätzlich in Längsrichtung verbunden sind.

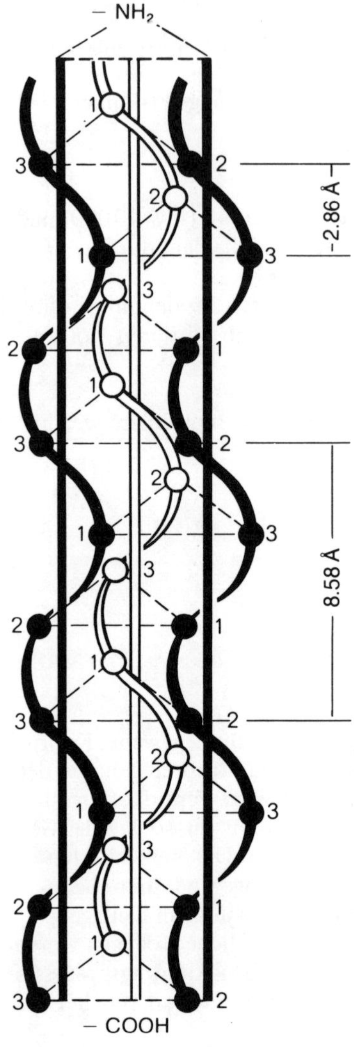

Abb. 20 Strukturmodell des Kollagens nach RICH u. CRICK (362). 1 = Glyzin; 2 u. 3 = Prolin, Hydroxyprolin oder andere AS. Die Peptidketten sind zu einer linksdrehenden Spirale zusammengefaßt. 3 Hauptspiralen vereinigen sich zu einer Superspirale

Wahrscheinlich bestehen die Peptidketten aus 6 Untereinheiten mit Molekulargewichten zwischen 17000 und 18000, die sich voneinander hinsichtlich Aminosäurengehalt und -reihenfolge unterscheiden (Tab. 13).
Neben Aminosäuren sind kleinere Mengen anderer Moleküle im Kollagen eingelagert, z.B. Kohlenhydrate, Essigsäure, Aldehyde und Ketone. Einige dieser Moleküle finden sich auch in der Gelatine wieder.
Die chemischen Bindungen, die für die Längs- und Querverbindungen verantwortlich sind, scheinen vor allem Esterbindungen zu sein. Über die Anzahl der Esterbindungen gibt es noch keine eindeutigen Aussagen. Es ist jedoch gesichert, daß Esterbindungen am stärksten in gealtertem Kollagen enthalten sind. Die Karboxylgruppen dieser Esterbindungen gehören zur Asparaginsäure. Wahrscheinlich sind auch die im Kollagen vorhandenen Kohlenhydrate (Glukose und Galaktose) nicht nur durch Glykosidbindungen verbunden, sondern zumindest teilweise durch Esterbindungen.
Das Rohmaterial für Kollagen, welches zur Herstellung von Gelatine herangezogen wird, stammt vorwiegend aus Haut- und Knochen von Säugetieren.

Tabelle 13 Aminosäuregehalt verschiedener Kollagene und Gelatinen (die Zahlenangaben beziehen sich auf m/mol/100g Protein)

Aminosäure	Rinderhaut Kollagen	Rinderhaut Gelatine	Rinderknochen Kollagen	Rinderknochen Gelatine	Hühnerknochen Kollagen	Hühnerknochen Gelatine
Alanin	110	112	110	117	99	115
Arginin	45	42	49	46	48	47
Asparaginsäure	49	46	50	47	48	48
Glutaminsäure	72	71	76	73	78	74
Glyzin	335	333	314	335	333	331
Histidin	4	5	6	4	4	4
Hydroxylysin	45	42	49	46	48	47
Hydroxyprolin	93	98	101	93	97	99
Isoleuzin	13	12	12	11	14	11
Leuzin	27	23	28	24	25	24
Lysin	26	28	26	28	36	29
Methionin	6	6	5	4	7	6
Phenylalanin	13	12	16	14	14	18
Prolin	119	119	119	124	129	130
Serin	38	37	38	33	25	29
Threonin	18	17	20	18	20	19
Tyrosin	5	2	3	1	5	3
Valin	20	20	21	22	19	20

Herstellung

Die Überführung des unlöslichen Kollagens in lösliche Gelatine geschieht gewöhnlich in 2 Schritten (Abb. 21):
Im 1. Abbauvorgang wird das Kollagen bei niedrigen Temperaturen längere Zeit mit Kalziumhydroxid alkalisch vorbehandelt (Äscherung). Während dieses Prozesses schwellen die Kollagenfasern beträchtlich an und viele Esterbindungen, vielleicht auch einige Peptidbindungen, werden hydrolysiert. Aus den Amidbindungen wird teilweise Ammoniak freigesetzt, das vor allem den Asparagin- und Glutaminverbindungen entstammt. Außerdem werden terminale α-Aminogruppen, die fast sämtlich im Kollagen azetyliert sind, freigesetzt.
Im 2. Abbauvorgang wird das Kollagen einer Behandlung mit heißem Wasser unterzogen, dem sogenannten „Ausschmelzen". Unter dieser Behandlung geht die Gelatine in Lösung. Das

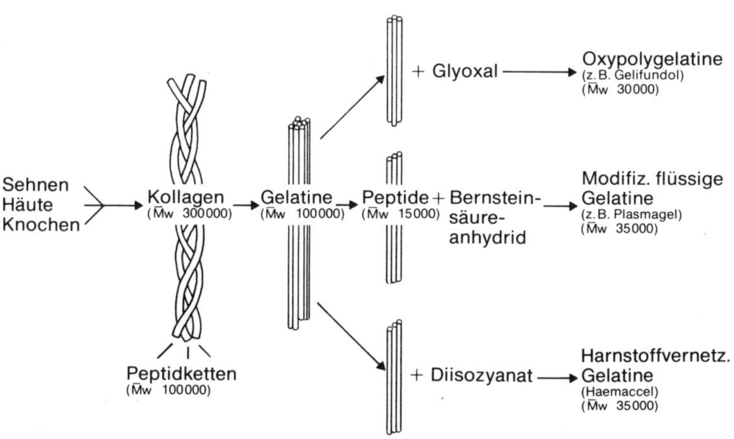

Abb. 21 Produktionsgang zur Herstellung von Gelatinekolloiden

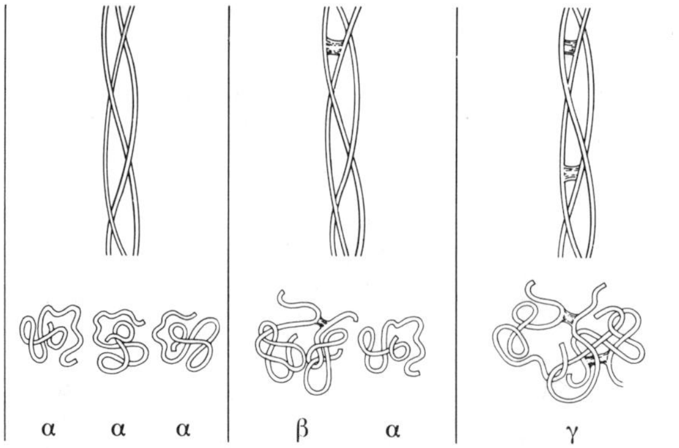

Abb. 22 Schematische Darstellung des Aufbaus von Kollagenmolekülen und ihres Zerfalls während der Denaturierung. Die einzelne Peptidkette ist die α-Komponente. Teilweise sind die Ketten durch intramolekulare Bindungen miteinander verknüpft (β- und γ-Komponente) (aus K. KÜHN: Naturwissenschaften 54 [1967] 101)

Kollagen wird dabei denaturiert, wobei die dreifache Spiralstruktur zusammenbricht (Abb. 22). Die Denaturierung ist mit einer beträchtlichen Veränderung der optischen Aktivität verbunden (spezifische Drehung des Kollagens: -350°; spezifische Drehung der Gelatine: -100 bis -150°).
Weitere Bindungen des Kollagens werden wahrscheinlich durch Hydrolyse, vor allem der Esterbindungen, gelockert. Gelatine kann auch durch Säurehydrolyse in einem schnellen Einphasenprozeß isoliert werden. Dabei werden vor allem junge Häute von Schweinen, die nur Kollagen mit wenigen Querverbindungen enthalten, verarbeitet. Das Material wird gesäuert und dann direkt in heißem Wasser bei einem pH-Wert von 4 extrahiert. Die Reaktionen in den verschiedenen Schritten dieses Prozesses sind jenen ähnlich, die sich während der alkalischen Extraktion ereignen. Trotzdem gibt es einige beträchtliche analytische Unterschiede zwischen säure- und basenbehandelten Gelatinen. Die Unterschiede sind besonders ausgeprägt in den isoelektrischen Punkten (alkalisch behandelte Gelatine: 4,5 bis 5,1; säurebehandelte Gelatine: 8,8 bis 9,3). Die Unterschiede ergeben sich durch eine höhere Anzahl von Karboxylgruppen, die von Amid- und Esterbindungen während des alkalischen Prozesses freigesetzt werden. Da das mittlere Molekulargewicht aller im Handel angebotenen Gelatineinfusionslösungen unter 100000 beträgt, ist anzunehmen, daß die aus 5 bis 7 Untereinheiten aufgebauten Ketten nicht nur voneinander getrennt, sondern auch durch das Aufspalten der Estergruppen verkürzt werden.
Neben der durch thermischen Abbau der Gelatine bis zu Polypeptiden ($\bar{M}w$ 12000) möglicher Lösungsverbesserung können die physikalisch-chemischen Eigenschaften der Gelatine auch durch Einbau von Querverbindungen verbessert werden. Die Querverbindung kann entweder mit einem anderen Molekül erfolgen oder sie ist die Folge der Reaktion zweier funktioneller Gruppen des Polymerisates. Die wesentlichste dieser Möglichkeiten ist die Kondensation eines freien Karboxyls mit einer freien Aminogruppe unter Bildung einer Peptidkette, entsprechend

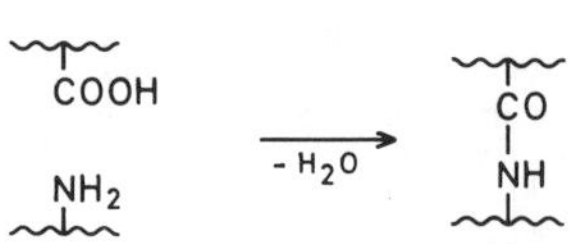

Diese Kondensation kann durch verschiedene Reagenzien erleichtert werden, vor allem durch Zyanamide. Gelatine trägt ebenfalls eine kleine Anzahl von Gruppen, die zur direkten Kondensationsreaktion fähig sind. Dazu gehören die Estergruppen, die mit Lysin-c-Aminogruppen reagieren, entsprechend

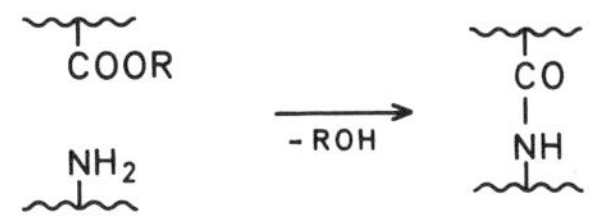

Eine weitere Möglichkeit der spontanen Querverbindung bildet die Aldehydkondensation, da Aldehyde und freie Aldehydgruppen ebenfalls in der Gelatine enthalten sind. Querverbindungen können entweder zwischen 2 verschiedenen Ketten (interkatenar) oder zwischen Teilen von ein und derselben Kette (intrakatenar) erfolgen (Abb. 23). Interkatenare Querverbindungen führen zu einem höheren Molekulargewicht, intrakatenare Querverbindungen lassen das Molekulargewicht unverändert. Bei der Produktion von Gelatinekolloiden für Plasmaersatzmittel werden entweder längere Ketten durch intrakatenare Bindungen in der Spulenform fixiert oder längere Ketten in kleinere zerteilt, um anschließend durch interkatenare Bedingungen zu verzweigten Molekülen zusammengesetzt zu werden (s. Abb. 23).

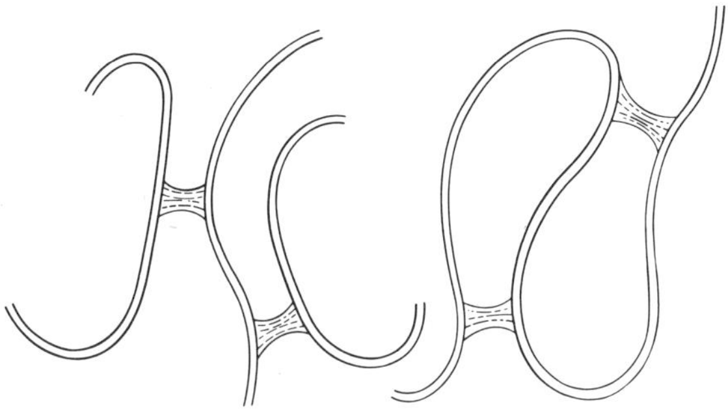

Abb. 23 Schematische Darstellung der beiden Typen von Querverbindungen bei Gelatinekolloiden. Interkatenare Bindungen (links) schaffen aus Einzelketten Kolloide mit höherem Molekulargewicht. Intrakatenare Bindungen (rechts) fixieren längere Ketten in der Spulenform, ohne das Molekulargewicht zu verändern

Da das Interesse an Molekülen mit höherem Teilchengewicht im Rahmen der Herstellung von Plasmaersatzmitteln besonders ausgeprägt ist, ist die Schaffung interkatenarer Querverbindungen gerade bei Gelatinekolloiden von besonderem Wert. Es ist jedoch nicht möglich, das Molekulargewicht ständig bis zu allen geforderten Werten zu erhöhen, weil während der Umwandlung ein Stadium erreicht wird, in dem die Lösung unabänderlich zu einem Gel erstarrt.

Bei der Herstellung klinisch anwendbarer Gelatinekolloide werden zur Kopplung der einzelnen Moleküle bevorzugt 3 Substanzen verwendet:
1. Glyoxal, 2. Bernsteinsäureanhydrid, 3. Diisozyanat (Abb. 24). Daraus sind 3 Präparategruppen abzuleiten, die bis heute in klinischer Verwendung sind.

I. Oxypolygelatine (z.B. im Gelifundol),
II. modifizierte flüssige Gelatine (z.B. im Plasmagel),
III. harnstoffvernetzte Gelatine (z.B. im Haemaccel).

Charakterisierung

Gelatinemoleküle bleiben nur oberhalb einer kritischen Temperatur (Geltemperatur), die unter anderem auch von der Konzentration beeinflußt wird, in Lösung (Solzustand). Über der kritischen Grenze, die bei den verschiedenen Präparaten unterschiedlich ist, jedoch auf jeden Fall bei 40°C erreicht wird, scheinen die Ketten in der Form von statistisch irregulären Spiralen vorzuliegen. Bei erhöhten Temperaturen kann Gelatine daher als voll gelöst angesehen werden.

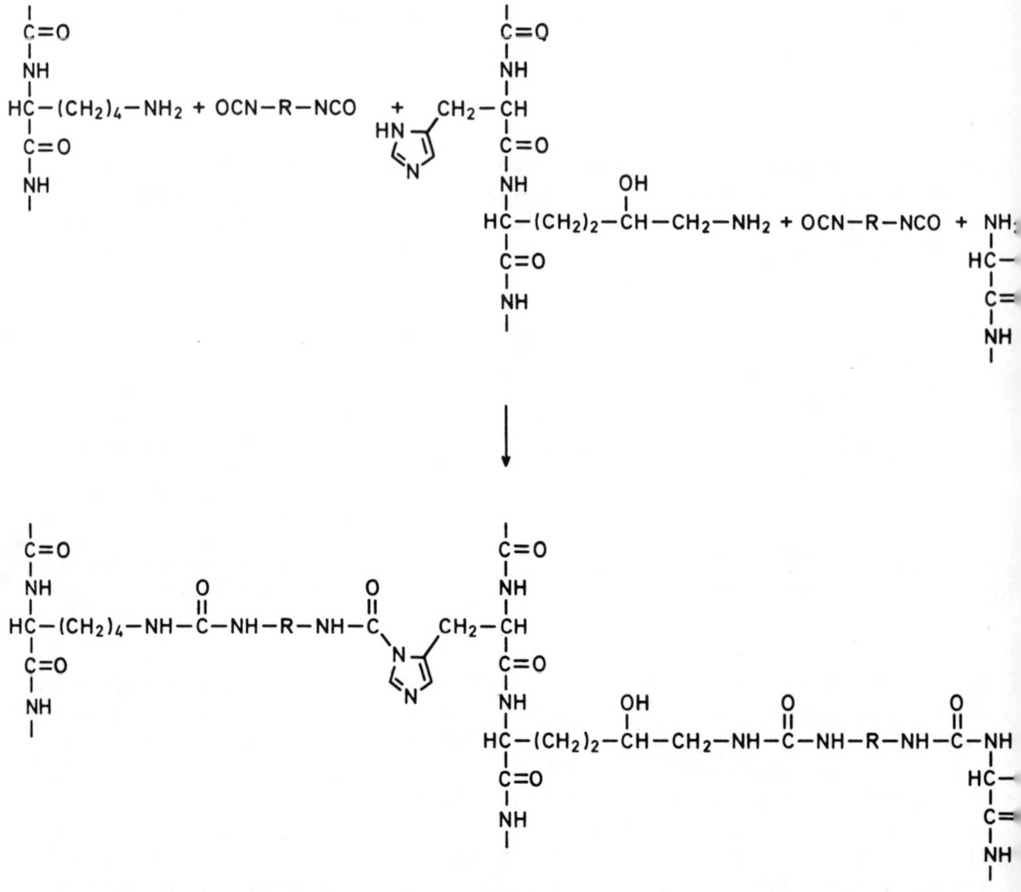

Abb. 24 Vernetzung mehrerer Peptidketten der Gelatine mit Diisozyanat

Die Bildung eines Gelatinegels benötigt Zeit. Wenn die Temperatur schnell unter die kritische Grenze sinkt, werden als erstes unterkühlte instabile Lösungen gewonnen. Wenn das Gel einmal gebildet worden ist, unterzieht es sich zusätzlichen Alterungsprozessen. Während erneuten Erhitzens wird es flüssig und zerteilt sich in einem ziemlich engen Temperaturbereich (Gelschmelzpunkt).
Die Gelschmelztemperatur einer Gelatine hängt stark von der Konzentration der Lösung ab. Eine 5%ige Lösung z.B. hat einen Gelschmelzpunkt bei 32°C. Außerdem ist der Gelschmelzpunkt vom Molekulargewicht des Kolloids abhängig. Hydrolytisch stärker abgebautes Kollagen, d.h. Gelatine mit sehr niedrigem mittlerem Molekulargewicht, hat einen relativ niedrigen Gelschmelzpunkt. Dabei wirkt die Verkürzung der Ketten gegen die Gelatinierung. Ketten mit Molekulargewichten bis unter 18000 bleiben in 3- bis 5%-Lösung bis 0°C flüssig. Die physikalisch-chemischen Daten der klinisch häufig verwendeten Gelatineinfusionslösungen sind in Tab. 14 aufgetragen. Nach den bisher vorliegenden Untersuchungen sind Gelatinelösungen bei Raum- und Kühlschranktemperaturen mindestens 7 Jahre lagerfähig.

Tabelle 14 Physikalisch-chemische Eigenschaften der klinisch verwendeten Gelatinederivate

Meßwert	Sukzinylierte Gelatine	Oxypoly-gelatine	Harnstoffvernetzte Gelatine
Gewichtsmittelwert ($\overline{M}w$)	35 000	30 000	35 000
Zahlenmittelwert ($\overline{M}n$)	22 600	20 000	15 000
Uneinheitlichkeit U ($\overline{M}w/\overline{M}n$)	1,5	1,5	2,3
Relative Viskosität (ηrel)	1,9	2,1	1,8
Isoelektrischer Punkt	4,95	4,3	4,6
pH der Infusionslösung	7,2	7,0	7,2
kolloidosmotischer Druck (mmH_2O)	–	–	350–390
Wasserbindung (ml H_2O/g)	42,8	41,7	39,7

Wirkungen

1. Volumenwirkung: Die Volumenwirkung der Gelatinepräparate erklärt sich aus dem mittleren Molekulargewicht, der Molekulargewichtsverteilung und der Konzentration der Kolloide im Lösungsmittel. Da der Gelschmelzpunkt der Gelatinekolloide nur dann in Gefrierpunktnähe liegt, wenn Konzentration und Molekülgröße relativ gering sind, enthalten Gelatineinfusionslösungen vor allem Moleküle mit mittleren Molekulargewichten um 30000, die in den Handelspräparaten in 3- bis 5%-Konzentration enthalten sind.
Die intravasale Verweildauer und die Wasserbindungskapazität der Gelatinekolloide erreichen deshalb nicht ganz die vom Dextran her bekannten Werte. Die Angaben über diese Eigenschaften von Gelatininfusionsmitteln sind jedoch sehr unterschiedlich. So schwanken die Angaben über die Wasserbindungskapazität von Gelatinekolloiden zwischen 14,3 bis 39,0ml pro Gramm. Auch die Mitteilungen über die intravasale Verweildauer und die Volumenwirkung von Gelatinepräparaten sind nicht einheitlich. Nach den bisher vorliegenden tierexperimentellen und klinischen Untersuchungen darf jedoch gefolgert werden, daß eine ausreichende Volumenwirkung für einen Zeitraum von etwa 3 Stunden garantiert ist (41, 65, 281, 285, 286).
Gelatinelösungen besitzen im allgemeinen keinen volumenexpandierenden, sondern lediglich einen volumenauffüllenden Effekt. Nur für die 5,5%igen Oxypolygelatinelösungen ist im Tierexperiment eine geringe Volumenexpansion nachgewiesen worden (286).
2. Wirkung auf die Durchblutung: Nach Infusion von Gelatinelösungen steigen venöser Rückfluß, arterieller Blutdruck, Herzzeitvolumen und periphere Durchblutung an (62, 64, 313). Das Herzzeitvolumen steigt ebenso wie nach der Volumensubstitution mit anderen erythrozytenfreien Infusionsmitteln auch nach Verabreichung von Gelatineinfusionslösungen an. Die Steigerung des Herzzeitvolumens ist sowohl durch eine Zunahme der Herzfrequenz als auch durch eine Steigerung des Herzschlagvolumens bedingt. Die Zunahme des Herzschlagvolumens ist eine Folge der Blutverdünnung und durch Senkung von Hämatokrit und Viskosität mit der Verbesserung der Fließeigenschaften des Blutes erkärt. Die Durchblutungssteigerung ist über einen Zeitraum von 2–3 Stunden nachweisbar.
3. Andere Eigenschaften: Molekulargewichtsverteilung, Molekülgröße und Konzentration der Gelatinekolloide im Lösungsmittel bewirken eine relativ früh einsetzende Ausscheidung der Infusionsmittel durch die Niere. Die deutliche Steigerung der Diurese durch alle Arten von Gelatinepräparaten wird nahezu übereinstimmend in sämtlichen Untersuchungen mitgeteilt. Diese Eigenschaft der Gelatininfusionsmittel hat u.a. zu einer bevorzugten Verwendung der Präparate bei der extrakorporalen Zirkulation (451) und der isolierten Organdurchströmung (z.B. Transplantationschirurgie) geführt. Die Überlebenszeiten und Überlebensquoten der Versuchstiere, die mit Gelatineinfusionslösungen behandelt wurden, lagen zum Teil unter (60, 62, 154), zum Teil über den Vergleichswerten von dextranbehandelten

Kollektiven (222). Unter vergleichbaren Versuchsbedingungen besitzen gelatinebehandelte Tiere kürzere Überlebenszeiten als dextranbehandelte.

Nebenwirkungen

1. Blutgerinnung: Eine spezifische Störung der Blutgerinnung ist in experimentellen und klinischen Untersuchungen mit den heute gebräuchlichen Gelatinepräparaten nicht nachgewiesen worden. Lediglich die früher handelsübliche Gelatine P-20 verlängerte bei experimentellen Untersuchungen die Blutungszeit. Es wurde jedoch von einigen Autoren (110, 182) ein Abfall der Thrombozytenzahl beobachtet. Ob dies allein eine Folge der Blutverdünnung ist oder ob auch ein direkter Einfluß auf das hämopoetische System besteht, läßt sich aus den vorliegenden Untersuchungen nicht entnehmen.
Bei stärkerer Blutverdünnung (mehr als 50%) dürften auch die Hämostasefaktoren in ihrer Gesamtheit vermindert sein, so daß auch durch Gelatineinfusionslösungen Störungen der Blutgerinnung nicht ausgeschlossen sind.
2. Nierenfunktion: Durch Gelatinepräparate wird die Nierenfunktion nicht wesentlich gestört. Die Glomerulusfiltration und die renale Plasmadurchströmung fallen nach Infusion von Gelatinelösungen nicht ab (72), sie werden eher gesteigert. Die Volumenbelastung normovolämischer Probanden mittels Gelatinepräparaten bewirkt eine überschießende Diurese (97), die aber nach Volumenersatz im hämorrhagischen Schock nicht mehr nachweisbar ist (175). Die Parameter der Nierenfunktion weichen weniger von der Norm ab als nach Infusion von Dextranlösungen (175). Der Austausch von rund 50% des Blutvolumens mit Gelatinepräparaten (201, 451) führt auch unter der zusätzlichen Belastung einer extrakorporalen Perfusion (451) keine Nierenschädigung herbei. Auch im Rahmen der Notfallbehandlung bei Substitution großer Blutverluste hat die Infusion von Gelatinepräparaten selbst in Dosen bis zur Gesamtmenge des normalen Blutvolumens keine Nierenfunktionsstörungen bewirkt (455, 456). Bei normovolämischen Individuen wurde eine deutliche Natriurese registriert. Bei der Ratte war nach Infusionen größerer Gelatinemengen eine vorübergehende Hemmung der tubulären Phenolrotsekretion festzustellen (145–147). Clearanceuntersuchungen beim Menschen ergaben dazu keine Parallele (313). Im Bereich der Tubuli wurden ebenso wie nach Dextraninfusion auch nach Applikation von Gelatinepräparaten reversible vakuolige Umwandlungen des Zytoplasmas beobachtet (145–147). Die Befunde ähneln dem Bild der „osmotischen Nephrose". Sie finden sich u.a. auch nach Infusion von Glukose und Mannitol. Auch nach Gelatineinfusionen ist das spezifische Gewicht des Urins als Kriterium der Nierenfunktion unbrauchbar.
3. Hemmung der Proteinsynthese: Wie schon bei den Dextranpräparaten beschrieben (s. S. 71), interferiert die Infusion künstlicher Kolloide mit der Synthese von körpereigenem Eiweiß, vor allem Albumin. Die Wiederauffüllung des Plasmavolumens und der zirkulierenden Serumproteine nach einem Blutentzug wird von Gelatine ebenso wie von Dextran gehemmt (368). Schwerwiegende klinische Nachteile sind dadurch bisher nicht bekannt geworden.
Da beim traumatisierten und vor allem beim schwerverbrannten Patienten jedoch zusätzliche Störungen des Eiweißhaushaltes unerwünscht sind, sollte die Zufuhr künstlicher Kolloide auf die unbedingt notwendige Menge zugunsten von Albuminlösungen beschränkt bleiben.
4. Anaphylaktoide Reaktionen: Gegen native Gelatine lassen sich im Serum verschiedener Tierspezies und auch des Menschen Antikörper nachweisen (293, 294, 398). Ob sie mit der Aufnahme von Gelatine in Nahrungsmittel zusammenhängen, ist unklar (295, 303, 356, 357). Gelatineantikörper sind vor allem bei Rheumatikern zu finden, wobei eine Beziehung zum Abbau körpereigener Proteine diskutiert wird (323). Chemische Modifikationen ändern die antigene Potenz der Gelatine, so die Einführung aromatischer Aminosäuren in das Molekül als Polypeptidseitenketten (404, 405). Gelatine und die 3 handelsüblichen

Gelatinepräparationen, die auf chemischer Modifikation der Gelatine basieren, unterscheiden sich stark hinsichtlich ihrer Immunogenität im Tier. Generell sind Gelatine und Plasmaersatzmittel auf Gelatinebasis sehr schwache Antigene. Antikörper können nur nach intensiver Immunisierung mit sehr empfindlichen Techniken nachgewiesen werden. Harnstoffvernetzte und modifizierte flüssige Gelatine rufen unter diesen Bedingungen im Tier einen stark ausgeprägten Immunresponse hervor. Gelatine und Oxypolygelatine entwickeln dagegen einen vergleichsweise schwachen Immunresponse. Die beobachteten Unterschiede der Immunogenität der einzelnen Präparate liegen sicherlich zum größten Teil in der verschiedenen chemischen Modifikation der Gelatine begründet.

Antikörper gegen das mit Isozyanat vernetzte Präparat sind bei einigen gesunden Probanden nachzuweisen (398), vor allem aber bei Rheumatikern. Da die Gelatineantikörper bei der Reaktion mit dem Antigen kein Komplement binden, sind in vivo zytotoxische Reaktionen nicht zu befürchten (398).

Wie mit jeder anderen therapeutisch verwendeten Substanz dürften auch mit den heutigen Gelatinepräparaten gelegentlich Zeichen von Unverträglichkeiten auftreten, für die anaphylaktoide Reaktionen ursächlich in Betracht zu ziehen sind.

Im Zusammenhang mit Unverträglichkeitsreaktionen nach Gelatineinfusionen müssen Histaminfreisetzungen diskutiert werden (229, 274). Die nach rascher Infusion größerer Mengen harnstoffvernetzter Gelatine beobachteten anaphylaktoiden Reaktionen sind auf eine massive Histaminfreisetzung zurückzuführen.

Die Bedeutung der direkten Histaminfreisetzung für die Entstehung anaphylaktoider Reaktionen ist im Tierexperiment (304) und am Menschen (55, 86, 229, 274) einwandfrei nachgewiesen worden. Inwieweit Antigelatine-Antikörper, die bei einigen Patienten mit Gelatineunverträglichkeit mittels passiver Hämagglutination nachgewiesen wurden, pathogenetische Bedeutung besitzen, muß noch geklärt werden. Die besonders hohe Inzidenz von Gelatineunverträglichkeit bei Patienten mit orthopädischen Erkrankungen läßt an eine Kausalbedeutung von Antikollagenantikörpern denken. Die bei Gelatineunverträglichkeit beobachtete Histaminfreisetzung könnte auch als Folge einer Antigen-Antikörper-Reaktion interpretiert werden.

5. Andere Nebenwirkungen: Die Erythrozytenaggregation und die Blutsenkungsgeschwindigkeit kann nach Gelatineinfusionen beschleunigt sein. Die Blutgruppenbestimmung wird durch die Gelatinelösungen nicht gestört. Mit Ausnahme von Oxypolygelatine enthalten sämtliche anderen Gelatinepräparate höhere Anteile von Kalziumionen, so daß die gemeinsame Verabreichung von Gelatinelösungen mit Zitratblutkonserven durch ein gemeinsames Infusionssystem vermieden werden sollte. Wegen des Kalziumgehaltes der Lösungen scheint eine Mengenbegrenzung und die Pulskontrolle bei digitalisierten Patienten angezeigt. Treten Rhythmusstörungen auf, sollte die Infusion unterbrochen werden. Als Antidot ist Kalium geeignet.

Elimination aus dem Organismus: Die niedermolekularen Gelatineanteile werden schon frühzeitig (nach etwa 30 Minuten), die höhermolekularen später (nach ca. 8 Stunden) ausgeschieden. Ein Teil der niedermolekularen Fraktionen wandert wahrscheinlich in den extravasalen Raum ab. Die Ausscheidung erfolgt größtenteils über die Niere mit dem Harn. Eine geringe Menge (ca. 5 bis 8%) verläßt den Organismus durch den Darm. Auch eine Verstoffwechselung (Peptidasen) der Gelatine (ca. 1% der infundierten Menge) ist möglich. Die Halbwertszeit für Haemaccel im Blut z.B. wurde mit Hilfe der Hydroxyprolinbestimmung mit 5 Stunden berechnet (330). Nach 24 Stunden waren noch etwa 8% und nach 48 Stunden weniger als 3% der injizierten Menge im Blut nachweisbar. In Milz, Leber und Niere wird während der ersten 24 Stunden ein geringerer Teil der zugeführten Menge aufgenommen. Nach 24 Stunden sind diese Anteile aber wieder eliminiert. Mit radioaktiven Substanzen konnte nachgewiesen werden, daß keine Speicherung der Gelatine erfolgt.

Indikationen

Volumensubstitution bei den verschiedenen Formen des Schocks, Therapie der Verbrauchskoagulopathie im Zusammenhang mit fibrinolytisch wirksamen Substanzen, Perfusat der Eigenblutverdünnungsperfusion, Organdurchströmung und Volumenersatz bei Nierentransplantation.

Handelsformen:
Gelifundol und Gelifundol S, 5,5% Oxypolygelatine ($\overline{M}w$ 30000) in Elektrolytlösung (Biotest-Serum-Institut GmbH, Frankfurt/Main),
Haemaccel, 3,5% über Harnstoffbrücken vernetzte Gelatine ($\overline{M}w$ 35000) in Elektrolytlösung (Behringwerke, Marburg),
Neo-Plasmagel, 3,0% modifizierte flüssige Gelatine ($\overline{M}w$ 35000) in Elektrolytlösung (Braun, Melsungen AG),
Physiogel, 4% modifizierte flüssige Gelatine ($\overline{M}w$ 30000) in Elektrolytlösung (Pharmazeutische Fabrik, Hameln).
Das letztgenannte Präparat entspricht weitgehend dem in der Schweiz im Handel befindlichen Physiogel, das als 4,2% modifizierte flüssige Gelatine ($\overline{M}w$ 30000) in Elektrolytlösung vom Schweizer Roten Kreuz, Bern, hergestellt wird.

Stärke

Native Stärke besteht aus 2 verschiedenen Polymeren. Einmal aus Amylase, die aus einer langen, linearen Kette von bis zu 1000 Glukoseeinheiten aufgebaut und in Lösung instabil ist, zum anderen aus Amylopektin, das ein kompaktes buschartiges Polymer mit vielen Verzweigungen bis zu einer Länge von jeweils 25 Glukoseeinheiten darstellt. Amylopektin ist dem Glykogen strukturell sehr ähnlich und ist in Lösung wesentlich stabiler als Amylase. Es lag deshalb nahe, eine derartige Substanz auf ihre Brauchbarkeit als Kolloid für Plasmaersatzmittel zu prüfen. Das unveränderte Amylopektinmolekül wird im Blutkreislauf sehr schnell durch die zirkulierende α-Amylase hydrolytisch gespalten, so daß seine intravasale Verweildauer nur wenige Minuten beträgt (437, 466). Es mußten deshalb Stärkederivate entwickelt werden, die dem Angriff der α-Amylase widerstehen können und damit eine längere intravasale Verweildauer erhalten.
Nachdem bereits im 2. Weltkrieg RIEDL u. ZIPF (367) mit einem Stärkekolloid experimentell gearbeitet hatten, wies 1957 WIEDERSHEIM (473) auf die Stabilität der Oxyäthylstärke hin. WALTON (465) untersuchte eine Vielzahl substituierter Stärkederivate und fand, daß die von SCHOCH hergestellte Hydroxyäthylstärke die günstigsten Eigenschaften für eine Verwendung in Plasmaersatzmitteln besitzt.
Die ursprünglich entwickelten Stärkekolloide zeichneten sich infolge ihres außerordentlich hohen Molekulargewichtes durch eine lange intravasale Verweildauer aus; sie wurden allerdings über lange Zeiträume im Organismus gespeichert (265). In den letzten Jahren sind deshalb Stärkekolloide mit wesentlich niedrigerem Molekulargewicht entwickelt worden.

Herstellung

Als Ausgangsmaterial zur Stärkeherstellung dient das hochverzweigte Amylopektin der Stärke von Mais, Reis, Getreide oder Hirse. Mais und Sorghumarten produzieren Stärke, die fast ausschließlich (mehr als 95%) aus Amylopektin zusammengesetzt ist. Durch Hydrolyse mit Salzsäure werden die Stärkekörner aufgebrochen, damit auch die zentralen Moleküle adäquat substituiert werden können. In alkalischer Lösung wird Amylopektin dann mit Äthylenoxid behandelt, um ätherartig gebundene Hydroxyäthylgruppen an die Kohlenstoff-

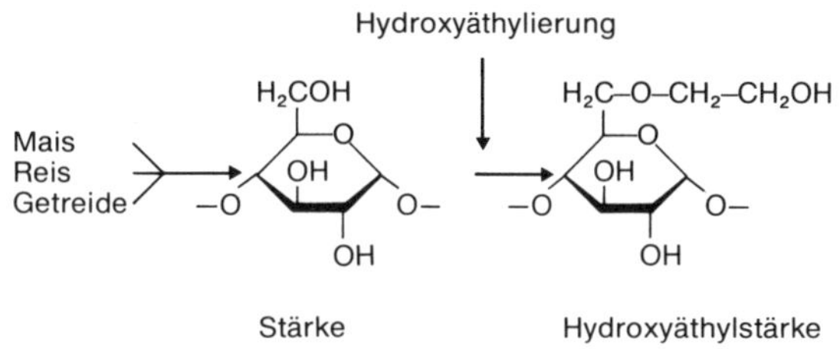

Abb. 25 Produktionsgang zur Herstellung von Hydroxyäthylstärke

atome C_2, C_3 und C_6 der Glukoseeinheiten anzubinden (Abb. 25). Die Hydroxyäthylgruppen werden zum größten Teil am Atom C_2 und in geringerem Ausmaß an den Atomen C_3 und C_6 fixiert. In sehr geringem Anteil kann auch eine 2-0-Hydroxyäthyl-Substitution erfolgen (275). In der Regel erfolgt die Hydroxyäthylierung als elektrophile Substitution an den Hydroxylgruppen der Stärke. Die primär entstehenden Hydroxyäthylgruppen besitzen ihrerseits die Fähigkeit, als Nukleophil erneut mit Äthylenoxid unter Bildung von Polyäthylenseitenketten zu reagieren. Das Produkt wird schließlich durch Extraktion der lebertoxischen Nebenprodukte Äthylenglykol und 2-Chloräthanol gereinigt. 1973 wurde Hydroxyäthylstärke in den USA für den Arzneimittelmarkt zugelassen, 1974 erfolgte die Registrierung als Arzneimittel beim Bundesgesundheitsamt der Bundesrepublik Deutschland.

Charakterisierung

Das Amylopektin baut sich aus Glukosemolekülen auf, die in buschartig verzweigten Ketten angeordnet sind. Ihre Verknüfung erfolgt innerhalb der Ketten α-1-4-glykosidisch, an den Verzweigungsstellen α-1-6-glykosidisch. Damit ähnelt Amylopektin dem Glykogen, einem hochverzeigten kompakten Kugelmolekül von hoher physikalischer und chemischer Stabilität. Der Substitutionsgrad beträgt bei der hochmolekularen Hydroxyäthylstärke 0,6 bis 0,8, d.h. 10 Glukoseanteile tragen durchschnittlich 6 bis 8 Hydroxyäthylgruppen. Die niedermolekulare Stärke besitzt einen Substitutionsgrad von 0,5–0,55. Dabei sind die Hydroxyäthylgruppen zu 75% an C_2, 20% an C_6 und 5% an C_3 gebunden.
Die höhermolekulare Stärke besitzt das Zahlenmittel des Molekulargewichtes ($\overline{M}w$) von 71 000, das Gewichtsmittel ($\overline{M}w$) beträgt 450000. Die Molekulargewichtsverteilung ist ähnlich breit wie im Glykogen oder Amylopektin. 90% der Moleküle liegen im Molekulargewichtsbereich zwischen 10000 und 1000000. Die hochmolekularen HÄS-Moleküle werden durch α-Amylase im Blutkreislauf enzymatisch relativ rasch gespalten. Dadurch besitzen schon kurz nach Transfusionsende etwa 85% der Moleküle ein Molekulargewicht zwischen 40000 und 100000 und liegen damit im klinisch wirksamen Bereich. Die Wasserbindungskapazität beträgt zwischen 10 und 14ml/g Stärke (in vitro und in vivo). Die Intrinsic-Viskosität liegt zwischen 0,23 bis 0.27. Der pH-Wert der 6%igen HÄS-Lösung ($\overline{M}w$ 450000) beträgt zwischen 5,0 bis 7,0.
Die niedermolekulare Stärke besitzt das Zahlenmittel des Molekulargewichts ($\overline{M}w$) von 31 000, das Gewichtsmittel ($\overline{M}w$) beträgt 40000. Auch bei diesem Präparat ist die Molekulargewichtsverteilung relativ breit. 80% der Moleküle liegen im Molekulargewichtsbereich zwischen 5 000 und 94000. Hydroxyäthylstärke 40000 wird durch α-Amylase enzymatisch abgebaut, wobei die α-1-4-glykosidischen Bindungen gespalten werden. Die Intrinsic-Viskosität liegt zwischen 0,09 bis 0,14. Der pH-Wert der 6%-Stärkelösung beträgt 5,0–6,5. Inzwischen ist ein Stärkepräparat entwickelt worden, dessen mittleres Molekulargewicht ($\overline{M}w$) bei 200000 liegt. Die bisher durchgeführten tierexperimentellen Studien bescheinigen dem Präparat eine gute Volumenwirksamkeit und Verträglichkeit. Seine klinische Verwendung steht noch aus.

Insgesamt besitzt das Stärkekolloid entsprechend seinem strukturellen Aufbau auch in seinen Eigenschaften eine starke Beziehung zum Dextranmolekül. Die wesentlichsten physikalisch-chemischen Daten sind in Tab. 15 zusammengestellt.

Tabelle 15 Physikalisch-chemische Eigenschaften der Hydroxyäthylstärke-Lösungen

Meßwert	HÄS 450	HÄS 40
Gewichtsmittelwert ($\overline{M}w$)	450 000	40 000
Zahlenmittelwert ($\overline{M}n$)	71 000	31 000
Uneinheitlichkeit U ($\overline{M}w/\overline{M}n$)	6,3	1,29
Relative Viskosität (ηrel)	4,5	
Intrinsic viscosity 25° C dl/g	0,25	0,09–0,14
Wasserstoffionenkonzentration (pH)	5,0–7,0	5,0–6,5
Wasserbindungskapazität (ml/g)	10–14	
Substitutionsgrad DS	0,7–0,8	0,5–0,55
Kolloidosmotischer Druck (mmH_2O)	260	400

Wirkungen

1. Volumenwirkung: Die bisherigen tierexperimentellen und klinischen Untersuchungen bescheinigen den Stärkelösungen ein etwa ähnliches Verhalten wie den Dextraninfusionsmitteln. Dabei entsprechen die Volumenwirkung und die intravasale Verweildauer nahezu den Werten, die bei Dextranpräparaten mit dem Molekulargewicht $\overline{M}$w 70000 gemessen wurden. Nach einer Dosierung von 25 ml pro kg Körpergewicht Dextran 70 bzw. Hydroxyäthylstärke ($\overline{M}$w 450000) verweilten beim Hund 19% Dextran 70 und 38% HÄS 24 Stunden intravasal (443, 445). Die Zunahme des Blutvolumens durch Hydroxyäthylstärke ($\overline{M}$w 450000) hielt bei Hunden (443, 445) und bei Patienten (417) länger an, als diejenige von Dextran 70. Bei Hunden, die zweimal bis zu einem Blutdruck von 30 mmHg entblutet wurden und deren Blut durch HÄS ($\overline{M}$w 450000) oder Dextran 70 substituiert wurde, zeigte sich nach Dextran 70 und nach HÄS eine identische Wirksamkeit (443, 445). Bei fortschreitender Hämodilution mit HÄS und Dextran 70 bis zu Hämatokritwerten von 10% konnten bei Hunden keine unterschiedlichen Befunde im Verhalten des Blutvolumens erhoben werden (433).
Niedermolekulare Stärklösungen besitzen eine isovolämische Volumenwirkung, die mindestens 4 Stunden nachweisbar ist. Überschießende Volumenwirkungen werden nach HÄS 40 nicht beobachtet (138, 239, 275).
2. Wirkung auf die Durchblutung: Bei normovolämischen Patienten, die 1000 ml Dextran 70 oder HÄS erhielten, zeigten beide Kolloide nahezu vergleichbare hämodynamische Veränderungen (309, 310). Hydroxyäthylstärkefraktionen von gleicher inhärenter Viskosität hatten den gleichen Effekt auf die Blutviskosität wie Dextran (144). Das Herzzeitvolumen und die Überlebensraten zeigten in stärke- und dextranbehandelten Untersuchungsgruppen keine signifikanten Unterschiede (433). HÄS soll eine Herabsetzung des peripheren und pulmonalen Gefäßwiderstandes und eine Verbesserung der Perfusion im Niederdrucksystem der Lungenstrombahn bewirken (483), die Bestätigung dieser Befunde steht noch aus.
3. Andere Wirkungen: Hydroxyäthylstärke ist wirksam und untoxisch als Schutzsubstanz für Erythrozyten bei der Tiefkühlkonservierung (Ausbeute an ungeschädigten Erythrozyten beträgt 97%).

Nebenwirkungen

1. Blutgerinnung: Ebenso wie Dextran erhöht auch Hydroxyäthylstärke ($\overline{M}$w 450000) in höherer Dosierung bei Hunden die Blutungszeit (118, 134, 433, 442, 444) und die Blu-

tungstendenz aus experimentellen Hautschnitten (134). Hämodilutionsbedingte Veränderungen betreffen die Aktivität des Faktors V, die Thrombozytenzahl, die Gerinnungszeit, die Prothrombinzeit und Thromboplastinbildung (134). Die wesentlichsten hämostatischen Defekte, welche durch HÄS ausgelöst werden, scheinen die Blutplättchen und das Fibrin zu betreffen. Die Thrombozyten werden durch HÄS umhüllt (Coating), ihre Aktivität wird dabei herabgesetzt (263). Hydroxyäthylstärke übt ähnlich wie Dextran eine Wechselwirkung mit Plasmaprotein aus, in dem eine Veränderung der Proteinumhüllung geformter Blutbestandteile bewirkt wird (442, 444). Bei klinischer Anwendung von HÄS traten abnormale Blutungen sehr selten auf (260, 416, 417), allerdings war die verabreichte Menge teilweise sehr gering. Die Zahl der durchgeführten Untersuchungen ist noch relativ gering, um eine definitive Stellungnahme zum Problem der Blutgerinnung nach HÄS-Infusionen zu geben.

2. Nierenfunktion: Hydroxyäthylstärke bewirkt keine Verschlechterung der Nierenfunktion (188, 192). Die Kreatinin-Clearance, die Glukosereabsorption und die Paraaminohippuratausscheidung bleiben unverändert oder sind sogar erhöht (440–445). Die renale Durchblutung steigt bei Hunden, die über 2 bis 5 Tage 130 bis 250 ml pro kg Körpergewicht 6%ige Hydroxyäthylstärke ($\overline{M}w$ 450000) erhalten hatten, an. In klinischen Studien wurde eine Steigerung der Diurese nach Infusion von HÄS beobachtet.

3. Anaphylaktoide Reaktionen: Hydroxyäthylstärke ($\overline{M}w$ 450 000) wirkt inimmunogen auf Kaninchen, Meerschweinchen und Menschen, auch dann, wenn Fraktionen mit sehr hohem Molekulargewicht verwendet werden (296, 298). Andere „nicht immunogene" Reaktionen wurden nach HÄS nicht beobachtet. Allerdings sind auch Stärkeinfusionslösungen mit dem Risiko anaphylaktoider Reaktionen behaftet; ihre Häufigkeit muß z.Z. mit 0,085% eingestuft werden (372).

Andere Nebenwirkungen: Die Zugabe von Hydroxyäthylstärke zu Blut erhöht die Sedimentationsbereitschaft geformter Blutelemente. In-vitro-Bestimmungen haben gezeigt, daß HÄS nicht zur Beeinträchtigung von Blutgruppenbestimmungen führt (240).

Elimination

Die kleinen Moleküle werden ohne weitere Um- und Abbauvorgänge mit dem Harn ausgeschieden. Größere HÄS-Moleküle werden zu kleineren Molekülen metabolisiert. Große Moleküle werden durch das retikuloendotheliale System aus dem Kreislauf entfernt. Sie lassen sich über längere Zeit in Hepatozyten, im proximalen Tubulusepithel der Niere, in den Phagozyten sämtlicher Organe und in den Retikulumzellen der Lymphknoten (345) nachweisen. Die Gewebsverteilung von Hydroxyäthylstärke bei Mäusen, Ratte und Hunden ist histochemisch und mit Radioisotopenmethoden untersucht und entspricht dem Verhalten des Dextrans (443). Die Hydroxyäthylstärke wird in allen Körperzellen kontinuierlich enzymatisch abgebaut und fortlaufend aus ihnen eliminiert. Eine Metabolisierung bis zu CO_2 findet nicht statt. Die Hydroxyäthylgruppen werden im Organismus nicht abgespalten. Sie bleiben bis zur Ausscheidung an Glukose gebunden, so daß keine Gefahr der Bildung von Äthylenglykol besteht (445).

Indikationen

Volumensubstitution bei der verschiedenen Formen des Schocks. In Kombination mit Humanalbumin zur normovolämischen Hämodilution.

Handelsformen:

Plasmasteril mit Elektrolyten	6% Hydroxyäthylstärke (HÄS, $\overline{M}w$ 450 000) in Elektrolytlösung (Dr. E. Fresenius KG, Bad Homburg),

Plasmasteril 6%	6% Hydroxyäthylstärke (HÄS, $\bar{M}$w 450000) in isotonischer Natriumchloridlösung (Dr. E. Fresenius KG, Bad Homburg),
Expafusin	6% Hydroxyäthylstärke (HÄS, $\bar{M}$w 40000) in Elektrolytlösung (Pfrimmer, Erlangen),
Plasmotonin	6% Hydroxyäthylstärke (HÄS, $\bar{M}$w 450000) in Kochsalzlösung (Bayer, Leverkusen).

Polyvinylpyrrolidon (PVP)

Auf der Suche nach einem Kolloid, das zur Herstellung von Plasmaersatzmittel Verwendung finden kann, experimentierten BRAUN, JORNS und STIERLEN (226, 426) mit dem Polyvinylalkohol, den sie sowohl zur Verminderung des Hirndruckes als auch zum Volumenersatz in isotonen und hypertonen Lösungen mit gutem Erfolg einsetzten. Erstaunlicherweise wurden diese Arbeiten nicht fortgeführt. REPPE (360), WEESE (469) und HECHT (183) wandten sich in den Anfangsjahren des 2. Weltkrieges dem Polyvinylpyrrolidon (PVP) zu. Sie stellten sehr bald ein Infusionsmittel her, das unter dem Namen Kollidon und später Periston während des 2. Weltkrieges im deutschen Sanitätsdienst große Verwendung fand. Beim Polyvinylpyrrolidon handelt es sich im Gegensatz zu Dextran, Gelatine und Stärke um einen synthetischen Kunststoff, der erstmals in der Humanmedizin in größerem Umfang als kolloidale Grundsubstanz für ein Plasmaersatzmittel eingesetzt wurde.

Herstellung

Azetylen, Ammoniak und Formaldehyd bilden die Herstellungsgrundlage dieses künstlichen Kolloids. Aus diesen Grundstoffen entsteht zunächst 2-Pyrrolidon. Daraus wird durch Vinylierung N-Vinyl-2-Pyrrolidon synthetisiert (360), welches wiederum durch gesteuerte Polymerisation zum Polyvinylpyrrolidon aufgebaut wird.
Beim Polymerisationsprozeß wird die Doppelbindung des Vinyls hydriert, so daß eine gesättigte Kohlenwasserstoffkette wechselnder Länge entsteht (Abb. 26). HECHT u. WEESE (183) prüften dieses Kolloid 1940 und führten es als Kollidon und später Periston in die Klinik ein.

Abb. 26 Polymerisation des N-Vinyl-2-pyrrolidons. Die Doppelbindung des Vinyls wird hydriert, so daß eine Kohlenwasserstoffkette wechselnder Länge entsteht

Charakterisierung

Polyvinylpyrrolidon ist leicht löslich in Wasser, ebenso in mineralischen Säuren, in Trichloressigsäure und vielen organischen Lösungsmitteln. In Äther ist es nicht löslich. Die kettenförmig miteinander verknüpften Einheiten enthalten eine Säureamidgruppe, die möglicherweise für einige der Eigenschaften des PVP bedeutend ist. Überschichtet man eine Lösung von PVP in Chloroform vorsichtig mit Wasser, so tritt das Kolloid sehr schnell vollständig in die wäßrige Phase über. Seine Hydrophilie ist so groß, daß es unmöglich ist, die Substanz aus wäßrigen Lösungen mit organischen Lösungsmitteln zu extrahieren.
Die Zugabe von Salzen vermindert seine Viskosität nicht; erst 9%ige Natriumsulfatlösung wirkt fällend. Diese Beständigkeit auch beim Kochen in Säure ist die Voraussetzung für die einwandfreie Sterilisierbarkeit und für das Fehlen von Alterungserscheinungen beim Poly-

vinylpyrrolidon. Beim Kochen in schwachem Alkali nimmt die Viskosität zu. Nach der Strukturformel müßte PVP eine undissoziierte elektronische Verbindung sein. In wäßriger Lösung zeigt es jedoch einen pH-Wert von 4. Messungen mit der Ultrazentrifuge und dem Onkometer ergeben, daß das Molekulargewicht des PVP zwischen 20000 bis 80000 streut. Eine 3%ige PVP-Lösung ist isoonkotisch und isoviskös mit dem Blutplasma.
Polyvinylpyrrolidonmoleküle mit Molekulargewichten über 50000 können nicht abgebaut werden, sie werden auch nicht durch die Niere ausgeschieden. Es ist deshalb erforderlich, das Molekül unter ein Molekulargewicht von 50000 zu begrenzen, um die totale Ausscheidung aus dem Organismus zu ermöglichen. Die physikalisch-chemischen Daten des Periston z.B. sind in Tab. 16 enthalten.

Tabelle 16 Physikalisch-chemische Eigenschaften der Polyvinylpyrrolidon-Lösung

Meßwert	PVP-Lösung
Gewichtsmittelwert ($\overline{M}w$)	25 000–30 000
Zahlenmittelwert ($\overline{M}n$)	15 000
Uneinheitlichkeit ($\overline{M}w/\overline{M}n$)	1,7–2,0
Relative Viskosität (ηrel)	2,0
Isoelektrischer Punkt (pH)	6,0

Wirkungen

Die Volumenwirkung des früher verwendeten Periston ($\overline{M}w$ 50000) wurde von allen Untersuchungen als außerordentlich günstig beurteilt. Keine dieser Publikationen enthält jedoch vergleichbare Meßdaten. Die später eingeführten PVP-Präparate mit dem mittleren Molekulargewicht von 25000 besaßen dagegen nur noch eine sehr geringe Volumenwirkung; sie lag bei Vergleichsuntersuchungen fast stets unter dem Wert der Gelatinepräparate und in jedem Fall unter dem der Dextranlösungen. PVP-Präparate mit dem mittleren Molekulargewicht von 25000 sind etwa 2 bis 3 Stunden ausreichend kreislaufwirksam.
Angeregt durch Untersuchungen über den Abtransport von Farbstoffen aus dem Organismus durch PVP wurde eine „Entgiftungsfunktion" des PVP diskutiert. Zu diesem Zwecke wurde das niedermolekulare Periston-N in die Klinik eingeführt. Es sollte eine Serum- und Gewebswäsche vor allem bei Tetanus-, Diphtherie-, Ruhr-, Poliomyelitis- und anderen Infektionserkrankungen bewirken. Der Beweis für die Zuverlässigkeit dieser Therapieformen konnte nicht erbracht werden.

Nebenwirkungen

2 Eigenschaften haben Polyvinylpyrrolidon mehr und mehr in den Hintergrund gerückt: seine Speicherung im retikuloendothelialen System (RES) und eine mögliche Kanzerogenität. Bei mikroskopischen Untersuchungen von Gewebeschnitten solcher Versuchstiere, denen vorher PVP injiziert worden war, konnten Ablagerungen des Kolloids im gesamten RES nachgewiesen werden. Auch mehrere Monate nach der Infusion war das Kolloid dort noch nachweisbar (14, 208, 228). Andere Untersuchungen ließen den Verdacht aufkommen, daß Periston kanzerogene Eigenschaften besitzen könne (207). Die Versuchsergebnisse konnten jedoch nicht reproduziert werden. In keiner Nachuntersuchung ließ sich die Kanzerogenität des PVP bestätigen. Trotzdem haben diese Mitteilungen (Speicherung, Kanzerogenität) dazu geführt, daß PVP heute nicht mehr verwendet wird.

Elimination

Polyvinylpyrrolidon mit niedrigem Molekulargewicht wird größtenteils über die Nieren ausgeschieden (184). 80% der infundierten Menge werden in den ersten 3 Tagen mit dem Harn eliminiert, wobei die Moleküle mit $\overline{M}w < 30000$ rasch, die mit $\overline{M}w > 30000$ nur langsam ausgeschieden werden. Zwar konnte am Kaninchen nachgewiesen werden, daß auch Moleküle mit $\overline{M}w$ 150000 im Glomerulus erscheinen, andererseits zeigten Untersuchungen mit radioaktiven Isotopen, daß selbst PVP-Kolloide mit einem Molekulargewicht von weniger als 40000 im Gewebe abgelagert und schließlich im RES gespeichert werden. Es ist deshalb anzunehmen, daß die PVP-Moleküle schlechter im Glomerulus gefiltert werden als andere kolloidale Substanzen. Die Nierenschwelle für PVP liegt eindeutig unter einem Molekulargewicht von 50000. In den Tubulusepithelien ließen sich ähnlich wie bei den anderen Substanzen vorübergehende Vakuolenbildungen nachweisen.

Indikationen

Polyvinylpyrrolidonpräparate wurden früher zur Volumenersatztherapie eingesetzt. Seit vielen Jahren werden diese Substanzen jedoch nicht mehr klinisch verwendet. Früher wurde das 6%ige Periston mit einem Molekulargewicht von 12600 als Entgiftungspräparat empfohlen, auch diese Indikation ist heute nicht mehr haltbar.

Handelsformen:
In Deutschland sind keine PVP-Präparate mehr im Handel.

Zusammenfassende Beurteilung der körperfremden kolloidalen Plasmaersatzmittel

Seitdem Einigkeit besteht, daß nicht jeder Blutverlust sofort durch die Bluttransfusion behandelt werden muß, ist die Suche nach dem bestgeeigneten Blutersatzmittel nicht zum Stillstand gekommen. Dabei mußte aber bald erkannt werden, daß die Sauerstofftransportfunktion des Blutes vorerst nicht durch ein entsprechendes Ersatzpräparat übernommen werden kann. Die Entwicklungsarbeiten konzentrierten sich deshalb fast ausschließlich auf Präparate zur Substitution des Plasmas. Da ein solches Infusionsmittel über einen ausreichenden kolloidosmotischen Druck verfügen sollte und menschliche Plasmapräparate nur in begrenztem Umfang verfügbar waren, wurde schon in den Anfangszeiten der Entwicklung von Plasmaersatzmitteln mit körperfremden Kolloiden experimentiert. Diese Arbeiten wurden mit besonderem Nachdruck vorangetrieben, als ein Zusammenhang zwischen bestimmten Krankheitszuständen (insbesondere Hepatitis) und vorausgehenden Blut- und Plasmatransfusionen nachgewiesen werden konnte. Inzwischen haben sich die körperfremden kolloidalen Plasmaersatzmittel als unentbehrliche Therapeutika am Unfallort und in der Klinik durchgesetzt. Ihre Beschaffenheit führte zu einer bevorzugten Anwendung als Therapeutika der „Ersten Hilfe". Aber auch in der Klinik stieg in den letzten Jahren der Verbrauch an Plasmaersatzmitteln ständig weiter an. Gründe für diese Entwicklung waren die angestrebte Herabsetzung der Hepatitisinfektion, die Erkenntnisse über die Vorteile der limitierten Hämodilution und die Thromboseprophylaxe. In experimentellen Untersuchungen konnte zudem gezeigt werden (284), daß die sofortige Wiederauffüllung des Gefäßsystems mit Blut keineswegs die veränderte pathophysiologische Situation des Organismus wieder voll zu beseitigen vermag. Bei vorausgehendem hämorrhagischem Schock sind z.B. noch 3 Stunden nach der Rückgabe der verlorenen Blutmenge die Gerinnungswerte ebenso nicht wieder normalisiert wie nach einer Volumensubstitution mit Plasma- oder Plasmaproteinlösungen. Noch ungünstiger reagiert die Niere auf die alleinige Wiederauffüllung des Gefäßsystems mit Blut. Selbst mehrere Stunden nach der Bluttransfusion war unter den gewählten Versuchsbedingungen das Harnzeitvolumen um mehr als 50% des Ausgangswertes vermindert (Abb. 27). Andererseits konnte demonstriert werden, daß die kontrollierte isovolämische Hämodilution durch Viskositäts-

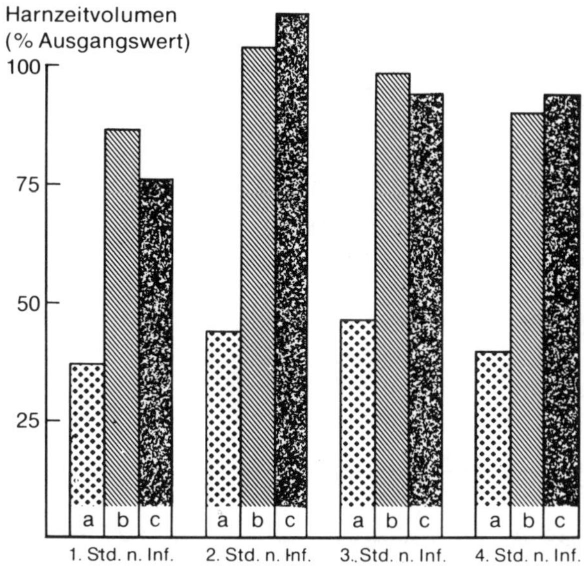

Abb. 27 Harnzeitvolumen (% Ausgangswert nach vorausgehendem Blutentzug mit einstündiger oligämischer Schockpause und volumengleicher Kreislaufauffüllung mit Blut (a), Plasma (b) oder körperfremden kolloidalen Plasmaersatzmitteln – hier Dextran (c) – während eines Zeitraumes von 4 Stunden nach der Wiederauffüllung des Kreislaufs

senkung eine erhebliche Durchblutungsverbesserung, vor allem im stoffwechselaktiven Teil des Gefäßsystems bewirkt (306).
Es sind nunmehr 3 körperfremde Kolloide, die sich bis heute durchzusetzen vermochten: Dextran, Gelatine und Stärke. Vor- und Nachteile der einzelnen Präparate wurden in vielen Publikationen, Kongreßreferaten und Diskussionen immer wieder aufgezeigt. Man darf aus allen diesen Berichten schließen, daß unter den heute geltenden Bedingungen im Rettungswesen sämtliche körperfremden kolloidalen Plasmaersatzmittel zur Volumensubstitution im Rahmen der „Ersten Hilfe" gleich gut geeignet sind.
Die intravasale Verweildauer der Lösungen beträgt mindestens 3 Stunden (280, 286, 445). Damit ist für zivile Verhältnisse durch jedes dieser Mittel ein ausreichender Volumeneffekt garantiert. Die definitive Substitution des Blutverlustes erfolgt dann ohnehin in der Klinik mit Vollblut, Erythrozytenkonzentraten, menschlichen Plasmapräparaten oder weiteren körperfremden Kolloiden. Lediglich bei Katastrophensituationen oder für militärmedizinische Zwecke scheinen jene Präparate vorteilhafter zu sein, die eine möglichst langanhaltende intravasale Verweildauer besitzen, z.B. höhermolekulare Dextran- oder Stärkepräparate. Da für derartige Zwecke außerdem die Halbarkeit, Lagerungsfähigkeit und die sofortige Einsatzbereitschaft auch bei ungünstigen klimatischen Bedingungen (z.B. Kälte) mitentscheidend ist, muß auch aus diesen Gründen den höhermolekularen Dextranpräparaten und den Stärkeinfusionslösungen ein gewisser Vorteil eingeräumt werden. In experimentellen Untersuchungen (284) konnte z.B. gezeigt werden, daß das Blutvolumen bei Volumensubstitution mit höhermolekularem Dextran oder Stärke selbst 4 Stunden nach der Infusion noch immer im Bereich des Ausgangswertes lag (Abb. 28). Unter strengen klinischen Kriterien dürften jedoch auch diese Infusionslösungen nicht als absolut ideal betrachtet werden.
Die Möglichkeit einer Beeinflussung des Blutgerinnungssystems bei Infusion größerer Mengen in den Organismus (mehr als 3 bis 4 Infusionseinheiten) sollte bei allen therapeutischen Überlegungen berücksichtigt werden. Andererseits darf dieser Umstand aber auch nicht überbewertet werden, weil auch andere Plasmaersatzmittel – besonders, wenn sie in großen Mengen infundiert werden – Störungen der Blutgerinnung auslösen können (Abb. 29). Da ein spezifischer Störeffekt der Gelatineinfusionsmittel auf den Blutgerinnungsmechanismus bisher nicht nachgewiesen werden konnte, dürfte die Abnahme der Gerinnungsaktivität des

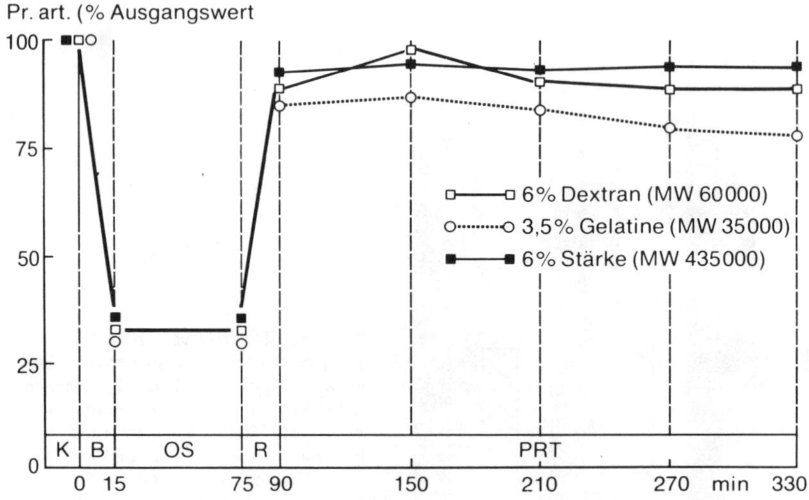

Abb..28 Der Gang des arteriellen Mitteldruckes (Pr.art% Ausgangswert) während einer 15 Minuten andauernden Entblutungsphase (B) mit anschließender 1stündiger oligämischer Schockpause (OS) und nach Wiederauffüllung des Kreislaufs (R) mit einem dem Gesamtblutverlust entsprechenden Infusionsvolumen von 6% Dextran, 3,5% Gelatine und 6% Stärke.
Die Nachbeobachtungsperiode (PRT) beträgt 4 Stunden

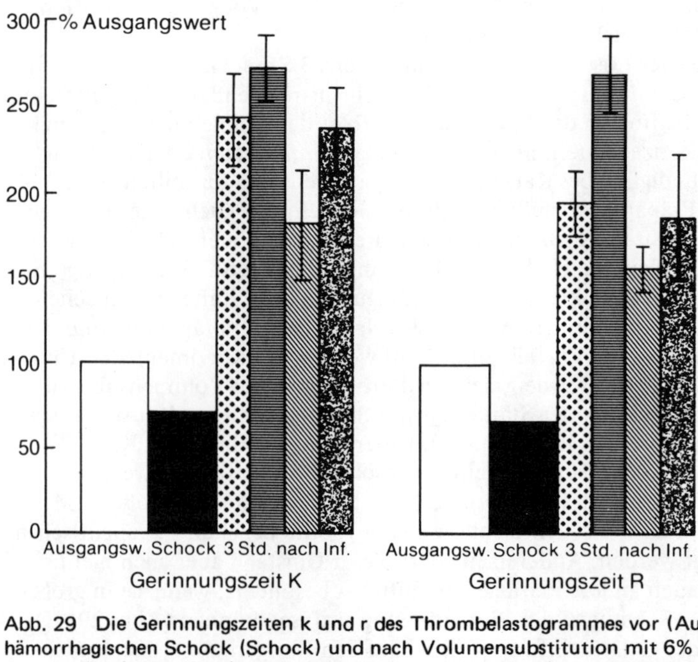

Abb. 29 Die Gerinnungszeiten k und r des Thrombelastogrammes vor (Ausgangswert), nach schwerem hämorrhagischen Schock (Schock) und nach Volumensubstitution mit 6% Dextran (punktiert), 10% Dextran (querschraffiert), 3,5% Gelatine (schrägschraffiert), und 6% Stärke (marmoriert)

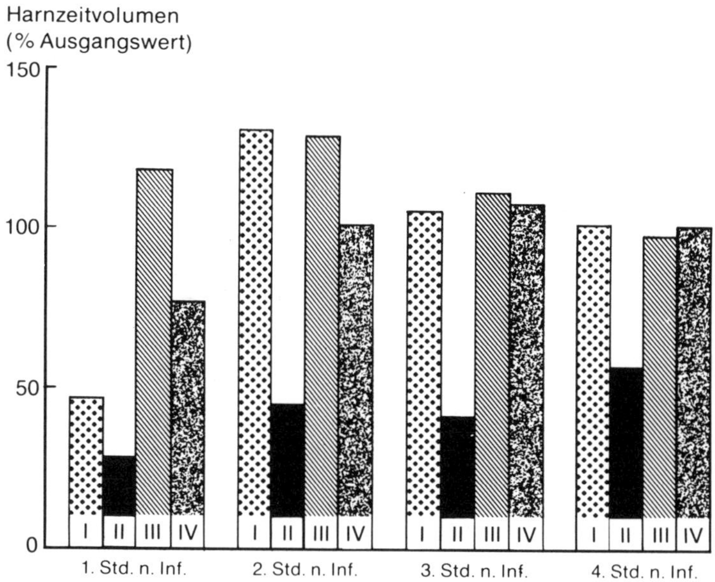

Abb. 30 Harnzeitvolumen (% Ausgangswert) nach vorausgehendem Blutentzug mit 1stündiger oligämischer Schockpause und volumengleicher Kreislaufauffüllung durch 6% Dextran (I), 10% Dextran (II), 3,5% Gelatine (III) und 6% Stärke (IV) während eines Zeitraumes von 4 Stunden

Blutes nach Gelatineinfusion unter den geprüften Bedingungen in erster Linie auf eine Verdünnung der Gerinnungsfaktoren des Plasmas zurückzuführen sein (286).

Die niedermolekularen Dextranfraktionen – irrtümlich lange Zeit und vielerorts zur ausschließlichen Volumensubstitution verwendet – sollten heute nicht mehr als universell anwendbare Plasmaersatzmittel betrachtet werden. Sie besitzen spezifische Indikationen, wobei Störungen im Bereich des Kapillargebietes im Vordergrund stehen. Gleich einem spezifischen Therapeutikum kommt niedermolekulares Dextran deshalb erst in der Sekundärphase der Behandlung zum Einsatz. Auch dann sollte niedermolekulares Dextran nicht unbeschränkt und als einziges Volumensubstitut verwendet werden, weil sonst eine zeitlich begrenzte Einschränkung der Harnausscheidung erwartet werden muß (Abb. 30). Die Bestrebungen, mit bestimmten körperfremden Plasmaersatzmitteln spezifische pharmakologische Effekte zu erzielen, müssen mit der gebotenen Sorgfalt betrachtet werden. Die „Serum- und Gewebswäsche" mit niedermolekularem PVP z.B. konnte sich ebenso nicht durchsetzen wie die zunächst propagierte Eiweißsubstitution mit Gelatinekolloiden. Die Thromboseprophylaxe mit Dextranlösungen (30, 103) kann empfohlen werden, wenn die Voraussetzung besteht, eine kontinuierliche und kontrollierte Infusion zu garantieren. Gesichert ist auch der günstige Effekt des niedermolekularen Dextrans bei zerebralen und peripheren Durchblutungsstörungen. Der Einsatz von körperfremden kolloidalen Plasmaersatzmitteln bleibt demnach nicht mehr allein auf die zeitlich begrenzte Substitution von Blutverlusten beschränkt.

Schließlich darf aber auch ein ausschließlicher Ersatz von Blutverlusten durch körperfremde Plasmaersatzmittel empfohlen werden. Dies trifft zu für die geringe intraoperative Blutung, bei der nicht mehr als 10% des Ausgangsblutvolumens verloren wurde. Der Vorteil einer solchen Therapiemaßnahme besteht dann vor allem in der Konstanthaltung des Blutvolumens während des operativen Eingriffes, der Ausschaltung gegenregulatorischer Maßnahmen des Organismus auf den Blutverlust und in der Verminderung der Gefahr einer Serumhepatitis.

Eine Methode zur Einsparung von Fremdblut ist mit dem Verfahren der „kontrollierten isovolämischen Hämodilution" entwickelt und mit gutem Erfolg in die Klinik eingeführt worden (306). Hier haben die körperfremden kolloidalen Plasmaersatzmittel auf der Basis von

Dextran und Stärke in Verbindung mit den körpereigenen Plasmapräparaten bisher die besten Ergebnisse gezeigt. Als seltener Einzelfall definitiver Substitution auch größerer Blutverluste durch körperfremde kolloidale Plasmaersatzmittel bleibt die Behandlung der Hämmorrhagie bei Angehörigen religiöser Glaubensgemeinschaften, z.B. den Zeugen Jehovas. Eine Dauerbehandlung mit körperfremden kolloidalen Plasmaersatzmitteln sollte dagegen nicht durchgeführt werden. Abgesehen von der parallel laufenden Verdünnung aller Blutbestandteile ist auch mit der Hemmung der Synthese von körpereigenem Eiweiß, vor allem Albumin, zu rechnen. Die Verwendung von körperfremden kolloidalen Plasmaersatzmitteln sollte stets als differente therapeutische Maßnahme betrachtet werden. Das angestrebte therapeutische Ziel muß in einem vertretbaren Verhältnis zum Risiko stehen. Insbesondere wegen der Gefahr von anaphylaktoiden Reaktionen sollte die Infusion von Plasmaersatzmitteln stets unter Aufsicht entsprechend ausgebildeten medizinischen Personals erfolgen. Keines der klinisch gebräuchlichen Plasmaersatzmittel ist frei vom Risiko anaphylaktoider Nebenwirkungen. Ihre Fequenz ist mit 0,03% zwar gering, doch können schwere Zwischenfälle nach Infusion jedes Kolloids vorkommen. Trotz dieses Risikos ist jedoch ein genereller Verzicht auf Kolloide in der Volumenersatztherapie nicht gerechtfertigt.

Einsatz von Plasmaersatzmitteln bei Spezialindikation

Körpereigene und körperfremde kolloidale Plasmaersatzmittel besitzen einige spezielle Indikationsgebiete, die in den letzten Jahren durch teilweise gut kontrollierte experimentelle und klinische Studien erarbeitet wurden. Dazu zählen die Volumensubstitution in der Notfallmedizin, die Anwendung bei verweigerter Bluttransfusion, die kontrollierte isovolämische Hämodilution, die Thromboseprophylaxe, die Behandlung zerebraler und peripherer Durchblutungsstörungen, die Therapie der Hypalbuminämie sowie die Infektionsprophylaxe und -therapie mit Gammaglobulinen. Der gewünschte therapeutische Effekt kann jedoch nur dann erwartet werden, wenn die praktische Durchführung streng nach den erteilten Richtlinien und unter entsprechender Kontrolle erfolgt.

Volumensubstitution in der Notfallmedizin

Für die Volumenersatztherapie ist die Erkenntnis wichtig, daß der Organismus einen bestimmten Erythrozytenverlust gut toleriert, solange das Gesamtblutvolumen normal bleibt. Die Notwendigkeit des Erythrozytenersatzes orientiert sich nach der Größe und der Geschwindigkeit des Verlustes an roten Blutkörperchen, der Kompensationsfähigkeit des Herzzeitvolumens und der Atmung, sowie den Strömungsbedingungen im Kapillargefäßbereich. Am Beispiel des chronisch adaptierten Anämikers wird deutlich, daß eine Reduktion des Hämoglobingehaltes bis auf 6 g% bei stagnationsfreiem Kreislauf und entsprechenden Kompensationsmöglichkeiten zur Sauerstoffversorgung der Gewebe ausreicht. Aufgrund zahlreicher experimenteller und klinischer Studien darf davon ausgegangen werden, daß Volumenverluste bis zu 30% des Gesamtblutvolumens allein durch Plasmaersatzmittel ersetzt werden können. Bei größerem Defizit oder vorbestehendem Hämoglobinmangel bzw. Einschränkung der kardiopulmonalen Leistungsfähigkeit sind Bluttransfusionen erforderlich.

Von entscheidender Bedeutung für die Gabe von Erythrozyten- oder Vollblutkonserven ist die Beantwortung der Frage nach dem Bedarf an Sauerstoffträgern zur Sicherstellung der Sauerstoffversorgung des Organismus. Da der Sauerstoffverbrauch des Organismus bei etwa 250 ml/min liegt, muß die Sauerstofftransportkapazität des Blutes (HZV x art. Sauerstoffsättigung x Hb-Konz. x 1,34) so hoch sein, daß bei der im allgemeinen üblichen 30%igen Ausschöpfung des Blutes (Differenz zwischen arterieller und venöser Sauerstoffsättigung) eine ausreichende Sauerstoffmenge verfügbar ist (750 ml/min). Diese Sauerstoffmenge kann dem Organismus entweder durch Steigerung des Herzzeitvolumens oder durch Erhöhung der Hämoglobinkonzentration angeboten werden. Wenn man davon ausgeht, daß das durchschnittliche HZV des gesunden Erwachsenen etwa 5,4 l beträgt und 1 g Hämoglobin in der Lage ist, eine Menge von 1,34 ml Sauerstoff zu binden, so werden 560 g Hämoglobin benötigt, um die erforderliche Sauerstoffmenge von 750 ml/min zu transportieren. Diese Gesamthämoglobinmenge entspricht einer Hb-Konzentration von 10,3 g%.

Dieser theoretisch berechnete Wert kann dann unterschritten werden, wenn das Herz unter den Bedingungen der Isovolämie in der Lage ist, sowohl Schlagvolumen als auch Herzfrequenz und damit das Herzzeitvolumen zu steigern. Diese Bedingungen dürfen für primär

gesunde, leistungsfähige Erwachsene vorausgesetzt werden. Für vorgeschädigte Patienten, sowie bei Greisen, Kleinkindern und Säuglingen müssen wegen der reduzierten Kompensationsfähigkeit individuelle Grenzwerte gefunden werden, die näher an die Normwerte heranreichen. Dies gilt ganz besonders auch für Patienten unter den Bedingungen der Intensivtherapie. Nach BENDIXEN u. Mitarb. (34) ist hierbei sogar ein über der Norm liegender Hämoglobingehalt anzustreben, wenn trotz hoher inspiratorischer Sauerstoffkonzentrationen ein großer intrapulmonaler Shunt keine ausreichende Oxigenierung erlaubt.
Die Volumenersatztherapie bei akuten Blutverlusten kann demnach auch unter dem Kriterium einer ausreichenden Sauerstoffversorgung des Organismus sofort mit Plasmaersatzmitteln begonnen werden. Die bisherigen klinischen Erfahrungen haben zu der in der Praxis brauchbaren Empfehlung geführt (153, 281, 359), daß bei einem Blutverlust bis zu 25% des Gesamtblutvolumens (1,5l) ausschließlich Plasmaersatzmittel verwendet werden können, während bei Blutverlusten von 25–50% des Blutvolumens (1,5–3,0l) gleichgroße Mengen von Plasmaersatzmitteln und Blutkonserven zum Einsatz kommen sollten. Bei Blutverlusten von mehr als 50% sollte das Verhältnis Bluttransfusion zu Plasmaersatzmittelinfusion mindestens 2 : 1 betragen (Tab. 17).

Tabelle 17 Empfohlene Mischungsverhältnisse zwischen Blut und Plasmaersatzmitteln bei der Volumensubstitution geschätzter Blutverluste

	Mischungsverhältnis	
Blutverlust (%BV)	Blut	Plasmaersatzmittel
< 25%	0	1
25–50%	1	1
> 50%	2	1

Die Abschätzung des eingetretenen Blutverlustes ist unter Notfallsituationen außerordentlich erschwert. Selbst nach außen sichtbare Blutverluste werden mit einer hohen Fehlerquote beurteilt, wobei in der Regel der Blutverlust unterschätzt wird; noch größere Schwierigkeiten bereitet die Schätzung von Blutverlusten in Weichteilen, Körperhöhlen usw. Es sind deshalb viele Studien durchgeführt worden, um brauchbare Richtwerte für Blutverluste bei bestimmten Verletzungen zu erarbeiten (Tab. 18). Andere Untersuchungen hatten zum Ziel, den Blutverlust mit einfachen und auch im Notfall brauchbaren Meßgrößen zu ermitteln, z.B. durch den „Schockindex“ (s. S. 97) (Tab. 19). Wesentlich für die Volumenersatztherapie in der Notfallsituation ist die Erkenntnis, daß dem Patienten sowohl durch „Übertransfusion“ als auch durch „Untertransfusion“ erhebliche Gefahren drohen, z.B. Lungenödem bzw. persistierender Schock. Die Infusionstherapie sollte deshalb so bald wie möglich durch ausreichende Kontrollverfahren gesteuert werden, unter denen sich der zentrale Venendruck, der Pulmonalarteriendruck, die Hämoglobin- und Hämatokritkonzentration besonders bewährt haben (s. Kap. Kontrollverfahren).

Tabelle 18 Durchschnittliche Blutverluste bei verschiedenen Verletzungsarten

Verletzungsart	Blutverlust (l)
Intraabdominelle Blutung	1 – 4
Thoraxtrauma	2 – 3
Beckenfraktur	3 – 5
Oberschenkelfraktur	2 – 3
Unterschenkelfraktur	1 – 2
Schädelfraktur (offen)	1 – 2
Schädelfraktur (geschlossen)	0,5

Tabelle 19 Der „Schockindex" und seine Beziehungen zum Volumenverlust (aus: M. ALLGÖWER, C. BURRI. Dtsch. med. Wschr. 92 [1967] 147)

Volumenverlust (%BV)	Schockindex
10 – 20%	0,78 ± 0,046
20 – 30%	0,99 ± 0,17
30 – 40%	1,11 ± 0,12
40 – 50%	1,38 ± 0,16

Volumensubstitution bei verweigerter Bluttransfusion (Zeugen Jehovas)

Eines der schwierigsten Probleme im Klinikalltag bietet die Weigerung der Zeugen Jehovas, in eine Bluttransfusion einzuwilligen. Dies führt immer wieder zu schwer lösbaren Konflikten zwischen der Rettungspflicht des Arztes und der Pflicht zur Achtung des Selbstbestimmungsrechtes des Patienten. Für diesen Konflikt gibt es keine befriedigende Lösung im Sinne eines Kompromisses. Die Entscheidung des Arztes für die Bluttransfusion beruht auf einer medizinisch-naturwissenschaftlichen Wertung von Indikation und Kontraindikation der zu treffenden Maßnahme, die Ablehnung des Patienten aus einer strikten religiösen Motivation.

Juristische Voraussetzungen: Jeder Eingriff in die Körperintegrität – also auch die Bluttransfusion – erfüllt den Tatbestand der Körperverletzung und bedarf der Einwilligung des Patienten; es sei denn, es handelt sich um eine gesetzlich vorgesehene Zwangsuntersuchung oder Zwangsbehandlung. Mit dem Einwilligungsbedürfnis korrespondiert die Aufklärungspflicht. Deshalb ist die Entscheidung des Patienten über die zu treffende Maßnahme nur dann wirksam, wenn sie im Bewußtsein ihrer Tragweite getroffen wird.

Ist der Patient nicht fähig, selbst eine sachgerechte Entscheidung zu treffen, so obliegt dies dem Personensorgeberechtigten, also bei Kindern und Minderjährigen in der Regel den Eltern und bei Erwachsenen einem Pfleger. Kann deren Entscheidung nicht eingeholt werden, so ist der mutmaßliche Wille des Patienten entscheidend. Kinder sind bis zur Vollendung des 14. Lebensjahres generell als nicht entscheidungsfähig anzusehen. Kinder zwischen 14–18 Jahren können in einen Eingriff dann wirksam selbst einwilligen, wenn sie fähig sind, Wesen, Bedeutung und Tragweite des Eingriffes zu erfassen und ihren Willen hiernach zu bestimmen. Verweigert der zur Entscheidung berufene Personensorgeberechtigte die Einwilligung in eine dringend indizierte Bluttransfusion aus weltanschaulichen oder religiösen Gründen, so mißbraucht er in der Regel sein Personensorgerecht. In diesen Fällen muß der Arzt das Vormundschaftsgericht anrufen, das dann die erforderlichen Maßregeln trifft, oder der Arzt muß in Eilfällen die zur Lebenserhaltung dringliche Maßnahme in alleiniger Verantwortung durchführen.

Wenngleich die Bluttransfusion auch dann nicht ihre eigenständige Bedeutung als einwilligungsbedürftiger Eingriff verliert, wenn sie im Rahmen eines operativen Eingriffs erfolgt, wird man doch davon ausgehen können, daß in der Regel die Entscheidung des Patienten für den operativen Eingriff zugleich mit allen Nebeneingriffen korrespondiert. Von einem stillschweigenden Einverständnis kann jedoch dort nicht ausgegangen werden, wo dem behandelnden Arzt bekannt ist, daß der Patient einer Glaubensgemeinschaft angehört, die eine Bluttransfusion generell ablehnt. Verweigert ein Patient, der im Vollbesitz seiner geistigen Kräfte ist und sich der Tragweite seiner Entscheidung bewußt ist, eine Bluttransfusion, obwohl er eindringlich über die Folgen seiner Haltung aufgeklärt ist, so muß sie unterbleiben. Dies gilt auch dann, wenn die Blutübertragung dringend indiziert ist und die Rettung des

Lebens bedeutet. Nur wenn Anhaltspunkte dafür bestehen, daß der Patient psychisch gestört ist oder aus sonstigen Gründen die Tragweite seiner Entscheidung nicht überblickt oder nicht Herr seiner Sinne ist, muß der Arzt versuchen, sich Gewißheit darüber zu verschaffen, ob die Willensentscheidung des Patienten wirksam ist. Im Zweifelsfalle bedingt dies die Hinzuziehung eines Fachkollegen, z.B. eines Psychiaters oder Neurologen.

Medizinische Alternative: Vor jeder diagnostischen oder therapeutischen Maßnahme bei Patienten, die eine Bluttransfusion verweigern, diese aber im Laufe des Eingriffes benötigen könnten, ist abzuklären, ob eine strikte Weigerung gegenüber jedweder Transfusion von Blutbestandteilen besteht, oder ob der Patient einer Übertragung von Eigenblut oder gewaschenen Erythrozyten zustimmen kann.

Bei der strikten Transfusionsverweigerung ist davon auszugehen, daß die Sauerstoffversorgung des Organismus in Abhängigkeit vom Ausgangshämoglobinwert nach dem Verlust von maximal 1 500 ml Blut ernsthaft gefährdet ist. Daraus ergibt sich, daß Operationen mit einem zu erwartenden Blutverlust in dieser Höhe oder darüber nicht durchgeführt werden können, auch wenn andere Behandlungsmethoden keine Chance auf Heilung des Patienten haben. Der Patient muß über diesen Tatbestand aufgeklärt werden. Der Arzt kann den operativen Eingriff unter diesen Voraussetzungen verweigern. Es ist ihm nicht zuzumuten, daß er in Gewissensnot kommt, wenn er den Tod des Patienten auf dem Operationstisch als unmittelbare Folge des Eingriffs erdulden muß, obwohl er den Kranken durch eine Bluttransfusion retten könnte. Auch für die Mitglieder des Operationsteams, die nicht an der Aussprache mit dem Patienten teilgenommen haben, werden sich bei der Unterlassung lebensrettender Maßnahmen schwere psychologischen Belastungen ergeben.

Bei der eingeschränkten Transfusionsverweigerung bestehen gegen die Durchführung auch größerer operativer Eingriffe keine Bedenken, wenn der Patient damit einverstanden ist, daß ihm bei extremem Abfall der Sauerstoffkapazität mehrfach gewaschene Erythrozyten oder das zuvor entnommene Eigenblut transfundiert wird. In diesen Fällen ist eine sorgfältige Vorbereitung des Kranken mit der Abnahme von je 500 ml Eigenblut im Abstand von etwa 5 Tagen angezeigt. Das konservierte Eigenblut steht dann in funktionstüchtigem Zustand am Operationstag zur Verfügung. Jede Blutspende sollte sofort durch eine volumengleiche Infusion eines Plasmaersatzmittels kompensiert werden. Während und nach dem operativen Eingriff erfolgt die Volumenersatztherapie primär durch Plasmaersatzmittel. Eigenblut und/oder Sauerstoffträger werden nur dann übertragen, wenn diese durch die Messungen der Hämoglobinkonzentration absolut indiziert sind.

In der akuten Notsituation, z. B. bei einer unerwartet schweren Blutung während einer Operation, die in der Regel ohne Bluttransfusion durchgeführt werden kann, hat der Arzt die Pflicht, die akute lebensbedrohliche Situation zu beseitigen, die er selbst durch den Eingriff verschuldet hat. Man wird deshalb dem Arzt zubilligen müssen, bei einem Zeugen Jehovas eine im Verlaufe der Operation zur Lebensrettung unerläßliche Bluttransfusion vorzunehmen, wenn er vor Beginn der Operation davon ausgehen durfte, daß er sie ohne Transfusion werde durchführen können, und wenn nach eingetretener Blutung die Möglichkeit der Plasmaersatzmittelinfusion erschöpft ist.

Grundsätzlich darf davon ausgegangen werden, daß Blutverluste bis zu maximal 1 500 ml allein durch Plasmaersatzmittelinfusion kompensiert werden können.

Kontrollierte isovolämische Hämodilution

In tierexperimentellen Untersuchungen und klinischen Studien konnte in den letzten Jahren der Nachweis erbracht werden, daß die Sauerstoffversorgung des Organismus durch limitierte isovolämische Hämodilution nicht gefährdet wird (211). Mit der Senkung des Hämatokrits erfolgt eine Herabsetzung der Viskosität des Blutes, die bei entsprechender Steigerung des Herzzeitvolumens die verdünnungsbedingte Abnahme des Blutsauerstoffgehaltes voll kompen-

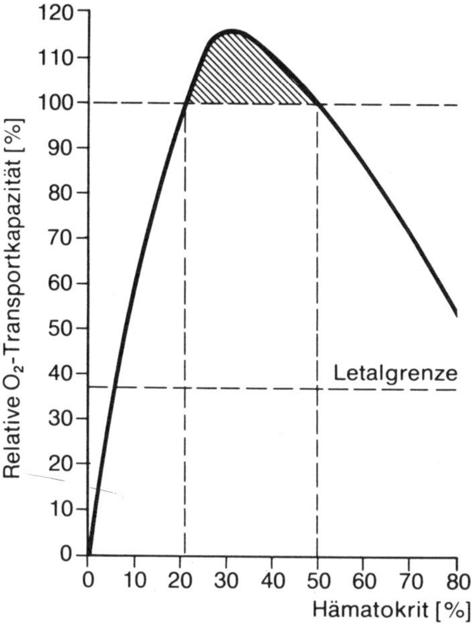

Abb. 31 Beziehungen zwischen Sauerstofftransportkapazität (%) und Hämatokrit (%) (modif. nach HINT 1968). Der schraffierte Teil des Kurvenverlaufs zeigt deutlich, daß eine relative Sauerstofftransportkapazität von 100% bei Hämodilution bis zu einem Hämatokritwert von 20% erreicht werden kann

sieren kann. Die bisherigen klinischen Erfahrungen zeigen, daß mit der Methode der isovolämischen Hämodilution Blutverluste bis zu 1 500 ml bei und nach operativen Eingriffen ausschließlich durch Plasmaersatzmittel und spätere Eigenbluttransfusion substituiert werden können. Voraussetzung für ein derartiges Vorgehen ist jedoch das Vorhandensein von Isovolämie. Unter den Bedingungen der isovolämischen Hämodilution besteht sogar der Vorteil, die Sauerstofftransportkapazität zu steigern (Abb. 31), weil die Fließeigenschaften des Blutes infolge Viskositätssenkung verbessert werden. Diese Werte haben jedoch nur bei Gesunden Gültigkeit. Für kardial oder pulmonal vorgeschädigte Patienten sowie bei Kleinkindern und Säuglingen müssen wegen der reduzierten Kompensationsfähigkeit hinsichtlich der Sauerstofftransportkapazität individuelle Grenzwerte gefunden werden, die näher an den Normwert reichen. Andererseits ist die Sicherstellung der Sauerstoffversorgung des Organismus durch Bluttransfusion ungewiß, weil nicht sicher ist, ob die transfundierten Erythrozyten tatsächlich in der Lage sind, ausreichende Mengen Sauerstoff zu binden. Es ist eine bekannte Tatsache, daß der für die Sauerstoffbindung erforderliche Gehalt an 2-3-Diphosphoglyzerat mit zunehmender Lagerungsdauer kontinuierlich abnimmt.
Dextran und Stärke eignen sich unter Kombination mit Humanalbumin zur Durchführung der isovolämischen Hämodilution in besonderem Maße, weil mit ihnen gezielt und kontrollierbar das Blut verdünnt werden kann, ohne das zirkulierende Blutvolumen zu vermindern. Die präoperative isovolämische Hämodilution hat zum Ziele, Fremdblut einzusparen, die Mikrozirkulation zu verbessern und eine Thromboseprophylaxe zu betreiben.
Bei der klinischen Anwendung der Hämodilution muß man wegen der erheblichen Auswirkungen auf das Kreislaufverhalten einige Vorsichtsmaßnahmen beachten:

1. Die Auswahl der Patienten muß sorgfältig erfolgen und sicherstellen, daß keine ernsthaften Erkrankungen der Herz-Kreislauf- und Atmungsorgane bestehen, das Ausgangs-Hb über 12 g% liegt und die Patienten keiner extremen Altersgruppe angehören.
2. Die Hämodilution darf nur bis zu einem Hämatokrit von 24% erfolgen.

Die technische Durchführung der Hämodilution ist einfach, allerdings an einen Zeitaufwand von mindestens 30 Minuten gebunden. Der Patient wird unmittelbar vor der Operation nach Schwerkraft in normale Blutbeutel entblutet. Der Verlust wird gemessen und eine der entnommenen Blutmenge adäquate Volumenmenge wird bei einem Vorschuß von 100–200 ml

Plasmaersatz infundiert. Der Patient bleibt auf diese Weise während der gesamten Entnahmezeit normovolämisch.
Als Dilutionslösungen eignen sich Dextran, Stärke und Humanalbumin. Bei der Verwendung der Dilutionsgemische muß man beachten, daß bei einer Entnahme von mehr als 1500 ml Blut die alleinige Substitution mit Dextran wegen der Überschreitung der Dextrangrenzdosis nicht angewandt werden sollte. In der bisherigen Praxis hat sich bewährt, ein Gemisch von Dextran mit Humanalbumin zur Volumensubstitution zu verwenden.
Die Rückgabe des entnommenen Blutes erfolgt in umgekehrter Reihenfolge zur Abnahme, d.h. das zuletzt entnommene Blut wird zuerst rücktransfundiert, und zwar in jedem Fall innerhalb der ersten 24 Stunden nach dem Eingriff, um die lagerungslabilen Blutbestandteile (Thrombozyten, plasmatische Gerinnungsfaktoren) in funktionsfähigem Zustand wieder in Zirkulation zu bringen. Der Retransfusionszeitpunkt orientiert sich nach dem Hämatokritwert, wobei auch hier der Wert von 30% möglichst nicht unterschritten werden sollte.

Thromboseprophylaxe

Prospektive Studien über die Häufigkeit thromboembolischer Komplikationen haben gezeigt, daß in der Allgemeinchirurgie ca. 30% aller Kranken in der ersten Woche nach der Operation an einer tiefen Venenthrombose erkranken. Bei speziellen Eingriffen, z.B. der operativen Versorgung von Schenkelhalsfrakturen, weisen über 50% der Kranken in der ersten postoperativen Woche eine tiefe Venenthrombose auf (161). Ein wesentlicher Faktor bei der Entstehung von Thrombosen ist die ausgedehnte Gewebezerstörung und die dadurch hervorgerufene Freisetzung von Thrombokinase. Immobilisierung, verminderter venöser Rückfluß und Gefäßläsion bilden weitere pathogenetische Faktoren der Thrombosebildung. Eine wirksame Thromboseprophylaxe sollte möglichst an allen diesen Faktoren und auch schon intraoperativ wirksam werden, weil die Hälfte aller gesicherten tiefen Venenthrombosen bereits intraoperativ entstehen. Zur medikamentösen Thromboseprophylaxe stehen zum einen Kumarinderivate und Heparin, zum anderen Dextranpräparate zur Verfügung.
Die Erfolge der Kumarintherapie bei allgemeinchirurgischen Patienten sind klinisch gesichert. Auch bei großen orthopädischen und gynäkologischen Eingriffen ist die Wirksamkeit der Kumarin- aber auch der Heparintherapie nachgewiesen (159). Als Nachteile der Kumarintherapie werden verzögerter Wirkungseintritt, Interferenzen mit anderen Pharmaka und die fehlende Antagonisierbarkeit genannt. Die Prophylaxe der Venenthrombose mit kleinen Heparindosen ist bei allgemeinchirurgischen Eingriffen ebenfalls gesichert (162). Als Nachteile der Heparintherapie werden verstärkte Blutungsneigung, psychische Probleme bei den Patienten und zusätzliche Belastungen des Personals durch die Applikationsform genannt, da Heparin 3mal täglich injiziert werden muß.
Von den kolloidalen Plasmaersatzmitteln ist bei den Dextranen eine spezifische antithrombotische Wirkung nachgewiesen worden. Die Wirksamkeit der Dextrane erstreckt sich auf alle Faktoren, die an der Bildung von Thrombosen beteiligt sind, insbesondere durch Herabsetzung der Plättchenaktivität, Veränderung der Fibrinstruktur und Verbesserung der Strömungseigenschaften des Blutes (159).
Die Durchführung der Thromboseprophylaxe mit Dextran beginnt am Operationstag mit der Verabreichung von 500 ml Dextran 60 bei der Narkoseeinleitung. Weitere 500 ml Dextran 60 werden bei bettlägerigen Kranken am 1., 3., 5. und 7. postoperativen Tag während eines Zeitraumes von 3–4 Stunden infundiert. Bei vorheriger Mobilisation des Patienten kann die Infusionstherapie entsprechend verkürzt werden.
Ein anderes Prophylaxeschema empfiehlt nach der intraoperativen Verabreichung von 500 ml Dextran 60, die weitere Dextran-60-Infusion während der ersten 3 postoperativen Tage.
Inzwischen sind auch gute Ergebnisse mit einem dritten Prophylaxeschema erzielt worden, bei dem nach intraoperativer Gabe von 500 ml Dextran 60 an den folgenden postoperativen Tagen jeweils nur 100 ml Dextran 60 infundiert werden (475).

Durchblutungsstörungen

Zerebrale Durchblutungsstörungen: Bei zerebralen Durchblutungsstörungen wird Dextran seit vielen Jahren mit gutem Erfolg verwendet. Das therapeutische Prinzip der Dextranapplikation beruht eindeutig auf der Verbesserung der Fließeigenschaften des Blutes. Die Kapillarisierung des Gehirns ist – verglichen mit der anderer Organe – auffallend niedrig und der Stoffwechsel des Gehirns verläuft außerordentlich kontinuierlich. Da die zerebralen Arterien im Gegensatz zu den arteriellen Gefäßen der Peripherie nur aus Arterien vom elastischen Typ bestehen, ist die Mehrzahl der vasoaktiven Substanzen am Gehirn nur von geringem Effekt auf die Hirndurchblutung. Eine Zunahme der Hirndurchblutung ist deshalb in erster Linie durch Verbesserung der Fließeigenschaften des Blutes und Steigerung des Herzzeitvolumens zu erzielen.
Der günstige Effekt von Dextran 40 auf die Hirndurchblutung wurde bereits 1969 beschrieben (139). Der Anstieg der zerebralen Durchblutung beträgt dabei etwa 10–15%. Auch in den folgenden Jahren (190, 195) wurde dieser Effekt bestätigt. Im Tierexperiment wurden ähnliche Verbesserungen der Hirndurchblutung objektiviert (167, 312).
Mit der Infusion einer niedermolekularen Dextranlösung wird die Viskosität des Blutes gesenkt und damit die Durchblutung des Gehirns verbessert. Weitere günstige Effekte auf die Hirndurchblutung nach Dextraninfusion sind durch den Abfall des Fibrinogens, die günstige Beeinflussung der Erythrozytenverformbarkeit sowie die desaggregierende Wirkung zurückzuführen. Darüber hinaus fördert Dextran 40 aufgrund seines onkotischen Effektes die Rückbildung perivaskulärer Ödeme, wodurch über die Senkung des Gewebedruckes die Kapillarperfusion gesteigert wird.
In Übereinstimmung mit den Ergebnissen der Hirndurchblutungsmessung stehen auch kontrollierte klinische Studien (128, 142), die im Vergleich zur Kontrollgruppe durch Dextran-40-Infusionen eine Senkung der Mortalität und Funktionsrückkehr oder -verbesserungen neurologischer Ausfallserscheinungen bei der akuten zerebralen Mangeldurchblutung nachweisen konnten. Da das Wirkungsprinzip nicht auf der Vasodilatation, sondern auf der Verbesserung der Fließeigenschaften des Blutes beruht, treten Steal-Phänomene nicht auf, so daß eine unerwünschte Verschlechterung der lokalisierten Ischämie nicht zu befürchten ist.
Die Therapie beginnt nach Ausschluß einer Massenblutung initial mit 250 ml Dextran 40. Anschließend werden während 10–14 Tagen je 500 ml Dextran 40 mit einer Infusionsgeschwindigkeit von etwa 100 ml/h infundiert.
Periphere arterielle Durchblutungsstörungen: Auch zur Therapie peripherer arterieller Durchblutungsstörungen sind niedermolekulare Dextranpräparate gut geeignet. Erste Mitteilungen über einen peripher durchblutungssteigernden Effekt wurden schon 1961 berichtet (121). Diese Befunde konnten bald bestätigt werden (107). Weitere Untersuchungen (45) haben gezeigt, daß distal von Gliedmaßenarterienverschlüssen nach intravenöser Infusion von Dextran 40 eine Zunahme der Ruhedurchblutung und der reaktiven Hyperämie objektivierbar ist. Allerdings ist die Durchblutungszunahme bei Kranken mit ischämischen Gliedmaßen geringer als bei Patienten mit gesunden Extremitäten. GOTTSTEIN u. Mitarb. (139) beobachteten eine signifikante Durchblutungszunahme nach Infusion von niedermolekularem Dextran. Die nach Dextran-40-Infusion bedingte Zunahme der pulsatilen Strömung peripher von Extremitätenverschlüssen konnte rheographisch nachgewiesen werden.
RIEGER u. Mitarb. (369) haben 1976 das Verfahren der „Chronischen isovolämischen Hämodilution“ zur Behandlung arterieller Verschlußkrankheiten empfohlen und mit gutem Erfolg geprüft. Bei allen Patienten kam es zur eindeutigen Besserung der subjektiven Beschwerden; bei 9 von 10 Kranken konnte ein positiver Thermographiebefund objektiviert werden.
Die Therapie erfolgt entweder mit der täglichen Infusion von 500 ml Dextran 40 während eines Zeitraumes von 14 Tagen oder in Form der sogenannten „Chronischen isovolämischen Hämodilution“.

Unter der „Chronischen isovolämischen Hämodilution“ versteht man die mehrwöchige Blutverdünnung zu therapeutischen Zwecken. Je nach Ausgangshämatokrit wird in 2 oder 3 Sitzungen an aufeinanderfolgenden Tagen unter Blutdruck- und Pulskontrolle je eine Einheit Vollblut (500 ml) entnommen und zunächst durch 300–500 ml einer niedermolekularen Dextranlösung ersetzt. Anschließend werden die zellulären Elemente des entnommenen Blutes abzentrifugiert und ca. 250–300 ml Eigenplasma reinfundiert. Der angestrebte Hämatokrit sollte um 30% betragen. Bei einem Hämatokritanstieg auf 35% wird erneut diluiert. Dieses Verfahren wird während eines Zeitraumes von 3–4 Wochen durchgeführt.

Hypalbuminämie

Die Albumine bestimmen im wesentlichen den normalen kolloidosmotischen Druck des Plasmas von 26–28 mmHg und sichern somit ein adäquates intravasales Volumen. Darüber hinaus sind sie für die Gewährleistung normaler transkapillärer Austauschvorgänge verantwortlich, wobei die Bewegung isotoner Flüssigkeiten durch die Kapillarmembran vom Gleichgewicht des hydrostatischen Kapillardrucks und des kolloidosmotischen Druckes des Plasmas reguliert wird. Jede Abnahme des kolloidosmotischen Druckes muß deshalb zur Zunahme des interstitiellen Wassergehaltes, also zum Ödem führen.

Die kritische Schwelle der Ödementstehung liegt bei einem kolloidosmotischen Druck von 20 mmHg (283). Dieser Wert entspricht einem Gesamteiweiß von 5,2 g% und einem Albuminspiegel von 3,0 g%. Beim Erreichen dieser Werte hat jedoch bereits eine Expansion des Interstitiums um 50% stattgefunden, was einem Zuwachs von 5 Litern beim normalen Erwachsenen entspricht (474). Die Hypalbuminämie mit stiller Ödembildung stellt somit eine ständige Gefährdung des Patienten dar, da sie zu erheblichen Komplikationen führen kann.

Beim gesunden Menschen mit einer normalen extravasalen Albuminmenge kann ein Volumenverlust bis zu 20% durch Albumineinstrom innerhalb von 24 Stunden voll kompensiert werden. Dieser Kompensationsmechanismus funktioniert aber nicht, wenn z.B. durch anhaltende Mangelernährung mit progressiver Albuminverarmung das extravasale Albuminreservoir bereits erschöpft ist. Die Folgen eines solchen Zustandes sind Lungenödem, Wundheilungsstörungen mit der Bereitschaft zur Infektion, sowie der paralytische Ileus.

Im Rahmen ausgedehnter chirurgischer Eingriffe und bei Verbrennungen treten erhebliche Albuminverluste ein. In den ersten 4 Tagen nach einer 50%igen Verbrennung z.B. kann der Verlust über die Brandwunde und in das Interstitium das Doppelte des normal zirkulierenden Albumins (2 g/kg KG) betragen. Ausgedehnte granulierende Wunden in der Reparationsphase können noch Verluste von 30 g Albumin/Tag bewirken. Ein gesteigerter Albuminabbau ist außerdem zu finden bei neoplastischen Erkrankungen, vermehrter Ausschüttung von NNR-Hormonen und Infektionskrankheiten.

Die Albuminsubstitution ist vor allem dann indiziert, wenn bereits vor der akuten Störung eine Hypalbuminämie besteht, so daß die körpereigene Kompensation unmöglich ist. Die Dosierung muß sich an dem gemessenen Defizit orientieren und läßt sich mit folgender Formel berechnen:

Albumin Soll	–	Albumin Ist	x	Plasmavolumen	x	2
(40 g/l)	–	(. . . g/l)	x	0,04 l x kg KG	x	2

Die Multiplikation mit dem Faktor 2 ist erforderlich, um beim chronischen Albuminmangel auch das versteckte extravasale Defizit zu berücksichtigen. Bei einer gemessenen Albuminkonzentration von 2,5 g% müßte unter diesen Bedingungen z.B. bei einem 70 kg schweren Patienten 84 g Albumin substituiert werden. Das sind 420 ml einer 20% Albuminlösung oder 1700 ml der 5% Albuminlösung.

Bei Patienten mit Herzinsuffizienz muß die Substitution unter entsprechender Vorsicht erfolgen, da mit der Erhöhung des onkotischen Druckes das intravasale Volumen zunimmt. Die Kombination von hyperonkotischem Albumin und Diuretika erweist sich in diesen Fällen als wertvoll.

Blutgerinnungsstörungen

Mit der Herstellung von Frischplasmapräparaten und der Isolierung von Gerinnungsfaktoren aus dem Humanplasma hat die Therapie der verschiedenen Blutgerinnungsstörungen eine wesentliche Verbesserung erfahren.
Die Verdünnungskoagulopathie wird vornehmlich nach der Infusion größerer Mengen von Plasmaersatzmitteln, aber auch nach Massivbluttransfusionen beobachtet. Es handelt sich dabei um eine generalisierte Blutungsneigung, z.B. in Form von Sickerblutungen, verlängerter Blutung nach Venenpunktion oder langanhaltender Blutung aus Drainagen. Die Laboruntersuchungen zeigen neben einer variabel ausgeprägten Thrombozytopenie eine globale Gerinnungsstörung mit Verminderung sämtlicher Gerinnungsfaktoren. Alle Gruppentests (Quick, partielle Thromboplastinzeit, Thrombinzeit) ergeben pathologische Resultate; die Abgrenzung gegenüber einer Verbrauchskoagulopathie durch diffuse intravasale Gerinnung ist oft unmöglich, aber für die Therapie auch nicht entscheidend. Für die fortlaufende Beurteilung der Hämostasestörung genügen Quickwert und Thrombozytenzahl. Die Therapie der Verdünnungskoagulopathie erfolgt mit Frischplasmapräparaten, und bei stärkerem Abfall der Thrombozytenzahl mit der Transfusion von Thrombozytenkonzentraten.
Die Verbrauchskoagulopathie ist von der Verdünnungskoagulopathie mitunter nur sehr schwer abgrenzbar. Verbraucht werden alle Glieder der Hämostasekette, besonders jedoch Fibrinogen und Thrombozyten. An eine Verbrauchskoagulopathie sollte dann gedacht werden, wenn der Zusammenhang mit einem die Gerinnung aktivierenden Prozeß nicht ausgeschlossen werden kann, z.B. schwere Blutung, Schock, Septikämie usw., und ein erheblicher Abfall der Thrombozytenzahl besteht. Auch hier steht die Substitution des Defizits und von gerinnungsaktivem Frischplasma anstelle von Fibrinogen und anderen Faktorenpräparaten im Vordergrund, da Frischplasma auch die physiologischen Inhibitoren des Gerinnungs- und Fibrinolysesystems enthält. Die Frage, ob stets gleichzeitig heparinisiert werden muß, ist nicht abschließend geklärt. In der Traumatologie werden in letzter Zeit sehr gute Resultate mit Frischplasma ohne Antikoagulantien erzielt; in der Gynäkologie hingegen war insbesondere bei septischen Krankheitsbildern die gleichzeitige Heparinsierung erfolgreich.
Bei isolierten Gerinnungsfaktorendefiziten, besonders der Hämophylie A und B, und der Antikoagulanzienüberdosierung ist die Substitution von Faktorenkonzentraten (Kryopräzipitat, Faktor-VIII- bzw. -IX-Konzentrat) indiziert. Frischplasma oder Cohn-Fraktion I sollten in diesen Fällen nur dann verabreicht werden, wenn die Konzentrate nicht verfügbar sind. Wesentlich für den Erfolg einer derartigen Therapie ist die wiederholt und sorgfältig durchgeführte Gerinnungsanalyse des Blutes.

Infektionskrankheiten

Die biologischen Aktivitäten der in den Immunglobulinen des Serums enthaltenen Antikörper erstrecken sich auf die Neutralisation von Viren und Bakterientoxinen, sowie auf die Opsonierung von Bakterien und Endotoxinen. Allerdings gibt es bis heute unter allen Gammaglobulinaufbereitungen noch kein ideales Präparat. Es ist deshalb nicht verwunderlich, daß einige Indikationen für den Einsatz von Gammaglobulinpräparaten umstritten sind. Generell liegt eine Behandlung mit Gammaglobulinen nahe bei gefährdeten Patienten, die über keinen hinreichenden humoralen Schutz verfügen. Neuere Untersuchungen zeigen jedoch, daß auch bei schwersten Allgemeinerkrankungen die Gammaglobulinspiegel im Serum dieser Patienten keine wesentliche Abweichungen vom Normalwertbereich aufweisen. Da die Therapie mit Gammaglobulinen außerordentlich kostenintensiv ist, wird die Messung der Serumkonzentration von Immunglobulinen zukünftig stärker in die Entscheidung zur Verabreichung dieser Präparate einbezogen werden müssen.

Für eine sinnvolle Prophylaxe viraler und bakterieller Erkrankungen kommen vor allem der Tetanus sowie die Virushepatitis A und B in Betracht. Besondere Beachtung verdient schließlich das IgG-Anti-D.

Die Verhinderung oder Abschwächung einer Hepatitis-A-Erkrankung durch Standardimmunglobulin kann nur vor der Infektion oder in der frühen Inkubationsphase (bis etwa 10 Tage nach der Infektion) erreicht werden. Eine Therapie der Hepatitis A nach ihrer Manifestation ist wirkungslos. Zur Hepatitis-B-Prophylaxe ist ein hochtitriges spezifisches Anti-Hepatitis-B-Immunglobulin erforderlich, das nur bei nachgewiesenem Kontakt mit infektiösem Material möglichst frühzeitig (innerhalb 7 Tagen nach der Infektion) verabreicht werden sollte.

Die Applikation des Anti-D-Immunglobulins verhindert die Sensibilisierung rh-negativer Frauen nach der Entbindung. Die Gabe muß so früh wie möglich, spätestens 72 Stunden post partum, erfolgen. Sie ist sinnlos, wenn Rhesus-Antikörper bereits aktiv gebildet worden sind. Hyperimmunglobulin gegen Röteln, Vakzinia, Varizellen und Masern sind nur in besonderen Situationen angezeigt (s. S. 50ff).

Die intravenös verträglichen Präparate bewirken initial einen höheren Antikörperspiegel und eignen sich daher besonders zur Therapie bereits eingetretener Infektionen. Ist ihre biologische Halbwertszeit ausreichend lang, können sie auch prophylaktisch eingesetzt werden.

Die intramuskulär oder subkutan verträglichen Standardimmunglobuline dienen überwiegend der Prophylaxe von Infektionskrankheiten. Die mittlere Halbwertszeit im Organismus entspricht mit 22 Tagen derjenigen eines nativen Materials.

Kontrollverfahren bei der Anwendung von Plasmaersatzmitteln

Die Ermittlung der erforderlichen Infusionsmenge kann bei der Infusionstherapie zu einem schwerwiegenden Problem werden. Dies trifft besonders für die Volumensubstitution bei akuten Notsituationen zu. Der eingetretene Erythrozyten- oder Plasmaverlust kann in den meisten Fällen nicht einmal annähernd geschätzt werden, weil die Blutung entweder nicht sichtbar ist oder weil die Beurteilung der vorliegenden Situation durch gegenregulatorische Mechanismen des Organismus erschwert wird. Ähnlich große Schwierigkeiten entstehen bei der Ermittlung des Bedarfes an bestimmten Blut- und Plasmabestandteilen, z.B. Erythrozyten, Albumin, Elektrolyten oder Wasser. In Notsituationen kann der Volumenverlust nach dem „Schockindex" geschätzt werden. Messungen des zentralen Venendruckes und wiederholte Bestimmungen des Hämatokritwertes liefern – unter klinischen Bedingungen – weit zuverlässigere Werte. Die Messung des Pulmonalarteriendruckes und des Pulmonalkapillardruckes ist vor allem bei kardiopulmonalen Nebenerkrankungen ein zuverlässiger Parameter der Volumensubstitution. In der sekundären Phase der Behandlung werden auch Gerinnungsanalysen, die Bestimmung des Plasmaeiweißgehaltes, der Natriumkonzentration, der Osmolarität und in seltenen Fällen auch eine Analyse der Gammaglobulinkonzentration zur Optimierung der Volumenersatztherapie beitragen.

Schockindex

ALLGÖWER u. BURRI (12) bezeichneten den Quotienten Pulsfrequenz: Blutdruck als „Schockindex". Sie konnten zeigen, daß mit diesem Wert brauchbare Informationen über die Höhe des erlittenen Blutverlustes gewonnen werden. Der „Schockindex" steigt z.B. beim Blutverlust gegen 1 und darüber an, weil unter der Hämorrhagie eine relativ große Zunahme der Pulsfrequenz bei mäßigem Blutdruckabfall resultiert. Nach den Messungen der Autoren steht die Höhe des Blutverlustes mit dem Wert des „Schockindex" in direkter Beziehung. Im einzelnen wurden die in Tab. 19 aufgetragenen Werte ermittelt. Bei Betrachtung der Abhängigkeit des „Schockindex" von der Ursache der Hämorrhagie läßt sich eine Progredienz der Werte von innerer Blutung über Extremitäten- zu Thoraxverletzungen feststellen. Bei Volumenverlusten über 33% nähert sich bei Thoraxverletzungen der „Schockindex" dem Wert 2,0.

Wird der „Schockindex" Grundlage therapeutischer Konsequenzen, so ist die Kenntnis des Sollblutvolumens eine wesentliche Voraussetzung der weiteren Bilanzierung. Für praktische Belange hat sich die Berechnung des Sollblutvolumens aus dem Produkt von Körpergewicht (kg) und einem Konstitutionsfaktor (F) bewährt. Der Konstitutionsfaktor F beträgt für Adipöse 65, Astheniker 70, Mitteltypen 75 und Athleten 80.

Die Brauchbarkeit des „Schockindex" als Parameter der Volumenersatztherapie ist jedoch eingeschränkt, wenn erythrozytenfreie Plasmaersatzmittel infundiert worden sind. Die Hämodilution verursacht stets eine Steigerung des Herzzeitvolumens, die zu einem großen Anteil auch durch den Anstieg der Herzfrequenz erreicht wird. Der „Schockindex" kann somit trotz adäquatem Volumenersatz weiter gesteigert bleiben. Als erste Informationsquelle über die Höhe des erlittenen Blutverlustes besitzt der „Schockindex" jedoch eine große praktische Bedeutung.

Zentraler Venendruck

Das Niederdrucksystem des Organismus enthält den weitaus größeren Teil des Blutvolumens, nämlich 80 bis 90% innerhalb der Venen und der Pulmonalgefäße. Die funktionellen und hämostatischen Vorgänge im Niederdrucksystem lassen sich gut mit Druckveränderungen erfassen, die in diesem Bereich wirksam werden. Ein besonders empfindlicher Parameter ist dabei der zentrale Venendruck. Die Höhe dieses Meßwertes wird durch eine Reihe verschiedener Faktoren bestimmt, von denen Blutvolumen und Herzleistung im Vordergrund stehen, mechanische Einflüsse und Gefäßwandtonus dagegen nur geringe Bedeutung besitzen.
Unter allen bisher bekannten Meßwerten zeigt der zentrale Venendruck die frühesten und deutlichsten Veränderungen im Verlaufe von Volumenverlust oder Volumensubstitution.
Das Blutvolumen beeinflußt die Höhe des Druckes im rechten Vorhof und in der A. pulmonalis unter bestimmten Bedingungen nahezu parallel. Noch empfindlicher auf Volumenänderungen reagiert der Druck im linken Vorhof. Bei langsamer Volumenänderung verändert sich der zentrale Venendruck linear um etwa 7 cmH_2O pro 1 000 ml Volumenänderung. Auch die Korrelation zwischen der Herzleistung und dem zentralen Venendruck wird letztlich über das Blutvolumen gebildet, da bei abnehmender Leistungsfähigkeit des Myokards ein erhöhtes Blutvolumen vor dem Herzen zurückbleibt und demzufolge den venösen Druck anhebt.
Messungen des zentralen Venendrucks sind beim Menschen einfach durchführbar, bedürfen aber großer methodischer Sorgfalt. Der Meßwert gilt dann als zentralvenöser Druck, wenn Atemschwankungen von mindestens 1 cmH_2O an der Meßstelle registriert werden können. Von entscheidender Bedeutung ist jedoch die Festlegung des Nullpunktes der Messung. Referenzpunkt ist das Niveau des rechten Vorhofes, welcher in der Mitte des Sternums und auf einer Höhe zwischen 2. und 3. Fünftel des Thoraxdurchmessers unter der vorderen Brustwand liegt. Da schon der Normalwert des zentralen Venendruckes erheblichen Schwankungen unterliegt, können zuverlässige Aussagen über Volumenüberladungen nur durch mehrfache, am besten kontinuierliche Druckmessungen gemacht werden. Der durchschnittliche Normwert des zentralen Venendruckes liegt bei 4,7 ± 1,0 cm H_2O. Der verminderte Venendruck liefert die zuverlässigste Aussage. Er zeigt mit Sicherheit eine ungenügende Gewebsperfusion, die fast ausschließlich Folge des Volumenmangels ist. Normaler Venendruck muß nicht unbedingt ein ausreichendes Blutvolumen anzeigen. So können z.B. beim Venendruck divergierend beeinflussende Faktoren wirksam werden (Rechtsherzinsuffizienz bei gleichzeitiger Hypovolämie), die trotz erheblicher pathophysiologischer Veränderungen normale Venendruckverhältnisse verusachen. Der gesteigerte Venendruck ist am schwierigsten zu interpretieren. Er spricht für relative oder absolute Überladung. Ob dies nun Folge ungenügender Herzleistung, der Hypervolämie oder anderer Faktoren ist, kann nur im Zusammenhang mit weiteren hämodynamischen Parametern ermittelt werden. Im Rahmen der Volumensubstitution sollte das Ansteigen des zentralen Venendruckes auf mehr als 15 cm Wassersäule Anlaß zu besonders kritischer Einstellung weiterer Flüssigkeitszufuhr werden.

Pulmonalarterien-, Pulmonalkapillardruck

Die Drucke in der Pulmonalarterie und in der Pulmonalkapillare (sog. Pulmonalarterienverschlußdruck) dürfen als außerordentlich empfindliche Kriterien der Volumenersatztherapie betrachtet werden, vor allem wenn bei vorbestehenden kardialen und pulmonalen Erkrankungen die Aussagefähigkeit des zentralen Venendruckes eingeschränkt ist.
Die rechtskardialen Drucke werden mit der Einschwemmkathetertechnik gemessen. Dabei wird ein flexibler Katheter (Swan-Ganz-Katheter) durch eine periphere Vene bis zum rechten Vorhof vorgeschoben. Dort wird ein am Katheterende angebrachter Ballon aufgeblasen

und der Katheter durch leichtes Vorschieben in den rechten Ventrikel und in die Lungenstrombahn eingeschwemmt. Gegenüber der Zentralvenendruckmessung seien 4 Vorteile der Pulmonalarteriendruckmessung herausgestellt:

1. Mit der Messung von Pulmonalarterien- und Pulmonalkapillardruck kann der linksventrikuläre Füllungsdruck berechnet werden.
2. Die kontinuierliche Messung des Pulmonalarteriendruckes läßt Veränderungen des pulmonalen Gefäßwiderstandes erkennen, z.B. durch Hypoxie, Lungenödem, Lungenembolie und Lungeninsuffizienz.
3. Die Technik der Pulmonalarteriendruckmessung erlaubt die Abnahme von gemischtvenösem Blut für die Messung der arteriovenösen Sauerstoffdifferenz, des Herzzeitvolumens nach dem Fick-Prinzip und des Shuntvolumens.
4. Die Technik der Pulmonalarteriendruckmessung erlaubt die Messung des Herzzeitvolumens mit der Thermodilutionsmethode.

Der mittlere Pulmonalarteriendruck beträgt normal zwischen 9–17 mmHg, der der Pulmonalkapillare 5–12 mmHg. Die Drucke sind erhöht bei Hypervolämie, intrathorakalen Drucksteigerungen, erhöhtem enddiastolischen Druck im linken Ventrikel, Querschnittseinengung der Lungenstrombahn und bei erhöhtem Lungendurchfluß. Druckverminderungen finden sich vor allem bei der Hypovolämie. Steigt der Lungenkapillardruck höher als 25 mmHg, so kommt es zur Lungenstauung und zum Lungenödem.

Bei der Steuerung der Infusionstherapie sollte ein Pulmonalarterienverschlußdruck von 15–20 mmHg angestrebt werden. Ist der mittlere Pulmonalarterienverschlußdruck kleiner als 10 mmHg und der zentrale Venendruck kleiner als 12 cmH_2O und bestehen keine Zeichen eines pulmonalen Ödems, wird so lange infundiert, bis der zentrale Venendruck mindestens um 2 cmH_2O und der mittlere Pulmonalarterienverschlußdruck um 4 mmHg angestiegen sind. Dieses Verfahren kann wiederholt werden, bis ein zentraler Venendruck von 15 cmH_2O und ein Pulmonalarterienverschlußdruck von 12 mmHg erreicht ist.

Steigt der zentrale Venendruck überraschend auf 25 cmH_2O und der Pulmonalarterienverschlußdruck auf 20 mmHg, so muß die Infusion sofort gestoppt und eine Diurese mit Furosemid (80–160 mg i.v.) oder in Extremsituationen sogar ein Aderlaß durchgeführt werden.

Bei Pulmonalarteriendrucken bis zu 18 mmHg sind röntgenologisch keine Anschoppungen nachweisbar, zwischen 19–30 mmHg finden sich bereits mehr oder weniger starke Veränderungen, über 30 mmHg ist gewöhnlich ein Lungenödem voll ausgebildet.

Hämatokrit

Veränderungen des Blutvolumens, des Plasmavolumens und der extrazellulären Flüssigkeit werden auch durch Messungen des Hämatokritwertes erfaßt. Die Berechnung der einzelnen Flüssigkeitsmengen beruht auf der Tatsache, daß der Erythrozytenanteil des Blutes im allgemeinen einen konstanten Faktor darstellt und das Sollblutvolumen bei der größten Anzahl der Patienten ebenfalls eine ziemlich konstante Größe ist. Der Plasmaanteil des Blutes und das extrazelluläre Flüssigkeitsvolumen dagegen bilden infolge enger Wechselbeziehungen zwischen diesen beiden Räumen stets variierende Komponenten. Da das Sollplasmavolumen des gesunden Organismus jedoch ebenfalls als bekannter Faktor gelten darf, ist die Ermittlung des tatsächlichen Plasma- oder Extrazellulärvolumens durch bestimmte Rechenvorgänge möglich.

Das normale Verhältnis zwischen Erythrozytenvolumen und Plasmavolumen beträgt bei Männern 45/55 und bei Frauen 43/57. Geht man davon aus, daß das Blutvolumen etwa 7% des Körpergewichts beträgt, sind folgende Rechenoperationen möglich:

1. Defizit Plasmavolumen (ml) = $\text{KG (kg)} \cdot \frac{(\text{Ist-Hkt} - \text{Soll-Hkt})}{\text{Ist-Hkt}} \cdot 50$

2. Defizit Blutvolumen (ml) = $\text{KG (kg)} \cdot \frac{(\text{Soll-Hkt} - \text{Ist-Hkt})}{(\text{Soll-Hkt})} \cdot 75$

3. Defizit Erythrozytenvolumen (ml) = $\text{KG (kg)} \cdot (\text{Soll-Hkt} - \text{Ist-Hkt})$

Die errechneten Ergebnisse gewinnen an Aussagekraft, wenn die Hämatokritbestimmungen in kürzeren Zeitabständen wiederholt durchgeführt werden. Es muß jedoch ausdrücklich darauf hingewiesen werden, daß auch die Hämatokritmessung nur Informationswerte über die Zusammensetzung der verschiedenen Flüssigkeitsräume liefern kann.
Auch mit Hilfe von Hämoglobinbestimmungen läßt sich das Defizit an Vollblut oder Erythrozytenkonzentrat ermitteln nach der Formel:

Vollbluttransfusion (ml) = (Soll-Hgb – Ist-Hgb) KG (kg) x 3
Erythrozytenkonzentratinfusion (ml) = (Soll-Hgb – Ist-Hgb) KG (kg) x 2

Natriumkonzentration (Serum)

Schwankungen des Serumnatriumgehaltes sind vorwiegend durch Änderungen des Gesamtkörperwassers bedingt. Die Hypernatriämie bedeutet demnach Wasserverarmung, während die Hyponatriämie einen Wasserüberschuß des Organismus anzeigt. Aus diesen Überlegungen lassen sich Wasserüberschuß oder Wassermangel aus folgender Formel berechnen:

1. $\frac{\text{Soll-Wert (Na mval)}}{\text{Ist-Wert (Na mval)}} \times \text{Gesamtkörperwasser (GKW)}$
2. Normwert Gesamtkörperwasser – Ist-Wert GKW = Wasserdefizit (l)
(GKW = 0,6 x kg KG)

Ein Wassermangel ist in Form von „freiem Wasser“, d.h. mit Zuckerlösungen zu substituieren.

Osmolarität (Harn)

Bei Patienten, die einer Volumensubstitutionstherapie unterzogen werden, sollte die Osmolarität des Harns bestimmt werden. Die Messung nach der Methode der Gefrierpunkterniedrigung ist einfach und kann jederzeit durchgeführt werden. Die Bestimmung erfordert nur wenige Minuten Zeit. Mit der Bestimmung der Harnosmolarität ist es z.B. möglich, die suprarenale Oligurie von den renalen Oligurien zu unterscheiden. Davon kann sehr frühzeitig die Indikation zu weiterer Volumenzufuhr oder spezifischen nephrologischen Maßnahmen abhängen. Die durch Volumenmangel bedingte Oligurie geht einher mit Harnosmolaritäten zwischen 600 bis 1 000, die durch Nierenversagen bedingte Oligurie zeigt Harnosmolaritäten unter 500 mosm/kg.

Plasmaeiweißkonzentration

Bestimmungen der Plasmaeiweiße geben zuverlässige Hinweise auf die Zusammensetzung des vorhandenen Blutplasmas und die zu treffenden Therapiemaßnahmen beim Einsatz verschiedener körpereigener kolloidaler Infusionslösungen. Der Normalbereich für die Albumine liegt zwischen 3,7 bis 4,5 g% (Mittelwert 4,0 g%), der für die Globuline zwischen 2,5 bis 3,6 g% (Mittelwert 3,0 g%). Eine zwingende Indikation zur Infusion von Humanalbumin besteht bei einem Abfall des Albumingehaltes unter 3,0 g%. Das Defizit (g) läßt sich nach folgender Formel berechnen:

(Albumin-Soll	– Albumin-Ist)	x	Plasmavolumen	x 2
(40 g/l)	– (. . . . . g/l)	x	0,04 l x kg KG	x 2

Blutgerinnungsanalyse

Im Rahmen der Volumenersatztherapie, vor allem bei den verschiedenen Formen des Schocks, besitzt die Gerinnungsanalyse große Bedeutung. Aus praktischen Gründen sollte diese Analyse nach einem Zweistufenprogramm ablaufen, wobei primär Thrombozytenzahl, Thromboplastinzeit (Quick), die partielle Thromboplastinzeit (PTT, Prothrombinzeit) und die Thrombinzeit (TZ) bestimmt werden. Ist auf der Basis dieser Analysen eine Einschätzung des Gerinnungsdefektes nicht möglich, wird die zusätzliche Bestimmung von Fibrinogen, Fibrinogenspaltprodukten, des Faktor XIII und u.U. der Thrombelastographie erforderlich.

Thrombozytenzählungen sind besonders in der Verlaufsbeobachtung wertvoll. Bei Patienten unter Volumenersatztherapie sind in der Regel Thrombozytopenie und Faktorenmangel nachweisbar.

Thromboplastinzeit (Quicktest): Dieser relativ einfach und schnell durchzuführende Test erlaubt Aussagen über das exogene Gerinnungssystem.

Partielle Thromboplastinzeit (PTT): Mit diesem Test werden quantitative Mängel der Faktoren I, II, V, VIII, IX, X, XI und XII erfaßt. Die partielle Thromboplastinzeit informiert über Störungen des endogenen Gerinnungssystems.

Thrombinzeit (TZ): Die Thrombinzeit ist ein Parameter für Fibrinogenmangel (Faktor I), Hyperfibrinolysen und zur Therapiekontrolle bei Heparin- und Streptokinasetherapie.

Fibrinogenbestimmung: Die Fibrinogenbestimmung ist als wichtigste Einzelfaktorbestimmung zu betrachten, wenngleich allen Bestimmungsmethoden gewisse Nachteile anhaften.

Fibrinogenspaltprodukt: Der Nachweis von Fibrinogenspaltprodukten deutet auf eine Hyperfibrinolyse.

Einzelfaktorbestimmung: Neben der Bestimmung des Fibrinogenspiegels erweist sich im Rahmen der Volumensubstitution die Bestimmung der Faktoren V, VII und XIII mitunter als wertvoll. Besonders die Bestimmung des Faktors XIII hat sowohl diagnostische als auch therapeutische Bedeutung.

Thrombelastogramm (TEG): Der Vorteil der Methode beruht auf der gleichzeitigen Erfassung mehrerer Gerinnungsgrößen. Die Gerinnungszeit r ist verlängert bei Störungen der Vorphase (Hämophilie, PTA- oder Faktor-X-Mangel) und bei zirkulierenden Antikoagulanzien (Heparin, Dikumarol, Hemmkörperhämophilie, Antithrombinvermehrung).

Die k-Zeit ist bei angeborenen und erworbenen Koagulopathien ebenfalls verzögert.

Bei Verlängerung der k-Zeit in Kombination mit einer Verschmälerung der maximalen Amplitude besteht eine Thrombozyteninsuffizienz oder ein Fibrinogenmangel. Vaskuläre hämorrhagische Diathesen zeigen ein normales TEG.

Die Verkürzung der r- und k-Zeit deutet auf eine Hyperkoagulabilität mit Thrombosierungsgefahr hin. Die Verbrauchs- und Lysekoagulopathie ist gekennzeichnet durch verlängerte r- und k-Zeit mit schmaler maximaler Amplitude.

Die Normwerte der verschiedenen Gerinnungsparameter sind in Tab. 20 zusammengestellt.

Tabelle 20 Parameter der zellulären, vaskulären und plasmatischen Hämostase und Fibrinolyse (Normwerte)

Gerinnungszeit (min)	5,2
Rekalzifizierungszeit (s)	130
Blutungszeit (min)	5,5
Kapillarresistenz (mmH_2O)	16
Thrombozyten (μl)	140000
Ac PTT (s)	40
Quick (%)	70
Faktor I (mg%)	160
Faktor II (%)	70
Faktor V (%)	70
Faktor VII (%)	70
Faktor VIII (%)	70
Faktor IX (%)	70
Faktor X (%)	70
Faktor XI (%)	70
Faktor XII (%)	70
Faktor XIII (%)	70
Euglobulin Lysezeit (min)	100
Plasmin Lysefläche mm^2)	80
Plasminogen-Aktivator (Lysefläche mm^2)	80
Plasminogen-Proaktivator (%)	70
Spaltprodukte (μg/ml)	1
Thrombinzeit (s)	20
Reaktionszeit r des TEG (min)	7 – 10
Kontraktionszeit k des TEG (min)	3 – 6
Maximale Amplitude ma des TEG (min)	45 – 60

Gammaglobulinnachweis

Die Bestimmung von Proteinen, insbesondere der Immunglobuline, ist seit vielen Jahren durch Immundiffusion auf Trägerplatten möglich. Der dafür nötige Zeitaufwand beträgt in der Regel 2 bis 6 Tage. Eine wesentliche Verkürzung der Analysedauer kann erzielt werden, wenn man die Antigen-Antikörper-Reaktion trägerfrei im Puffer ablaufen läßt und die daraus resultierenden Trübungen nephelometrisch ermittelt. Die Verwendung eines Lasers zur Einstrahlung anstelle der Fokussierung durch Linsensysteme vereinfacht den Aufbau solcher Geräte; für die Technik derartiger Analysen hat sich der Begriff Laser-Nephelometrie eingebürgert. Bei der kinetischen Streulichtmessung wird die Reaktion Antigen-Antikörper in einem Puffersystem, das einen Reaktionsbeschleuniger – meist Polyäthylenglykol – enthält, durchgeführt. Die dabei erhaltene Kurvenform entspricht zeitverkürzt dem üblichen Antigen-Antikörper-Reaktionsverlauf und erlaubt die quantitative und qualitative Analyse der Immunglobuline G, A und M in einem Zeitraum von etwa 10 Minuten.

Anaphylaktoide Reaktionen nach Infusion von Plasmaersatzmitteln

In den zurückliegenden Jahren ist der Verbrauch an Plasmaersatzmitteln in allen klinischen Bereichen stark angestiegen. In zeitlichem Zusammenhang mit dieser Entwicklung erscheinen Berichte über Unverträglichkeitsreaktionen bei Anwendung kolloidaler Plasmaersatzmittel. Es handelte sich dabei um anaphylaktoide Reaktionen mit in schwersten Fällen tödlichem Ausgang. Anaphylaktoide Reaktionen sind Unverträglichkeitserscheinungen, die in ihrer klinischen Symptomatik keine wesentliche Beziehung zur pharmakologischen Wirkung des auslösenden Medikamentes zeigen, sondern unter dem klinischen Bild einer klassischen Anaphylaxie ablaufen, ohne daß ursächlich eine Antigen-Antikörper-Reaktion als auslösender Faktor nachgewiesen sein muß. Anaphylaktoide Reaktionen sind individualspezifisch und unabhängig von der Wirkung der Substanz; als solche müssen sie abgegrenzt werden von toxischen Effekten sowie von der Idiosynkrasie, welche ebenfalls individualspezifisch ist, jedoch nicht unter dem klinischen Bild der Anaphylaxie auftritt.

Häufigkeiten

Die Angaben über die Häufigkeit derartiger Komplikationen sind sehr unterschiedlich. In vielen Mitteilungen wird nur über das Ereignis des Zwischenfalls berichtet, die Absolutzahlen der geprüften Kollektive finden aber keine Berücksichtigung. Tatsächliche Häufigkeiten können deshalb aus diesen Beobachtungen nicht abgeleitet werden. Die ersten prospektiven Studien über die Inzidenz anaphylaktoider Reaktionen wurden 1975 und 1976 durchgeführt (372, 396). Danach ergeben sich für die einzelnen Kolloide folgende Häufigkeiten: Plasmaprotein 0,014%, Dextran 0,032%, Gelatine 0,115% und Hydroxyäthylstärke 0,085%. Vergleicht man die Ergebnisse der bisher durchgeführten kontrollierten Studien mit der Literatur aus früheren Jahren, so ergibt sich für eine absolute Zunahme der Frequenz von Zwischenfällen durch Plasmaersatzmittel kein sicherer Anhalt. Darüber hinaus ist unbestritten, daß auch nach Blutransfusionen und nach Infusionen von kristalloiden Lösungen anaphylaktoide Reaktionen auftreten können. Die Mehrzahl aller Reaktionen sind dem Schweregrad I und II (Tab. 21) zuzuordnen, faßt man die Schweregrade III und IV zusammen, so findet

Tabelle 21 Klinische Symptomatik und Schweregrad anaphylaktoider Reaktionen nach Infusion von Plasmaersatzmitteln

Grad	Klinische Symptome
I	Hautreaktion, Flush, Urtikaria, lokale Venenreaktion, leichtes Fieber
II	Tachykardie, Hypotension, Dyspnoe, Nausea, Vomitus
III	Schock, Bronchospasmus
IV	Herz- und/oder Atemstillstand

sich für Plasmaprotein eine Häufigkeit von 0,003, Dextran 0,008, Gelatine 0,038 und Stärke 0,006. Der Schweregrad IV wurde bei Humanalbumin und Dextran, nicht jedoch bei Gelatine und Stärke beobachtet. Dieses Risiko ist im Vergleich mit anderen verbreiteten Therapeutika (Antibiotika, Anästhetika) zwar gering (248), die Tatsache des möglichen tödlichen Verlaufes muß jedoch zu besonderen Vorsichtsmaßnahmen Anlaß geben.

Symptomatik

Die klinische Symptomatik der erfaßten anaphylaktoiden Reaktionen (s. Tab. 21) erstreckt sich von dem leichtesten Bild der Hauterscheinungen mit Flush, lokaler Venenreaktion oder Urtikaria (Schweregrad I), über gastrointestinale Beschwerden (Nausea, Vomitus, Defäkation), Tachykardie und Blutdruckschwankungen (Schweregrad II) sowie Schock mit oder ohne Bronchospasmus (Schweregrad III) bis zum Herz- und/oder Atemstillstand (Schweregrad IV).
Die Zwischenfälle werden nahezu einheitlich geschildert. Bei Dextraninfusion und teilweise auch bei Stärkeapplikation treten sie in zeitlichem Zusammenhang mit dem Beginn der Infusion des Plasmaersatzmittels auf. Meist ist das Bild der anaphylaktoiden Reaktion schon kurze Zeit (1–3 Min.) nach der Infusion einer geringen Menge (10–50 ml) des Plasmaersatzmittels voll ausgeprägt. Bei Gelatineinfusion werden Unverträglichkeitsreaktionen vorwiegend nach rascher Verabreichung großer Volumina beobachtet.

Ursachen

Unter den anaphylaktoiden Reaktionen im engeren Sinne kann man 2 Formen unterscheiden: die zelluläre und die humorale Anaphylaktoidie. Im ersteren Falle steht die Einwirkung auf die Mastzellen im Vordergrund, im zweiten Fall handelt es sich um eine Veränderung von Plasma- oder Gewebseiweißkörpern. Nach Gabe von Plasmaersatzmitteln kommt es zur humoralen Anaphylaktoidie. Dabei wird zunächst Kinin und sekundär Histamin freigesetzt.
Es ist jedoch durchaus möglich, daß schwere Reaktionen auch ohne signifikante Veränderung des Plasmahistaminspiegels ablaufen (354). Untersuchungen zum Pathomechanismus der anaphylaktoiden Reaktionen nach Plasmaersatzmittelinfusion ergaben, daß für die einzelnen Kolloidunverträglichkeiten unterschiedliche Reaktionsabläufe angenommen werden müssen, die jedoch letztlich zu klinisch sehr ähnlichen Erscheinungen führen (374).
Alter, Geschlecht, Grunderkrankung sowie Dauermedikation mit Steroiden, Antihistaminika, Antikoagulanzien prädisponieren nicht für eine anaphylaktoide Reaktion; gleiches gilt für die Art der Prämedikation, des Narkoseverfahrens, Diabetes mellitus und chronische Entzündungen. Eine allergische Disposition findet sich bei 40% der Patienten mit anaphylaktoiden Reaktionen, dagegen nur bei 8% der Kontrollpatienten. Anaphylaktoide Reaktionen treten sowohl in wachem Zustand als auch während der Narkose auf. Es ist bisher unklar, ob die Narkose das Reaktionsrisiko beeinflußt. Dagegen sind die während der Narkose auftretenden Reaktionen häufig schwerer (Schweregrad III u. IV). Die Infusion von Plasmaprotein, Dextran, Gelatine und Hydroxyäthylstärke führt nicht zu markanten Veränderungen der Immunglobulinspiegel im Plasma (185, 370). Die Untersuchungen an Kontrollpatienten haben gezeigt, daß der nach Kolloidinfusion zu beobachtende vorübergehende Abfall der Immunglobuline IgG, IgA und IgM und der Komplementfaktoren C_3 und C_4 sowie der spezifischen Antikörper entweder unspezifischer Natur (z.B. durch Plasmaverdünnung) oder durch Neutralisation bedingt ist. Die derzeitigen Kenntnisse und Vorstellungen über den Kausalmechanismus anaphylaktoider Reaktionen bei verschiedenen Plasmaersatzmitteln sind in Tab. 22 zusammengefaßt.

Tabelle 22 Pathomechanismus der anaphylaktoiden Reaktion nach Plasmaersatzmittelinfusion (nach MESSMER)

Substanz	Reaktionstyp	Pathomechanismus
Plasmaprotein	Sofortreaktion	Eiweißallergie Aggregate
	Spätreaktion	Aggregat (Stabilisator)
Dextran	Leichte Sofortreaktion	Allergische Disposition
	Schwere Sofortreaktion	Antidextran-Antikörper (IgG, IgM)
		Komplementaktivierung
Gelatine	Sofortreaktion	Histaminfreisetzung
Stärke	Sofortreaktion	(Komplementaktivierung)
		(Antihydroxyäthylstärke-Antikörper)

Humanalbumin

Bei der Humanalbuminunverträglichkeit kommt offensichtlich den Proteinaggregaten pathogenetische Bedeutung zu (373). In Tierexperimenten konnte gezeigt werden, daß Serumproteinaggregate in der Lage sind, auch beim Fehlen einer spezifischen Sensibilisierung anaphylaktoide Reaktionen mit schweren hämodynamischen Veränderungen (Blutdruckabfall, Zunahme des Lungenarteriendruckes usw.) auszulösen. Daneben ist der Einfluß von Stabilisatoren, welche allen Plasmaproteinpräparaten zugesetzt werden, zu berücksichtigen, da sie die Immunogenität des monomeren Humanalbuminmoleküls erheblich verändern können. Eine weitere Möglichkeit der Plasmaproteinunverträglichkeit findet sich bei IgA-defizienten Personen, die Antikörper gegen IgA entwickeln und bei Kontakt mit IgA-haltigen Lösungen anaphylaktische Reaktionen entwickeln können.

Dextran

Bei den schweren anaphylaktoiden Reaktionen nach Dextraninfusion spielen offensichtlich Antidextran-Antikörper der Klassen IgG und IgM, die mit der passiven Hämagglutination nachgewiesen werden können, eine Rolle. Es fand sich eine direkte Korrelation zwischen der Höhe des Antikörpertiters und dem Schweregrad der Reaktion. Besonders aussagekräftig waren Untersuchungen von Serumproben, die zum Zeitpunkt vor der anaphylaktoiden Reaktion abgenommen worden waren; in allen untersuchten Fällen von schwerer Dextranunverträglichkeit waren Antidextran-Antikörper der Titerstufe 1 : 16 und höher nachweisbar, wie sie sich bei Kontrolle nur in lediglich 11% der Dextran-tolerierenden Personen fanden (185, 370). Die Herkunft der Antidextran-Antikörper ist unklar; nur bei wenigen Patienten war eine vorangegangene Dextranapplikation nachweisbar. Möglicherweise entstehen diese Antikörper durch Kreuzreaktionen gegen bakterielle Antigene. Tatsächlich findet sich bei Patienten mit Dextranunverträglichkeit besonders häufig die Anamnese einer chronischen Entzündung. Bei leichten Unverträglichkeitsreaktionen konnte anamnestisch eine gewisse allergische Disposition festgestellt werden. Inwieweit hier 2 unterschiedliche Pathomechanismen vorliegen, muß durch weitere Untersuchungen geklärt werden. Als pathogenetische Faktoren können auch Spuren von Polysacchariden aus dem zur Dextrangewinnung benötigten Hefeextrakt in Frage kommen; solche Spuren sind in klinisch verwendeten Dextranlösungen nach-

gewiesen worden. Für die klassische Dextranunverträglichkeit scheint dies jedoch von untergeordneter Bedeutung zu sein.
Bei Hunden, die durch Vorbehandlung hohe Antidextran-Antikörpertiter aufwiesen, bewirkte die Zufuhr kleiner Mengen Dextran Veränderungen, die denen bei anaphylaktoiden Reaktionen beim Hund zu beobachtenden weitgehend entsprachen (Tachykardie, arterielle Hypotension, pulmonale Hypertension, Steigerung des Atemwegswiderstandes). In weiterer Analogie zu den Befunden beim Menschen kann auch am Hund demonstriert werden, daß die Präsenz höherer Antidextran-Antikörpertiter bei intravenöser Applikation von Dextran nicht obligaterweise zu einer anaphylaktoiden Reaktion führen muß.
Auch wenn über den genauen Ablauf der Dextranunverträglichkeit letzte Klarheit noch nicht erreicht werden konnte, geben die bisherigen Befunde Hinweise für prophylaktische Maßnahmen. Mit niedermolekularem Dextran, einem „Hapten" ist es möglich, dextranindizierte anaphylaktoide Reaktionen zu unterdrücken. Dies wurde an Meerschweinchen demonstriert und inzwischen auch am Hund bestätigt. Dextranunverträglichkeiten durch Hauttests aufzuklären, erwiesen sich als wenig aussagekräftig.

Gelatine

Für die Entstehung anaphylaktoider Reaktionen nach Gelatineinfusion ist die Bedeutung der direkten Histaminfreisetzung im Tierexperiment (307), sowie an Freiwilligen und Patienten (272–274) einwandfrei nachgewiesen worden. Die Heftigkeit der klinischen Symptome steht in direkter Korrelation zur Menge des freigesetzten Histamins. Die letzte Ursache der Histaminfreisetzung ist jedoch noch nicht geklärt. Sie kann entweder nicht immunologisch erfolgen, oder immunologisch bedingt sein. Gelatine hat ausgeprägte antigene Eigenschaften. Inwieweit Antigelatine-Antikörper, die bei einigen Patienten mit Gelatineunverträglichkeit mittels passiver Hämagglutination nachgewiesen wurden (349, 370) pathogenetische Bedeutung besitzen, muß noch geklärt werden. Die besonders hohe Inzidenz von Gelatineunverträglichkeit bei Patienten mit orthopädischen Erkrankungen (396) läßt an eine Kausalbedeutung von Antikollagen-Antikörpern denken. Die Antigelatine-Antikörper können unter Umständen durch Kreuzreaktion mit Kollagen Bedeutung erlangen. Die bei Gelatineunverträglichkeit beobachtete Histaminfreisetzung könnte auch als Folge einer Antigen-Antikörper-Reaktion interpretiert werden. Nach Vorbehandlung mit Histamin-H_1 - und-H_2-Antagonisten gelingt es, die Häufigkeit der Gelatineunverträglichkeit zu senken.

Stärke

Die Pathogenese der Stärkeunverträglichkeit ist noch weitgehend unklar. Bei einigen Patienten fanden sich Anhaltspunkte für eine Aktivierung des Komplementsystems, möglicherweise über eine Nebenschlußaktivierung, wofür die Konzentrationsänderung des Faktors B sprechen könnte. Positive Intrakutantests, wie sie bei einigen Patienten beobachtet wurden (375), sprechen für eine immunologische Reaktion. Im Tierexperiment konnte gezeigt werden, daß Stärke durch die Einführung der Hydroxyäthylgruppe immunogene Eigenschaften gewinnt (365). Antihydroxyäthyl-Antikörper sind auch beim Menschen nachgewiesen worden (370), ihre klinische Relevanz ist noch unbekannt.

Prophylaktische Maßnahmen

Bei den Plasmaproteinen kann die Häufigkeit anaphylaktoider Reaktionen durch Desaggregierung und Verwendung reaktionsloser Stabilisatoren gesenkt werden.
Zur Hemmung anaphylaktoider Reaktionen nach Dextraninfusion bietet sich die Hapten-

hemmung an, wie sie im Tierexperiment in den ersten klinischen Studien erfolgreich realisierbar erscheint. Die Häufigkeit der Gelatinereaktionen kann durch prophylaktische Gabe von Antihistaminika (H_1 und H_2) verringert, jedoch nicht völlig unterdrückt werden.
Solange die Pathomechanismen der Stärkeunverträglichkeit noch nicht bekannt sind, wird sich die Prophylaxe hier auf allgemeine Kriterien der sorgfältigen Beobachtung in den ersten Minuten, die für alle infusionstherapeutische Maßnahmen gilt, beschränken müssen.

Therapeutische Sofortmaßnahmen

Auch schwere anaphylaktoide Reaktionen nach Verabreichung von Plasmaersatzmitteln können erfolgreich beherrscht werden, wenn sie frühzeitig erkannt und nach der „AAC-Regel" behandelt werden (Tab. 23). Ein sofortiger Therapiebeginn ist jedoch nur dann möglich, wenn die Infusion von Plasmaersatzmitteln unter Überwachung des Patienten durch ausreichend geschultes medizinsiches Personal erfolgt. Bei Patienten mit bekannten allergischen Dispositionen ist diese Vorsichtsmaßnahme besonders zu beachten. Bei eingetretenen Unverträglichkeitsreaktionen ist die Infusion des Plasmaersatzmittels sofort zu unterbrechen und die Volumensubstitution bei entsprechender Indikation mit einem anderen Präparat fortzusetzen. Leichtere Reaktionen können mit der Gabe von Antihistaminika und Kortikosteroiden behandelt werden. Schwere anaphylaktoide Reaktionen erfordern die intravenöse Gabe von verdünnten Adrenalinlösungen in fraktionierten Dosen von 1–2 ml, Sauerstoffgabe und bei Herz- und/oder Atemstillstand den sofortigen Beginn der kardiopulmonalen Reanimation nach der ABC-Regel (s. Tab. 23).

Tabelle 23 „AAC"-Regel zur Behandlung anaphylaktoider Reaktionen nach Plasmaersatzmittelinfusion

Sofortmaßnahmen bei schweren Reaktionen		
A	=	Antigenentfernung durch Infusionsstop
A	=	Adrenalingabe (Suprarenin 1 : 10, 1–2 ml i.v.)
C	=	Kortikosteroidgabe (1 000 mg Prednisolon i.v.)

Differenziertes Therapieschema	
Klinische Symptome	Therapie
Hauterscheinungen	Infusionsstop Antihistaminikum
Nausea, Erbrechen Rückenschmerzen, Tachykardie Blutdruckabfall	Kortikosteroide
Dyspnoe Bronchospasmus	Sauerstoff
Herz- und/oder Atemstillstand	Kardiopulmonale Reanimation (ABC-Regel) Volumengabe mit Alternativpräparat (z.B. Albumin)

Auch bei Kenntnis möglicher anaphylaktoider Reaktionen nach Infusion von Plasmaersatzmitteln besteht kein Grund, auf die Anwendung dieser Therapeutika zu verzichten. Vergleicht man therapeutischen Effekt und Risiko der Plasmaersatzmittel, so ergibt sich, daß ihre Anwendung bei entsprechender Indikation absolut indiziert ist.

Intravenöse Zugangswege

Die Infusion von Plasmaersatzmitteln ist an das Vorhandensein eines guten intravenösen Zugangsweges gebunden. Vor allem bei der Volumensubstitution in akuten Notfällen sollte eine genügend große und leicht zugängliche Vene mit einer möglichst weitlumigen Kanüle punktiert werden. Dafür sind vor allem die peripheren Venen des Handrückens und des Unterarmes geeignet. Erhebliche Schwierigkeiten treten dann auf, wenn bei schlechten Kreislaufverhältnissen die peripheren Venen kollabiert sind und die Notwendigkeit einer sofortigen Kreislaufauffüllung um so mehr besteht. In diesen Fällen ist die Punktion einer zentralen Vene durchzuführen, von denen sich die V. subclavia und die V. jugularis besonders empfehlen; denn die herznahen großen Venen besitzen auch im Schock einen ausreichenden Füllungszustand. Die Punktion zentraler Venen ist jedoch auch für den Geübten nicht immer eine leicht durchzuführende Maßnahme. Voraussetzungen für eine zentrale Venenpunktion müssen in jedem Falle Grundkenntnisse der Anatomie sowie der häufigsten und gefährlichsten Komplikationen einschließlich ihrer Behandlung sein. Der punktierende Arzt – ein wesentlicher Faktor für Erfolg oder Mißerfolg – muß nicht nur bei der Vorbereitung und Durchführung, sondern ebenso auch während der Nachbehandlung besondere Sorgfalt einhalten. Relativ zuverlässig kann ein intravenöser Zugangsweg auch durch Venae sectio hergestellt werden. Zur Kanülierung der Venen haben sich seit vielen Jahren die verschiedenen Plastikkanülen und -katheter besonders bewährt.

Peripherer Venenzugang

Die gebräuchlichsten Venen für eine Punktion, Katheterisierung und Venae sectio befinden sich im Bereich des Handrückens, des Armes, des Halses und der Füße.
Am Handrücken sind die Venen gut sichtbar (Abb. 32). Die V. metacarpicae bilden hier das Rete venosum dorsale manus. Der Abfluß erfolgt vorwiegend an der radialen Seite in die V. cephalica, aber auch an der ulnaren Seite in die V. basilica.
Am Unterarm verlaufen radial die V. cephalica und medial die V. basilica. Zwischen beiden verläuft als dritte Längsvene die V. mediana antebrachii (Abb. 33).
In der Ellenbeuge sind lateral die V. cephalica und medial die V. basilica für die Punktion gut geeignet (Abb. 33). Die Venen verlaufen lateral bzw. medial am Oberarm in Richtung Axilla. Um eine versehentliche Punktion der A. brachialis zu vermeiden, sollte bei der Einmal- oder Notfallpunktion in die radial liegende V. cephalica eingegangen werden. Ist jedoch das Einbringen eines Venenkatheters geplant, so eignet sich die V. basilica besser, da die V. cephalica englumiger ist, zahlreiche Venenklappen besitzt und im Schulterbereich eine starke Biegung aufweist. Hinsichtlich der Punktionskomplikationen sind die Zugänge über diese Venen zu bevorzugen, sie weisen kaum schwere Komplikationen auf. Unangenehm ist die hohe Versagerquote von etwa 30%, die bei der V. cephalica bis auf 50% erhöht sein kann (186). Häufigste Komplikationen sind die Phlebitis mit 14% und die Thrombose mit 10% (61). Zumeist handelt es sich um eine blande Phlebitis, da das Verhältnis von Gefäß- zu Katheterquerschnitt außerordentlich ungünstig ist. Andererseits ist aber zu bedenken,

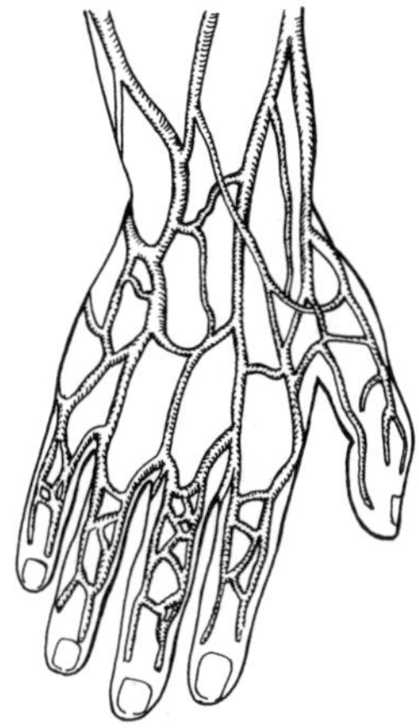

Abb. 32 Oberflächliche Venen im Bereich des Handrückens

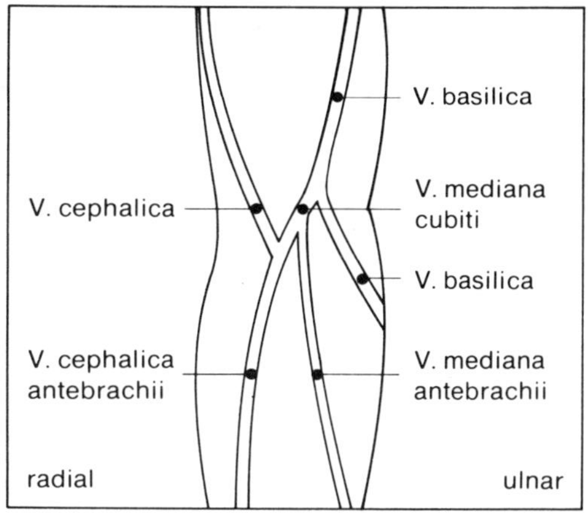

Abb. 33 Periphere Venenzugangswege im Bereich von Unterarm und Ellenbeuge. Die V. basilica ist für die Einführung eines Venenkatheters besonders geeignet

daß derartige Komplikationen an den oberflächlichen Venen des Armes sehr rasch sichtbar werden. Beim geringsten Anzeichen einer peripheren Venenentzündung ist der Katheter zu entfernen. Indikation für die primäre Punktion der Armvenen ist der kurzfristige auf etwa 4–5 Tage begrenzte Zugang zum zentralen Venensystem.

Am Fußrücken verläuft dicht proximal der Zehengrundgelenke das gut sichtbare Relief des Arcus venosus dorsalis pedis.

Im Bereich des Innenknöchels verläuft die V. saphena magna am vorderen oberen Rand zwischen Innenknöchel und Tibiakante zur Innenseite des Unterschenkels (Abb. 34).

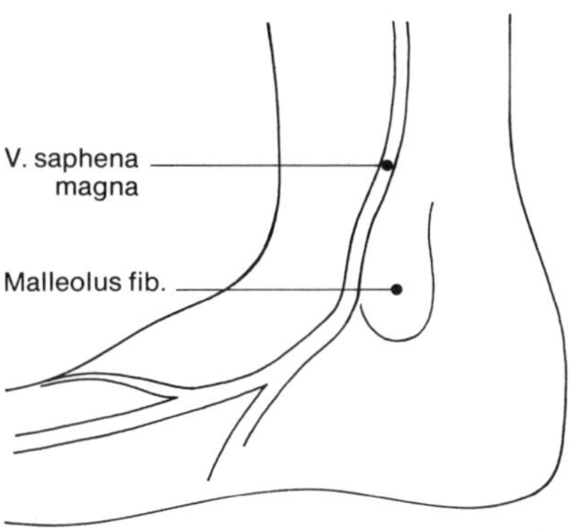

Abb. 34 Verlauf der V. saphena magna im Bereich des Innenknöchels

Zentraler Venenzugang

Zur Punktion eines zentralen Venenzugangsweges eignen sich die V. subclavia, die V. jugularis externa und die V. jugularis interna.

Subklaviapunktion

Die V. subclavia entwickelt sich aus der V. axillaris und läuft medial und vor der A. subclavia zwischen der ersten Rippe und der Klavikula hindurch. Hinter dem Sternoklavikulargelenk vereinigt sie sich mit der V. jugularis zur V. anonyma. Im Bereich der ersten Rippe wird die Vene von der Arterie durch den M. scalenus anterior getrennt. Unmittelbar hinter der Arterie befindet sich die Pleurakuppe. Eine wesentliche anatomische Besonderheit besteht darin, daß die Vene zwischen Klavikula und erster Rippe durch Bindegewebsfasern, die aus der mittleren Halsfaszie stammen, aufgespannt ist und damit auch bei schwerer Hypovolämie nicht kollabiert. Da die Klavikula schützend vor dem Zusammenfluß der Venen der oberen Körperhälfte liegt, kann das Hohlvenensystem daher nur durch supraklavikuläre Punktion (481), infraklavikuläre Punktion (19) oder über den Angulus venosus in Form der sog. Vena-anonyma-Punktion erreicht werden.

Praktische Durchführung der Punktion

Der Patient wird flach im Bett gelagert. Zur Vermeidung einer Luftembolie ist das Bett am Fußende um 15° erhöht. Der Kopf des Patienten wird auf die Gegenseite gedreht, das Schultergelenk der Punktionsseite sollte möglichst tief liegen.
Beim infraklavikulären Zugang (Abb. 35) liegt die Einstichstelle im Bereich der Klavikulamitte oder etwas medial davon. Die Nadelspitze zielt in Richtung Oberrand des Sternoklavikulargelenks und erreicht zwischen Klavikula und erster Rippe nach 2 bis 7 cm die Vene. Dabei sollte so vorgegangen werden, daß zunächst ein direkter Kontakt mit der Klavikula erreicht wird. Unterhalb der Klavikula wird die Kanüle bis zum Lig. costoclaviculare geschoben, das durchstoßen wird, wobei die Nadel im allgemeinen unmittelbar in die V. subclavia eindringt. Es ist darauf zu achten, daß die schräge Öffnung der Punktionsnadel nach kaudal gerichtet ist, da sonst der Katheter nach kranial in die V. jugularis interna abweichen kann.
Beim supraklavikulären Zugang wird die Nadel in den Winkel zwischen M. sternocleidomastoideus und Klavikula eingeführt und in einem Winkel von 45° zur sagittalen und 15° zur Horizontalebene vorgeschoben.
Der Zugang über den Angulus venosus stellt lediglich eine Modifikation des supraklavikulären Weges dar.
Durch die Kanüle wird sodann ein Katheter etwa 15 cm weit eingeführt und die Kanüle entfernt. Die Lage des Katheters muß in jedem Fall durch Röntgenkontrolle überprüft werden.

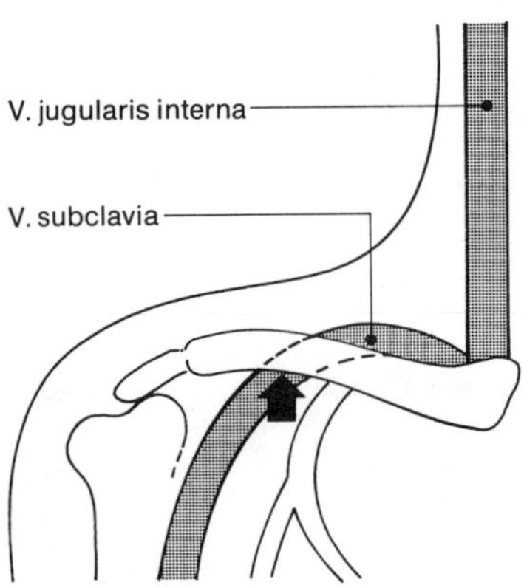

Abb. 35 Infraklavikuläre Punktion der V. subclavia

Komplikationen der Subklaviapunktion

In etwa 6% der Fälle ist eine Punktion nicht möglich (61). Prospektive Studien zeigen sogar eine Versagerquote von 27,8%. Mit einer Fehllage muß in 9% gerechnet werden. Die wesentlichsten Komplikationen sind die Punktion der A. subclavia in 1,5% und die Verletzung der Pleura. Pneumothorax und Hämatothorax erklären sich aus der nahen Nachbarschaft der V. subclavia mit diesen Strukturen. Die nicht erkannte Fehllage führt in der Regel zur Infusion in den Thorax oder das Mediastinum. Darüber hinaus kann es auch zur Plexus-brachialis-Schädigung kommen.

Vena-jugularis-externa-Punktion

Zur Punktion der V. jugularis externa wird in Trendelenburg-Lage der Kopf des Patienten zur Gegenseite gedreht, das Gefäß etwa fingerbreit oberhalb der Klavikula komprimiert und der Druck im Lumen zusätzlich durch Pressenlassen (Valsava) erhöht. Mit oder ohne Lokalanästhesie kann dann die gut sichtbare Vene etwa in der Mitte des M. sternocleidomastoideus oder etwas distal hiervon leicht punktiert werden (Abb. 36).
Schwierig hingegen ist es, den Widerstand der Venenklappen an der Einmündungsstelle der V. jugularis externa in die V. subclavia zu überwinden. Durch Druck auf die Katheterspitze kann in diesen Fällen das Vorschieben des Katheters erleichtert werden.
Nachuntersuchungen über diese Punktionsverfahren haben gezeigt (61), daß sowohl nicht gelungene Punktionen als auch Schwierigkeiten beim Vorschieben sowie schließlich die Fehllage der Katheter so häufig sind, daß dieser Zugangsweg nicht mehr empfohlen werden sollte, obgleich punktionsbedingte schwere Komplikationen nicht auftreten.

Vena-jugularis-interna-Punktion

Die Punktion der V. jugularis interna findet zunehmend Anhänger, da sie – verglichen mit der Subklaviapunktion – erheblich weniger Komplikationen aufweist. Die V. jugularis interna liegt in dem hinter dem M. sternocleidomastoideus laufenden Gefäßnervenstrang am weitesten lateral und hat Kontakt mit der die dorsale Fläche des Muskels bedeckenden Faszie. Die Vene liegt in unmittelbarer Nähe der A. carotis, wobei sie zunächst an der dorsalen, später an der lateralen Wand dieser Arterie verläuft.

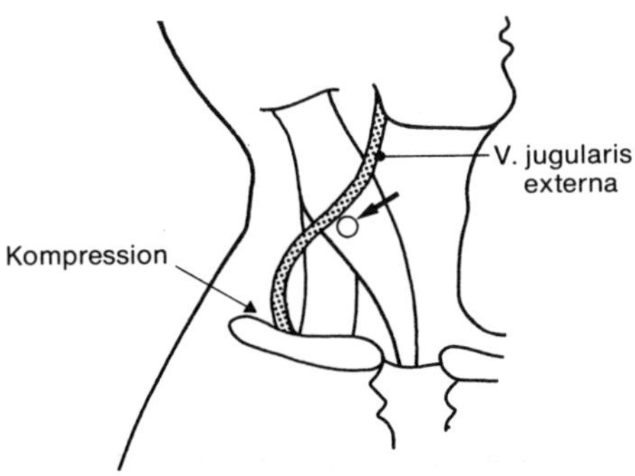

Abb. 36 Punktion der V. jugularis externa

Praktische Durchführung der Punktion

Der Patient wird in Trendelenburg-Position unter Dorsalflexion und Seitwärtsdrehung des Kopfes zur kontralateralen Seite gelagert. Die Arme des Patienten sollten dem Körper anliegen; die Schulter sollte auf der Seite der Punktion und dorsal gedrückt sein. Die rechte V. jugularis interna ist zu bevorzugen, da sie breiter ist als die linke und eine kürzere direkte Verbindung zur V. cava superior bildet. Bei rechtsseitiger Punktion gelangt der Katheter auf geradem Wege in die obere Hohlvene, bei linksseitiger nimmt er den längeren Weg über die V. brachiocephalica sinistra. Auf der linken Seite können zudem der Ductus thoracicus und die höherstehende Pleurakuppel Anlaß zu Komplikationen geben.
Nach Identifizierung der A. carotis und der Jugularvene wird in Höhe der den M. sternocleidomastoideus kreuzenden V. jugularis externa in einem Winkel von 40–45° zur Hautoberfläche und in Richtung auf den medialen Rand des klavikulären Muskelansatzes transmuskulär punktiert. Der Einstichpunkt befindet sich etwa 2 cm oberhalb der Klavikula und etwa 1,5 cm lateral vom medialen Rand des M. sternocleidomastoideus (Abb. 37). In einer Tiefe von 3,5 bis 4,5 cm erreicht man dann beim Erwachsenen das Lumen der Vene. Dieser Venenzugangsweg besitzt eine relativ geringe Komplikationshäufigkeit und erweist sich mehr und mehr als Zugangsweg der Wahl.

Komplikationen der jugularis-interna-Punktion

Mit einer Fehlpunktion muß in 2–5% gerechnet werden. Ein Hämatom unterschiedlichen Ausmaßes kann sich in etwa 20% ausbilden. Die unangenehmste Komplikation ist die Punktion der A. carotis, mit der etwa in 4% zu rechnen ist. Dies ergibt sich aus der nahen anatomischen Beziehung dieser Gefäße. Darüber hinaus kann es bei der linksseitigen Punktion der V. jugularis interna, mehr jedoch bei der Anonyma- bzw. der supraklavikulären Subklaviapunktion zur Verletzung des Ductus thoracicus und unter Umständen zur Ausbildung eines Chylothorax kommen. Ein Pneumothorax tritt nur in 0,4% auf, so daß es gerechtfertigt ist, bei einer Fehlpunktion auf der kontralateralen Seite einen erneuten Punktionsversuch zu machen. Ein weiterer Vorteil, insbesondere bei der Durchführung einer Anästhesie, ist darin zu sehen, daß der hinter dem Kopf stehende Anästhesist die Punktion ohne Störung des Operationsablaufes durchführen kann. Ein wesentlicher Nachteil besteht jedoch darin, diesen Punktionsort ausreichend sauber zu halten und zufriedenstellend zu verbinden, insbesondere bei männlichen Patienten wegen des störenden Bartwuchses in diesem Bereich.

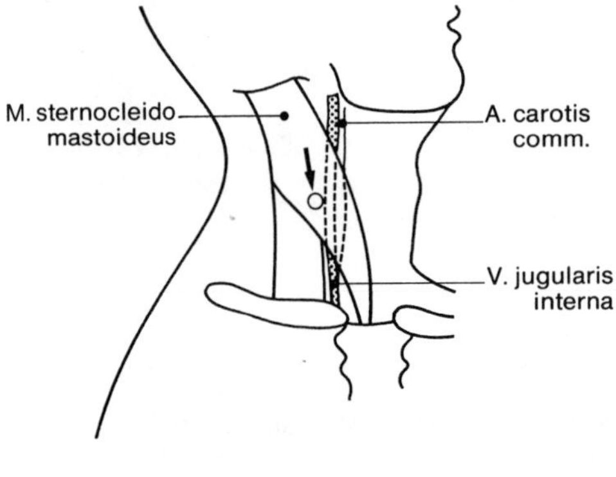

Abb. 37 Punktion der V. jugularis interna

Systembedingte Komplikationsmöglichkeiten

Das blinde Aufsuchen der zuführenden Vene, das Einlegen eines Fremdkörpers in das Gefäßsystem und die herznahe Katheterlage bergen Gefahren und beinhalten Komplikationsmöglichkeiten. Deshalb ist bei jeder Zentralvenenpunktion eine besonders kritische Indikationsstellung angezeigt. Komplikationsmöglichkeiten sind vor allem gegeben durch die verwendeten Punktionssysteme, bakterielle Infektion, Fehllage und die Luftembolie.

Kathetermaterial

Katheter mit innenliegender Kanüle werden gemeinsam in die Vene eingeführt. Vorteil dieses Systems ist, daß der Veneneinstich genau mit dem Katheteraußendurchmesser übereinstimmt und nicht mit der Punktionskanüle. Dieses System läßt sich jedoch nicht beliebig lang herstellen, da andernfalls die Führung nicht mehr sicher ist. Derartige Kanülen eignen sich gut zur Punktion der V. anonyma.
Katheter mit Außenkanüle sind am weitesten verbreitet. Durch die bereits im Gefäß liegende Punktionskanüle wird der Katheter in seine endgültige Position vorgeschoben. Muß der Katheter durch die scharf geschliffene Stahlkanüle gleiten, darf er nie zurückgezogen werden, da andernfalls die Gefahr des Abscherens und der Katheterembolie besteht. Die zentrale Katheterembolie ist mit einer Letalität von 39,5% bei Nichtentfernen und mit 1,9% bei Entfernen des eingeschwemmten Fremdkörpers belastet. Systeme, die eine zwischengeschaltete Kunststoffkanüle besitzen, erlauben ein freies Hin- und Herbewegen des Katheters. Sie sind damit weitaus sicherer und sollten heute bevorzugt werden.
Die Seldinger-Technik zur Einbringung zentraler Venenkatheter ist sicherlich elegant und venenwandschonend, doch ist sie vergleichsweise erheblich zeit- und kostenaufwendig. Sie ist nicht mit einem geschlossenen System möglich, wie die zuvor genannten Verfahren. Geschlossene Systeme z.B. lassen sich in Notsituationen durchaus auch ohne sterile Handschuhe und Abdeckung rasch, sicher und steril benutzen.
Das Material der Gefäßkatheter sollte heute nicht mehr aus Polyvinylchlorid (PVC), sondern zumindest aus Polyäthylen, wenn nicht sogar aus Silikon hergestellt sein. Jeder Katheter sollte einen röntgenkontrastgebenden Streifen und eine Längengraduierung besitzen.

Kathetersepsis

Die Kathetersepsis ist insbesondere bei überlange Zeiträume verbleibende Katheter die gefürchtetste Komplikation. Ihre Vermeidung beginnt bereits bei der Punktion. Diese Komplikation tritt in einer Häufigkeit von 2–7% auf. Besonders hoch ist ihr Anteil bei Patienten mit Hals- und Nackenkarzinomen, sowie bei Kranken mit Tracheostoma. Bei der Einbringung eines Hohlvenenkatheters sind deshalb absolut strenge Hygienemaßnahmen einzuhalten. Dazu zählen Haar- und Mundschutz, chirurgische Händedesinfektion, wasserabweisender Okklusivverband mit Verbandwechsel im Rhythmus von 48 Stunden unter Einhaltung peinlichster Asepsis. Beim geringsten Verdacht auf eine Kathetersepsis ist der Katheter sofort zu entfernen.

Katheterfehllage

Die Katheterfehllage birgt eine Fülle von Komplikationen. Als korrekte Katheterlage gilt, wenn die Katheterspitze in der V. cava superior vor der Einmündung in den rechten Vorhof liegt. Die Lage im rechten Vorhof birgt die Gefahr der Extrasystolie, die Lage im rechten Ventrikel kann zur Ventrikelperforation führen. Nur die Röntgendarstellung des Katheters gibt sichere Auskunft über seine Position. Darüber hinaus werden durch die Röntgenaufnahme die häufigsten und gefährlichsten Frühkomplikationen der Hohlvenenkatheterisierung, insbesondere der Subklaviapunktion, erkannt: der Pneumo- und Hämatothorax. Nach erfolgter Hohlvenenkatheterisierung sollte der Patient zumindest während der folgenden 12 Stunden besonders sorgfältig überwacht werden. Die Führung eines speziellen Kreislaufsprotokolls in diesem Zeitraum ist zu empfehlen.

Luftembolie

Die Luftembolie ist eine Komplikation, die bei allen Punktionen an den großen Venen droht, wenn sich der Patient nicht sachgerecht in der Trendelenburg-Lage befindet. Bei einer Druckdifferenz von 5 cmH_2O z.B. kann die tödliche Luftmenge von 100 ml innerhalb 1 Sekunde durch eine Katheternadel (G14) strömen (241).

Venae sectio

Gelingt die Einführung einer Injektionskanüle oder eines Verweilkatheters in die Vene nicht auf transkutanem Wege, so muß die operative Freilegung einer Vene erfolgen. Für diesen Zweck eignen sich folgende Venen:

1. V. media cephalica und V. mediana basilica in der Ellenbeuge,
2. V. cephalica an der radialen Seite des Unterarmes,
3. V. saphena magna oberhalb des vorderen und oberen Randes des Innenknöchels,
4. V. jugularis superficialis dorsalis am Hals.

Praktische Durchführung der Venae sectio

Nach Desinfektion des Operationsgebietes und Abdeckung mit sterilen Tüchern wird im Inzisionsbereich eine Lokalanästhesie durch Infiltration von Haut- und Unterhautgewebe mit 1- bis 2%iger Prokainlösung durchgeführt. Die Haut wird im allgemeinen durch Querschnitt, in Ausnahmefällen auch durch Längsschnitt in einer Ausdehnung von 2 bis 3 cm durchtrennt. Das Anlegen einer Staubinde erleichtert die Darstellung der Vene. Mit stumpfer Klemme, abgerundeter Schere oder anatomischer Pinzette wird die Vene unterfahren und gewebsschonend aus dem Unterhautfettgewebe gelöst. Unter die isolierte Vene wird eine Kochersonde geschoben, 2 Catgutfäden werden zirkulär um die Vene gelegt. Der distal liegende Catgutfaden wird vor der Eröffnung der Venenwand angespannt oder wie allgemein üblich festgeknotet. Die Vene wird dann mit einer feinen spitzen Schere zwischen distalem und proximalem Faden in einer Breite, die dem Volumen der Katheterspitze entspricht, eröffnet. Der vorher mit Kochsalzlösung gefüllte Venenkatheter wird in die Vene soweit eingeführt, daß sowohl die Infusion als auch ein unbeabsichtigter Zug am Katheter nicht zum Herausgleiten des Katheters aus der Vene führt. Die Erfahrung lehrt, daß deshalb der Katheter mindestens 5 cm weit in die Vene vorgeschoben werden muß. Erst dann wird der proximal gelegte Catgutfaden geknotet, wodurch gleichzeitig der Venenkatheter mit der Venenwand fixiert ist. Die Einführung eines Venenkatheters in besonders kleinlumige Venen (z.B. Säuglingsvenen) kann erleichtert werden, wenn die Katheterspitze mit einer Schere leicht angeschrägt wird. Das Vorschieben des Katheters muß unter diesen Bedingungen jedoch sehr vorsichtig erfolgen, damit der angespitzte Katheter die Venenwand nicht aufreißt. Die Haut wird durch 2 bis 3 Nähte verschlossen, der Katheter durch eine weitere davon unabhängige Naht fixiert. Ein steriler Verband schützt die Venae sectio vor einer möglichen Wundinfektion.

Infusionsbehälter

Infusionslösungen wurden über viele Jahre ausschließlich in Glasflaschen abgefüllt und in dieser Form den Kliniken zur Verfügung gestellt. Seit etwa 20 Jahren werden für diesen Zweck in steigender Zahl auch Kunststoffbehälter eingesetzt. Viele Gründe sprechen dafür, daß Kunststoffe auch zukünftig vermehrt als Infusionsbehälter verwendet werden, weil sie für die Verpackung und Lagerung sowie bei der medizinischen Anwendung (z.B. Druckinfusion ohne Gefahr der Luftembolie) nicht unerhebliche Vorteile besitzen. Dennoch ist die alleinige Verwendung des Kunststoffes als Vorratsbehälter für Infusionslösungen bislang nicht möglich, da die Extraktion des Weichmachers der Kunststoffe durch bestimmte Lösungen, insbesondere Fette, nicht ausgeschlossen werden kann.

Glasflaschen

Die ältesten medizinischen Vorratsbehälter sind Glasflaschen. Sie werden aus den natürlich vorkommenden anorganischen Rohstoffen Quarzsand, Kalk und Soda unter Einwirkung hoher Temperaturen (1 500°C) hergestellt. Aus der dabei entstehenden zähflüssigen Glasmasse werden die endgültigen Formen durch Preßluft ausgeblasen. Die an ein Verpackungsmaterial für Arzneimittel zu stellenden Forderungen, wie Transparenz, Gasdichtigkeit, Temperaturbeständigkeit, Dimensionsstabilität, chemische und biologische Inertheit, Korrosionsbeständigkeit und Wiederverwendbarkeit, werden von keinem anderen Stoff so gut erfüllt wie vom Glas. Die Gläser werden nach genormten Verfahren auf ihre chemische Beständigkeit, d.h. auf ihre Wasser-, Säuren- und Laugenbeständigkeit geprüft und in hydrolytische Klassen eingeteilt. Als Maß gilt die Menge Alkali, die unter Prüfbedingungen abgegeben wird. Die sehr alkaliarmen Borosilikatgläser gehören sowohl bei der Werkstoff-, als auch bei der Oberflächenprüfung der obersten Beständigkeitsklassen an. Ihre Herstellung ist jedoch besonders aufwendig und teuer. Deshalb werden Gläser der dritten hydrolytischen Beständigkeitsklasse mittels Ionenaustauschverfahren an den Innenflächen der Glasbehälter behandelt, wobei durch Entzug von Alkaliionen und Einbau von Wasserstoffionen in die Glasfläche eine Beständigkeit entsteht, die der von Borosilikatglas gleichkommt. Obwohl diese Gläser auch langfristig gelagert werden können und durch Reinigungs- und Autoklavierungsprozesse ihre Resistenz nicht vermindert wird, sind innervergütete Flaschen in Deutschland nur zur Einmalverwendung zugelassen (393).

Kunststoffbeutel

Kunststoffe sind Polymere, die neben Kohlenstoff und Wasserstoff noch weitere Elemente, wie Sauerstoff, Stickstoff und Chlor enthalten. Sie sind wegen ihrer physikalischen und chemischen Eigenschaften, ihrer leichten Formbarkeit und aus ökonomischen Gründen sehr interessante und vielseitig verwendbare Stoffe. Die Grenzen ihrer Leistungsfähigkeit sind bei hohen Temperaturen und extrem langen Lagerzeiten erreicht. Für eine Verwendung als

Infusionsbehälter müssen sie hinsichtlich ihrer Gas- und Wasserdampfdichtigkeit, der chemischen Indifferenz und der Sterilisierbarkeit besondere Voraussetzungen erfüllen. Als Infusionsbehälter werden Kunststoffe aus Polyäthylen und PVC, in geringem Umfang auch aus Polypropylen eingesetzt. Diese Kunststoffe haben sich bei den gestellten Aufgaben gut bewährt.

Polyäthylen und Weich-PVC stehen in den Permeationseigenschaften keineswegs an der Spitze. Polyvinylidenchlorid (PVDC) wäre beiden in der Sauerstoff- und in der Wasserdampfdichtigkeit überlegen. PVDC besitzt allerdings gewisse Nachteile in den mechanischen Eigenschaften und den Herstellungsmöglichkeiten.

Kunststoffbehälter aus Polyäthylen besitzen ein niedriges Gewicht, gute mechanische Fähigkeiten, Bruchsicherheit, gute chemische Beständigkeit, hohe Wasserdampfdichtigkeit und Indifferenz gegenüber dem Füllgut. Sie sind zumindest teilweise kollabierbar und ermöglichen bei der Infusion ein geschlossenes System. Nicht ganz so günstig, aber ausreichend sind ihre Klarheit, Flexibilität und Hitzesterilisierbarkeit.

Kunststoffbeutel aus Weich-PVC besitzen ein sehr niedriges Gewicht, hervorragende Klarheit, gute mechanische Festigkeit, Bruchsicherheit, sehr gute Flexibilität, gute chemische Beständigkeit, gute Sauerstoffdichtigkeit und Indifferenz gegenüber dem Füllgut. Die Beutel sind gut hitzesterilisierbar, voll kollabierbar und erlauben nicht nur ein geschlossenes System, sondern auch die Druckinfusion.

Die in letzter Zeit oft beschriebene sogenannte PVC-Krankheit (richtiger VC-Krankheit) resultiert nicht aus der Einwirkung von PVC, sondern aus der Einwirkung von Vinylchlorid (VC), dem Ausgangsprodukt für die Herstellung des PVC, und betrifft deshalb vornehmlich die mit der Herstellung von PVC betrauten Personen.

Bei der Anwendung von PVC-Kunststoffen steht hingegen der Restmonomerengehalt und dessen Einfluß auf den Organismus im Vordergrund. Der Restmonomerengehalt heutiger PVC-Kunststoffe ist jedoch so gering, daß die vom Gesetzgeber gezogene Grenze der Migration in das Füllgut von 0,05 ppm nicht überschritten wird. Die Extraktion von Weichmachern und Stabilisatoren in wässrige Medien hingegen ist nicht ganz auszuschließen. Sie ist aber so minimal, daß diese Stoffe gerade noch nachweisbar sind. Weitaus höhere Konzentrationen von Weichmachern und Stabilisatoren werden jedoch freigesetzt, wenn das Füllgut aus Fett besteht. Behälter aus Weich-PVC werden deshalb für die Verpackung von Fett oder Fettemulsionen nicht eingesetzt (194).

Infusionspumpen

Die Einstellung und Aufrechterhaltung konstanter Infusionsraten erweist sich in der klinischen Praxis als ein nur schwer lösbares Problem. Wird die Dosierung in ml/Zeiteinheit angegeben, muß eine Umrechnung in die Tropfenzahl/Zeiteinheit erfolgen, die wegen der fehlenden Standardisierung der Infusionsbestecke zusätzliche Schwierigkeiten aufwirft. Einige Infusionsbestecke liefern 10 Tropfen/ml, andere 15 oder sogar 20/ml. Bei Kinderinfusionsbestecken ergeben erst 60 Tropfen 1 ml. Außerdem wird die Infusionsgeschwindigkeit von einer Reihe weiterer Faktoren beeinflußt, von denen hier nur Höhe, Druck und Belüftung der Infusionsflaschen, das spezifische Gewicht und die Temperatur der Infusionslösung, Durchmesser und Durchgängigkeit der Kanüle (Thrombenbildung), sowie die Höhe des venösen Druckes beim Patienten genannt werden sollen.
Klinische Erfahrungen und sorgfältige Untersuchungen haben gezeigt, daß bei der Verwendung normaler Infusionssysteme mit einer Rollenklemme eine exakte Dosierung kaum oder nur unter großem personellem Aufwand möglich ist. Die zeit- oder dosisgesteuerte Infusionstherapie wird vor allem dann erforderlich, wenn neben dem Plasmaersatzmittel noch zusätzliche Medikamente über längere Zeiträume infundiert werden müssen.
Unter den bisher bekannten Infusionspumpen lassen sich vier Systeme unterscheiden: Kolbenpumpen, Rollenpumpen, Tropfenzahlregler und Peristaltikpumpen.

Kolbenpumpen

Die motorgetriebene Kolbenpumpe (z.B. Perfusor) ermöglicht die Applikation von verschiedenen Infusionsmengen pro Zeiteinheit. Die Infusionsmengen liegen zwischen 0,12 ml/Stunde und 600 ml/Stunde. Die kleinen Infusionsmengen werden durch die Verwendung von Spritzen (5, 10, 20, 50 ml) garantiert. Die Kolbenpumpe eignet sich vor allem zur Verabreichung kleiner Mengen über längere Zeiträume. Wegen ihrer hohen Druckreserve ist sie auch zur intraarteriellen Infusion geeignet.

Rollenpumpen

Bei den Schlauchrollenpumpen (z.B. Infusomat) wirken Druckrollen von außen auf einen Silikonschlauch ein. Die Infusionslösung kommt mit den Pumpenteilen nicht in Berührung. Die Pumpe wird automatisch abgeschaltet, wenn im Schlauchsystem keine Flüssigkeit mehr transportiert wird. Die Infusionsgeschwindigkeit kann stufenlos an einer Wählscheibe zwischen 7 ml/Std. und 1 000 ml/Std. eingestellt werden.

Tropfenzahlregler

Der Tropfenzahlregler (z.B. IVAC 231) steuert jede normale Schwerkraftinfusion. Eine oszillierende Ventilvorrichtung, in die der Infusionsschlauch eingelegt wird, öffnet und schließt sich nach der erforderlichen Tropfenrate. Die Klemmvorrichtung ist elektronisch gesteuert, wobei ein fotoelektrischer Tropfenfühler in Höhe der Tropfenzählkammer als Kontrollsystem arbeitet. Da das System ausschließlich nach dem Schwerkraftprinzip arbeitet, sind Veränderungen der Tropfenzahl nur im Rahmen dieser Voraussetzung möglich.

Peristaltikpumpen

Bei der Peristaltikpumpe (z.B. IVAC 531) pressen die Lamellen des Pumpwerkes den Infusionsschlauch kontinuierlich gegen eine Platte und bestimmen so die Förderleistung. Die Pumpe erzeugt einen Druck von 850mmHg. Die Elektronik vergleicht ständig die vorgewählte Tropfenrate mit der tatsächlich verabreichten Tropfenzahl. Durch elektronische Steuerung werden sämtliche Abweichungen automatisch ausgeglichen. Der Einstellbereich liegt zwischen 1 und 99 Tropfen/Minute oder 1ml/Std. und 200ml/Std. Die Infusionspumpe besitzt eine aufladbare Batterie, so daß auch bei Netzstromausfall die kontinuierliche Funktion garantiert ist.
Die Überprüfung der Zuverlässigkeit dieser Infusionspumpen (238) zeigt, daß unter klinischen Bedingungen alle Systeme mit einem mittleren Fehler von 5–10% arbeiten, wobei als wesentliche Fehlerursache aber das Infusionsbesteck verantwortlich ist. Deshalb ist auch bei der Verwendung von Infusionspumpen in bestimmten Zeitabschnitten die Kontrolle der infundierten Mengen erforderlich.

Schlußbetrachtung

Plasmaersatzmittel dienen der zeitlich begrenzten Ergänzung fehlender Bestandteile des Blutes. Eine echte, dauerhafte Substitution ist mit diesen Präparaten nur in wenigen Fällen oder bei geringgradigen Störungen möglich. Bis heute kommen Plasmaersatzmittel bei der Volumensubstitution in der Notfallmedizin, bei verweigerter Bluttransfusion, bei der kontrollierten isovolämischen Hämodilution, der prä-, intra- und postoperativen Volumensubstitution, der Thromboseprophylaxe, bei Durchblutungsstörungen, der Hypalbuminämie, bei Blutgerinnungsstörungen und Infektionskrankheiten zum Einsatz. Während und nach der Behandlung mit Plasmaersatzmitteln sind wiederholte Kontrollen der Blutbestandteile und ihre Korrektur erforderlich. Als besonders geeignete Parameter haben sich Messungen des zentralen Venendruckes, des Pulmonalarteriendrucks, des Hämatokrits, der Plasmaeiweißkonzentration und der Blutgerinnungswerte bewährt.
Die heute angebotenen Infusionslösungen erfüllen weitgehend die zu stellenden Forderungen nach gefahrloser und universeller Anwendbarkeit. Eine Mengenbegrenzung ist jedoch bei sämtlichen Substanzen angezeigt.
Die Limitierung der Infusionsmenge ergibt sich aus der zunehmenden Verdünnung des vorhandenen Blutvolumens. Dabei können vor allem Sauerstoffkapazität und gerinnungsaktive Blutbestandteile auf ein gefährliches Maß absinken. Auch der Abfall verschiedener lebensnotwendiger Eiweißbestandteile des Plasmas sollte beim Einsatz dieser Infusionslösungen berücksichtigt werden. Die relativ selten auftretenden anaphylaktoiden Reaktionen können sofort erkannt und adäquat behandelt werden, wenn die Infusion von Plasmaersatzmitteln unter sorgfältiger Kontrolle erfolgt. Vergleicht man therapeutischen Effekt und Risiko der Infusion von Plasmaersatzmitteln so ergibt sich, daß ihre Anwendung bei entsprechender Indikation einen festen Platz in der Behandlung vieler Krankheitszustände besitzt. Das ideale Plasmaersatzmittel ist bis heute weder aus der Gruppe der körpereigenen noch der körperfremden Kolloide gefunden worden. Es darf jedoch festgehalten werden, daß alle diese Präparate bereits unentbehrliche Therapeutika moderner Behandlungsverfahren sind. Auch weiterhin werden deshalb neue Plasmaersatzmittel entwickelt und alte nach dem neuesten Stand der Technik modifiziert. Erste Ansätze sind gemacht, auch die Sauerstoffträgerfunktion des Blutes durch Ersatzstoffe zu übernehmen und damit vom Plasmaersatzmittel zum wirklichen Blutersatzmittel überzugehen.
Ob dieses Ziel erfolgreich erreicht werden kann, wird den weiteren Forschungen auf dem Gebiet des Blutersatzes überlassen bleiben müssen.

Literatur

1 Aberg, B., W.L. Bloom, E. Hansson: Gastrointestinal excretion of dextran-C14. Acta physiol. scand. 52 (1961) 188

2 van Ackern, K.: Physiologie und Pathophysiologie der Volumenregulation. In: Bedarfsgerechte Volumenersatztherapie, hrsg. von H. Lutz. Mannheimer Morgen, Mannheim 1977 (S. 1)

3 Adelson, E.: The mechanism of hemostatic defect caused by intravenous dextran. Clin. Res. Proc. 3 (1955) 103

4 Adelson, E.: Bleeding time prolongation after dextran infusion. Bibl. haemat. Basel 7 (1958) 275

5 Adelson, E., W.H. Crosby: A new method to measure bleeding time. The „immersion" method. Acta haemat. Basel 18 (1957) 281

6 Adelson, E., W. H. Crosby, W.H. Roeder: Further studies of a hemostatic defect caused by intravenous dextran. J. Lab. clin. Med. 45 (1955) 441

7 Adolph, E.F.: Physiology of men in the desert. Interscima, New York 1974

8 Ahnefeld, F.W., M. Halmagyi, K. Überla: Untersuchungen zur Bewertung kolloidaler Volumenersatzmittel. Anaesthesist 14 (1965) 137

9 Ahnefeld, F.W., C. Burri, M. Halmagyi: Akute Volumen- und Substitutionstherapie. Lehmanns, München 1972

10 Alexander, K., H.G. Horst: Vergleichende Untersuchungen über die Wirkung von physiologischer Kochsalzlösung und Periston beim hämorrhagischen Schock der Katze. Arch. int. Pharmacodyn. 143 (1963) 514

11 Alexiu, O., N. Mircea, M. Balaban, B. Furtunesco: Gastro-intestinal haemorrhage from peptic ulcer. An evaluation of bloodless transfusion and early surgery. Anaesthesia 30 (1975) 609

12 Allgöwer, M., C. Burri: Schockindex. Dtsch. med. Wschr. 92 (1967) 1947

13 Ammon, R.: Das Vorkommen von Dextranase im menschlichen Gewebe. Enzymologia 25 (1963) 245

14 Ammon, R., E. Depner: Ausscheidung und Verhalten verschiedener Polyvinylpyrrolidontypen im Organismus. Z. ges. exp. Med. 128 (1957) 607

15 Appel, W.: Chemie und Biochemie klinischer Dextrane. In: Macrodex 6% – Rheomacrodex 10% – Chemie, Pharmakologie, Klinik. Knoll AG, Ludwigshafen 1969 (S. 7)

16 Arn, H.: Über Plasmatransfusionsreaktionen. Blut 4 (1958) 137

17 Arturson, G., G. Wallenius: The renal clearance of dextran of different molecular sizes in normal humans. Scand. J. clin. Lab. Invest. 16 (1964) 81

18 Arturson, G., K. Granath, L. Thoren, G. Wallenius: The renal excretion of low molecular weight dextran. Acta chir. scand. 130 (1965) 550

19 Aubaniac, R.: L'injection intravenous sous claviculaire. Presse méd. 60 (1952) 1456

20 Auerswald, W.: Hitze-inaktivierbare Plasma-Protein-Lösungen. Bibl. haemat. (Basel) 12 (1961) 232–236

21 Bailey, G., R.L. Strub, R.C. Klein, J. Salvaggio: Dextran-induced anaphylaxis. J. amer. med. Ass. 200 (1967) 889

22 Ballinger, W.F., T.F. Solanke, W.L. Thompson: The effect of hydroxyethyl starch upon survival of dogs subjected to hemorrhagic shock. Surg. Gynec. Obstet. 122 (1966) 33

23 Ballinger, W.F., G.F. Murray, E.E. Morse: Starch solution in man. J. surg. Res. 6 (1966) 180

24 Barandun, S., P. Kistler, F. Jeunet, H. Isliker: Intravenous administration of human gammaglobulin. Vox Sang. (Basel) 7 (1962) 157

25 Barandun, S., A. Morell, F. Skvaril: Gammaglobulintherapie. Forschungsergebnisse der Transfusionsmedizin und Immunhämatologie. Medicus, Berlin 1974 (S. 241)

26 Barandun, S. F. Skvaril, A. Morell: Prophylaxe und Therapie mit Gammaglobulin. Schweiz. med. Wschr. 106 (1976) 533

27 Bark, J.: Das Verhalten verschiedener Labortests zur Beurteilung der Verträglichkeit eines Plasmaexpanders. In: Schock und Plasmaexpander, hrsg. von K. Horatz, R. Frey. Springer, Berlin 1964 (S. 265)

28 Bauer, A., G. Östling: Dextran-induced anaphylactoid reactions in connection with surgery. Acta anaesth. scand., Suppl. 37 (1970) 182

29 Bayliss, W.M.: The action of gum acacia on the circulation. J. Pharmacol. exp. Ther. 15 (1920) 29

30 Beerhalter, H., J. Hölzle, G. Harbauer: Der Einfluß neuartiger Dextrankombinationspräparate auf Kreislauf, Atmung, Urinausscheidung und Elektrolyte. Langenbecks Arch. klin. Chir. 316 (1966) 620

31 Behrmann, V.G., F.W. Harmann: Studies on capillary resistance after intravenous infusion. Fed. Proc. 13 (1954) 10
32 Bell, L.G.: Plasma expanders in the armed services of the Unites States. US. armed Forces med. J. 5 (1954) 1331
33 Benbunan, M., J. Pavie-Fischer, J. Reviron: Réaction d'intolerance mejeure liée à l'injection des gelatines fluides modifiées. A propos d'un cas. Anesth. Analg. Réan in. 33 (1976) 709
34 Bendixen, H.H., M.B. Laver: Hypoxia in anesthesia. Clin. Pharmacol. Ther. 6 (1955) 510
35 Bennett, P.N., D.P. Dhall, F.N. Mc Kenzie, N.A. Matheson: Effects of dextran infusion on the adhesiveness of human blood platelets. Lancet 1966/II, 1001
36 Beraldo, W.T., W.D. da Silva, A.D. Fernandes: Inhibitory effects of carbohydrates on histamine release and mast cell disruption by dextran. Brit. J. Pharmacol. 19 (1962) 405
37 Bergentz, S.E., O. Eiken, I.M. Nilsson: The effect of dextran of various molecular weight on the coagulation in dogs. Thromb. Diathes. haemorrh. (Stuttg.) 6 (1961) 15
38 Bergentz, S.E., T. Falkheden, S. Olson: Diuresis and urinary viscosity in dehydrated patients: Influence of dextran 40 000 with and without mannitol. Ann. Surg. 161 (1965) 582
39 Bergmann, H.: Blut und Blutersatz. Infusionstherapie 1 (1973) 8
40 Bergmann, H.: Mikrofiltration von Blutkonserven. In: Klinische Anästhesiologie und Intensivtherapie, Bd. 14, hrsg. von F.W. Ahnefeld, H. Bergmann, C. Burry, W. Dick, M. Halmagyi, E. Rügheimer. Springer, Berlin 1977 (S. 202)
41 Beutl, K., A. Roggen, H. Nitschmann: Physiogel, chemische und physikochemische Charakterisierung. Helv. chir. Acta 33 (1966) 343
42 Birke, G., S.O. Liljedahl, M. Bäckdahl, B. Nylen: Studies on burns. VIII: Analysis of mortality and length of hospital care for 603 burned patients referred for primary treatment. Acta chir. scand., Suppl. 337 (1964)
43 Bland, J.H.L., M.B. Laver, E. Lowenstein: Vasodilator effect of commercial 6% plasma protein fraction solutions. J. Amer. med. Ass. 224 (1973) 1721
44 Bloom, W.L., D.S. Harmer, M.F. Bryant, S.S. Brewer: Coating of vascular surface and cells – A new concept on the prevention of intravascular thrombosis. Proc. Soc. exp. Biol. (N.Y.) 115 (1964) 384
45 Bollinger, A., H.J. Simon, R. Köhler, E. Lüthy: Wirkungen von niedermolekularem Dextran auf Blutviskosität und Extremitätsdurchblutung. Z. Kreisl.-Forsch. 57 (1968) 456
46 Boon, J.C., F. Jesch, J. Ring, K. Messmer: Intravascular persistance of hydroxyethyl starch in man. Europ. surg. Res. 8 (1976) 497
47 Borchgrevink, C.G.: Platelet adhesion in vivo patients with bleeding disorders. Acta med. scand. 170 (1961) 231
48 Borchgrevink, C.G., E. Enger: Low-molecular-weight dextran in acute myocardial infarction. Brit. med. J. 1966/II, 1235
49 Borgström, S., L.E. Gelin, B. Zederfeldt: The formation of vein thrombi following tissue injury. Acta chir. scand., Suppl. 247 (1959)
50 Bortoluzzi, E., F. Carrera, C.C. Finozzi, P. Galetti, S. Longoni-Bortoluzzi: Nota su di un caso di chock anafilattico da polimero della gelatina (Emagel). Studio clinico ed immunoematologico. Anesth. Rianim. 8 (1967) 73
51 Bowman, H.W.: Clinical evaluation of dextran as a plasma volumen expander. J. Amer. med. Ass. 153 (1953) 24
52 Boylan, J.W., P. Deetjen, K. Kramer: Niere und Wasserhaushalt. In: Physiologie des Menschen, Bd. VII, hrsg. von O.H. Gauer, K. Kramer, R. Jung. Urban & Schwarzenberg, München 1970
53 Breckenridge, I.M., W.F. Walker: Blood loss in openheart surgery with low-molecular-weight dextran. Lancet 1963/I, 1190
54 Brickman, R.D., G.F. Murrat, W.L. Thompson, W.F. Ballinger II: The antigenicity of hydroxyethylstarch in humans. Studies in seven normal volunteers. J. Amer. med. Ass. 198 (1966) 1277
55 Brisman, R., L.C. Parks, J.A. Haller: Anaphylactoid reactions associated with the clinical use of dextran 70. J. Amer. med. Ass. 204 (1968) 824
56 Bryan, G.C., J. Scudder: Dextran and pneumococcus polysaccharide cross-reactivity in skin tests and serum precipitin tests. Ann. N.Y. Acad. Sci. 55 (1952) 477
57 Bryant, M.F., W.L. Bloom, S.S. Brewer: Experimental study of the antithrombotic properties of dextrans of low molecular weight. Amer. Surg. 29 (1963) 256
58 Bryant, M.F., W.L. Bloom, S.S. Brewer: Study of the antithrombotic properties of dextrans of large molecular weight. J. cardiovasc. Surg. 5 (1964) 48
59 Bull, J.P., C. Ricketts, J.R. Squire, W.A. Maycock, S.J.L. Spooner, P.L. Mollison, C.J.S. Paterson: Dextran as a plasma substitute. Lancet 1949/I, 134
60 Burri, C., M. Allgöwer: Die Wirksamkeit zweier Plasmaexpander im experimentellen Verbrennungsschock. Schweiz. med. Wschr. 94 (1964) 816
61 Burri, C., G. Krischak: Technik und Gefahren des Kava-Katheters. Infusionstherapie 3 (1976) 174
62 Burri, C., D. de Gasparo, U.F. Gruber, M. Allgöwer: Die Wirkung verschiedener Plasmaersatzstoffe im hämorrhagischen und Verbrennungsschock. Helv. chir. Acta 31 (1964) 150
63 Bygdeman, S., R. Eliasson: Effects of dextrans on platelet adhesiveness and aggregation. Scand. J. clin. Lab. Invest. 20 (1967) 17
64 Bygdeman, S., R. Ewasson, B. Gullbring: Effect of dextran infusion on the adenosine diphos-

phate induced adhesiveness and the spreading capacity of human blood platelets. Thrombos. Diathes. haemorrh. (Stuttg.) 15 (1966) 451

65 Campbell, D.H., J.B. Koepfli, L. Pauling, N. Abrahamsen, W. Dandiker, G.A. Feigen, F. Lanni, L. Rosen: The preraration and properties of a modified gelatin (oxypolygelatin) as an oncotic substitute for serum albumin. Tex. Rep. Biol. Med. 9 (1951) 235

66 Carbone, J.V., F.W. Furth, R. Scott jr., W.H. Crosby: An hemostatic defect associated with dextran infusion. Proc. Soc. exp. Biol. (N.Y.) 85 (1954) 101

67 Carbone, J.V., L.L. Uzman, I.C. Plough: Changes in serum proteins produced by infusions of dextran. Proc. Soc. exp. Biol. (N.Y.) 90 (1955) 68

68 Carrie, L.E.S., R.L. Buchman: Thiopentone anaphylaxis. Anaesthesia 22 (1967) 290

69 Cohn, E.J., L.E. Strong, W.L. Hughes, D.J. Mulford, J.N. Ashworth, M. Melin, H.L. Taylor: Preparation and properties of serum and plasma protein. J. Amer. chem. Soc. 68 (1964) 459

70 Cohn, E.J., F.R.N. Gurd, D.M. Surgenor, B.A. Barnes, R.K. Brown, G. Derouaux, J.M. Gillespie, F.W. Kahnt, W.F. Lever, C.H. Un, D. Mittelmann, R.F. Mouton, K. Schmid, E. Uroma: A system for the separation of the components of human blood. J. Amer. chem. Soc. 72 (1950) 465

71 Collan, R.: Dekstraanin Haittavaikutuset. Duodecim (Helsinki) 13 (1973) 7

72 Cottier, P., A. Basevi, H.J. Schafroth: Die Wirkung eines Gelatineexpanders Physiogel auf die Nierenfunktion. Helv. chir. Acta 33 (1966) 383

73 Craig, W.M., H.K. Gray, J.S. Lundy: Present status of plasma volume expanders in the treatment of shock. Arch. Surg. 63 (1951) 742

74 Creutzfeldt, W., H. Brachmann, G. Schmidt, U. Tschaepe: Untersuchungen zur Prophylaxe der Transfusionshepatitis durch Gamma-Globulin. Dtsch. med. Wschr. 91 (1966) 1905

75 Creutzfeldt, W., H.J. Severidt, H. Schmitt, E. Gallasch, H.J. Arndt, H. Brachmann, G. Schmidt, U. Tschaepe: Untersuchungen über Häufigkeit und Verlauf der ikterischen und anikterischen Transfusionshepatitis. Dtsch. med. Wschr. 91 (1966) 1813

76 Cronberg, S., R. Robertson, I.M. Nilsson, J.E. Nilehn: Suppressive effect of dextran on platelet adhesiveness. Thrombos. Diathes. haemorrh. (Stuttg.) 16 (1966) 384

77 Cuello, L., K. Bhanganada, J.D. Mack, C.W. Ullehei: Hemodilution in extracorporeal circulation. Comparative study of low molecular weight dextran and five percent dextrose. Conference on evaluation of low molecular weight dextran in shock. Nat. Acad. Sciences – Nat. Research Council, Washington D.C. 1963, 114

78 Czerny, A.: Versuche über Bluteindickung und ihre Folgen. Arch. exp. Path. 34 (1894) 268

79 Czok, G., K. Traenkner, G. Siebert, W. Kiecke-Busch, K. Lang: Biochemische, physiologische und morphologische Untersuchungen über „Modifizierte flüssige Gelatine" (MFG), ein Blutersatzmittel. Klin. Wschr. 37 (1959) 511

80 Deetjen, P., J.W. Boylan, K. Kramer: Niere und Wasserhaushalt. In: Physiologie des Menschen, Bd. VII, 3. Aufl. Urban & Schwarzenberg, München, 1976

81 De Nicola, P., G.M. Mazzetti, F. Soardi: Recherches sur les altérations hémostatiques provoquées par le dextran; observation in vitro, in vivo et dans un cas des shock hyperfibrinolytique par dextran. Sang. Par. 27 (1956) 708

82 Deutsch, E.: Die Antikoagulantien in der Therapie der peripher arteriellen Durchblutungsstörung. Wien klin. Wschr. 76 (1964) 151

83 De Weck, A.L.: Immunologische Mechanismen der allergischen Reaktionen auf Antibiotika. Münch. med. Wschr. 115 (1973) 1650

84 Dillon, J., L.Y. Lynch, R. Meyers, H.R. Butcher: The treatment of hemorrhagic shock. Surg. Gynec. Obstet. 133 (1966) 967

85 Dobloug, J.: Dextran induced anaphylactoid reactions. Report of 2 cases. J. Oslo Cy Hosp. 24 (1974) 75

86 Doenicke, A., W. Lorenz: Histaminfreisetzung und anaphylaktische Reaktionen bei i.v.-Narkosen. Biochemische und klinische Aspekte. Anaesthesist 19 (1970) 413

87 Dogliotti, M.: An instance of fatal reaction to penicillin scratch test. Dermatologica (Basel) 136 (1968) 489

88 Dorner, M.M., E.W. Bassett, S.M. Beiser, E.A. Kabat, S.W. Tannenbaum: Studies on human antibodies. V. Amino acid composition of antidextrans of the same and of differing specificities from several individuals. J. exp. Med. 125 (1967) 823

89 Drukker, W.: Dextran en acute Niereninsufficientic. Ned. T. Geneesk. 111 (1967) 921

90 Dugdale, M., J.D. Nofzinger, F. Murrphy: Some effects of low molecular weight dextran on coagulation. Thrombos. Diathes. haemorrh. (Stuttg.) 15 (1966) 118

91 Eastoe, J.E., A.A. Leach: Recent Advances in Gelatin and Glue Research. Pergamon Press, New York 1958 (S. 173)

92 Eberlein, H.J., H. Dobberstein: Kreislaufmessungen an Blutspendern bei rascher Infusion eines neuen Plasmaexpanders. Arzneimittel-Forsch. 12 (1962) 494

93 Ebert, K.H., G. Schenk, R. Scholz: Untersuchungen über das Schicksal von Dextran im Organismus von Meerschweinchen. Z. klin. Chem. 6 (1968) 435

94 Edmunds, L.H. jr., J. Folkman, A.B. Snodgress, R.B. Brown: Prevention of brain damage during profound hypothermia and circulatory arrest. Ann. Surg. 157 (1963) 637

95 Edwards, F.R.: Despeciated bovine serum (DSB): A Substitute for human plasma. Brit. med. J. 1944/I, 73
96 Eichholtz, F., Y. Hagihara: Nebenwirkungen der kolloidalen Blutersatzmittel. Hippokrates (Stuttg.) 32 (1961) 248
97 Eichler, J., G. Stephan: Vergleichende Untersuchungen nach Infusion von Plasmaexpandern. Münch. med. Wschr. 109 (1967) 1420
98 Eiken, O.: Thrombotic occlusion of experimental grafts as a function of the regional blood flow. Acta chir. scand. 121 (1961) 410
99 Erasmus, J.F.P., D.A. Birch: Allergic reaction to dextran; case history report. S. Afr. med. J. 26 (1952) 945
100 Esser, H.O.: Die Serumkonserve. Bibl. haemat. (Basel) 12 (1961) 237
101 Euler, U.S., von, R. Luft, T. Sundin: The urinary excretion of noradrenaline in healthy subjects during recumbencyand standing. Acta physiol. scand. 34 (1955) 169
102 Ewald, R.A., J.W. Eichelberger jr., A.A. Young, H.J. Weiss, W.H. Crosby: The effect of dextran on platelet factor 3 activity: in vitro and in vivo studies. Transfusion (Philad.) 5 (1965) 109
103 Fischer, M., H. Wimmer: Aktivierung des fibrinolytischen Systems durch niedermolekulares Dextran. Bibl. haemat. (Basel) 23 (1965) 1278
104 Fischer, M., K. Lechner, F. Pesendorfer: Erfahrungen mit Rheomacrodex bei der Behandlung arterieller Durchblutungsstörungen. Med. Welt (Stuttg.) (1966) 712
105 Fischer, R.: Einige Gesichtspunkte zur Frage der Blutkonservierung. Schweiz. med. Wschr. 23 (1942) 291
106 Fitzsimons, J.T.: La soif extracellulaire. Ann. Nutr. (Paris) 22 (1968) 131
107 Folse, R., J. Cope: A comparison of the peripheral and central hemodynamic effects of regular and low molecular weight dextran in patients with ischemic limbs. Surgery 58 (1965) 779
108 Frey, R., F. Fischer, K. Hutschenreuter: Vorsichtsmaßnahmen bei der Anwendung kolloidaler Volumenersatzmittel. Dtsch. Ärztebl. 71 (1975) 637
109 Frey, R., K. Hutschenreuter, F.W. Ahnefeld, K. Steinbereithner: Vorsichtsmaßnahmen bei der Anwendung kolloidaler Volumenersatzmittel. Anaesthesist 24 (1975) 378
110 Froeschlin, W.: Schocktherapie mit Haemaccel, einem neuen Plasmaexpander. Dtsch. med. Wschr. 87 (1962) 811
111 Fry, W.J., W. Parker: The influence of low molecular weight dextran on occlusive vascular disease. Surg. Gynec. Obstet. 123 (1966) 531
112 Fünfhausen, G., F. Gaerisch, W. Schubert: Leitfaden des Transfusionswesens. VEB Verlag Volk u. Gesundheit, Berlin 1974
113 Gabler, G.: Über Struktur- und Gestaltwandlung der Mitochondrien. I. Die Transformation des Chondrioms bei Speicherung makromolekularer Stoffe (Dextran) in den Hauptstückepithelien der Rattenniere. Z. ges. exp. Med. 134 (1961) 291
114 Gabler, G.: Über Struktur- und Gestaltwandlung der Mitochondrien. II. Desintegration und Reorganisation des Chondrioms bei Speicherung und Abbau makromolekularer Stoffe (Dextran). Z. ges. exp. Med. 134 (1961) 461
115 Ganzoni, A.M.: Die Therapie mit Blutkomponenten. Deutsches Rotes Kreuz, Blutspendedienst Baden-Württemberg, Ulm 1978
116 Ganzoni, A.M., D. Stampe, K. Koerner, H. Seifert, D. Romberg, H.G. Haussmann: Das buffycoatfreie Erythrozytenkonzentrat: Eckpfeiler eines Blutkomponentenprogramms. Dtsch. med. Wschr. 103 (1978) 1526
117 Garzon, A.A., L.H. Fink, G.W. Shaftan, K.E. Karlson: Blood loss associated with administration of low molecular weight dextran. J. thorac. cardiovasc. Surg. 48 (1964) 873
118 Garzon, A.A., C. Cheng, B. Lerner, S. Lichtenstein, K.E. Karlson: Hydroxyethyl starch (HES) and bleeding. An experimental investigation of its effect on hemostasis. J. Trauma 7 (1967) 757
119 Gasparetto, A., G. Giron, D. D'Amico: La nostra esperienza con emagel. Atti del simposio sui plasmaexpanders, Milano 1965. Cromotipia E. Milano, Sormani 1965
120 Gelin, L.-E., B. Zederfeldt: Low molecular weight dextran – a rheologic agent counteracting capillary stagnation. Acta chir. scand. 119 (1960) 168
121 Gelin, L.E., K. Korsan-Bengtsson, J. Ygge, B. Zederfeldt: Influence of low viscous dextran on the hemostatic mechanism. Acta chir. scand. 122 (1961) 324
122 Gelin, L.-E., L. Sölvell, B. Zederfeldt: The plasma volume expanding effect of low viscous dextran and macrodex. Acta chir. scand. 122 (1961) 309
123 Gelzer, J., E.A. Kabat: Specific fractionation of human antidextran antibodies. III. Fractionation of anti-dextran by sequential extraction with oligosaccharides of increasing chain length and attempts at subfractionation. Immunchemistry 1 (1964) 303
124 Gelzer, J., E.A. Kabat: Specific fractionation of human antibodies. II. Assay of human antidextran sera and specifically fractionated purified antibodies by microcomplement fixation and complement fixation inhibition techniques. J. exp. Med. 119 (1964) 983
125 Gergely, J., E. Glaz, L. Mitusova: Die Rolle der Leber bei der Regulation des kolloidosmotischen Druckes (Albuminspiegel) des Blutplasmas. I. Wirkung von Infusionen mit Dextranlösung verschiedenen kolloidosmotischen Druckes auf den Albumingehalt des Lebervenenblutes und auf die zirkulierende Albuminmenge. Z. ges. exp. Med. 133 (1960) 573

126 Gervin, A.S., K.G. Mason, C.B. Wright: Microaggregate volumes in stored human blood. Surg. Gynec. Obstet. 139 (1974) 519
127 Getzen, J.H., W. Speiggle: Anaphylactic reaction to dextran. A case report. Arch. intern. Med. 112 (1963) 168
128 Gilroy, J., M.J. Barnhart, J.S. Meyer: Treatment of acute stroke with dextran 40. J. Amer. med. Ass. 210 (1969) 293
129 Göltner, E., F. Lang: Blutmenge und Diurese nach Gelatineinfusionen. Med. Welt (Stuttg.) 1964, 1276
130 Götz, E., H. Thoma, A. Schäfer: Hepatitis in Abhängigkeit von der transfundierten Konservenzahl. Anästhesiol. u. Wiederbeleb. 90 (1975) 346
131 Gofferje, H., V. Kozlik: Zur Hyperamylasämie nach Infusion von Hydroxyäthylstärke unterschiedlicher Molekulargewichtsverteilung. Infusionstherapie 4 (1977) 141
132 Goldenberg, M., R.D. Crane, H. Popper: Effect of intravenous administration of dextran, a macromolecular carbohydrate, in animals. Amer. J. clin. Path. 17 (1947) 939
133 Gollub, S., C. Schaeffer: Structural alternation in canine fibrin produced by colloid plasma expanders. Surg. Gynec. Obstet. 127 (1968) 783
134 Gollub, S., C. Schaeffer, A. Squitieri: The bleeding tendency associated with plasma expanders. Surg. Gynec. Obstet. 124 (1967) 1203
135 Gollub, S., C. Vanichanan, C. Schaeffer, D.C. Schechter: A study of safer plasma substitutes. Surg. Gynec. Obstet. 128 (1969) 1235
136 Gonzalez, D., E.S. Guardjian, L.M. Thomas: Dextran 40: anaphylaxis and stroke. A case report. Neurology (Minneap.) (1970) 1139
137 Goodall, C., M. Mc Cally, D.E. Graveline: Urinary adrenaline and noradrenaline response to stimulated wightlers state. Amer. J. Physiol. 206 (1964) 431
138 Goto, Y.: The reological effect of plasma expanders upon red blood cells. Clin. Physiol. 2 (1972) 485
139 Gottstein, U., K. Held, W. Niedermayer, I. Sedlmeyer: Extremitätendurchblutung und Hirnkreislauf bei totalem AV-Block während Schrittmacherimplantation sowie unter dem Einfluß der Hämodilution. Verh. dtsch. Ges. inn. Med. 75 (1969) 427
140 Gottstein, U., K. Held: Effekt der Hämodilution nach intravenöser Infusion von niedermolekularen Dextranen auf die Hirnzirkulation des Menschen. Dtsch. med. Wschr. 94 (1969) 522
141 Gottstein, U., J. Sedlmeyer, M. Schoettler, V. Gulek: Der Effekt von niedermolekularem Dextran auf die Unterschenkeldurchblutung von Gesunden und Kranken mit peripheren arteriellen Zirkulationsstörungen. Dtsch. med. Wschr. 95 (1970) 1955
142 Gottstein, U., J. Sedlmeyer, A. Heuss: Behandlung der akuten zerebralen Mangeldurchblutung mit niedermolekularem Dextran. Dtsch. med. Wschr. 101 (1976) 223
143 Graf, H., S. Riemann, W. Spielmann, W. Wagner: Therapeutische und serologische Erfahrungen mit einem Plasmaexpander auf Polypeptidbasis (Haemaccel). Münch. med. Wschr. 105 (1963) 725
144 Gregersen, M.I., S. Usami, B. Peric, C. Chang, D. Sinclair, S. Chien: Blood viscosity at low shear rates. Effects of low and high molecular dextran. Biorheology 1 (1963) 247
145 Griem, W., G. Czok, K. Lang: Histologische und physiologische Untersuchungen an Ratten nach Verabreichung des Plasmaexpanders Plasmagel. Anaesthesist 13 (1964) 330
146 Griem, W., G. Czok, K. Lang: Histologische und physiologische Untersuchungen an Ratten und Haemaceel- und Rattenseruminjektion. Anaesthesist 13 (1964) 324
147 Griem, W., G. Czok, K. Lang: Histologische und physiologische Untersuchungen an Ratten nach Verabreichung des Plasmaexpanders Gelifundol. Anaesthesist 13 (1964) 321
148 Grönwall, A.: Antigenicity of Swedish clinical dextran (macrodex). Acta Soc. Med. upsalien. 64 (1959) 244
149 Grönwall, A., B. Ingelman: Untersuchungen über Dextran und sein Verhalten bei parenteraler Zufuhr I. Acta physiol. scand. 7 (1944) 97
150 Grönwall, A., B. Ingelman: Untersuchungen über Dextran und sein Verhalten bei parenteralen Zufuhr II. Acta physiol. scand. 9 (1945) 1
151 Gropper, A.L., E.W. Cochrell, L.G. Raisz, E.J. Pulaski: A comparison of dextran and oxypolygelatin in the treatment of hemorrhagic hypotension. Amer. J. Physiol. 169 (1952) 749
152 Gruber, U.F.: Plasmaersatzstoffe. Act. Chir. 1 (1966) 71
153 Gruber, U.F.: Blutersatz. Springer, Berlin 1968
154 Gruber, U.F., J. Siegrist: Der Volumeneffekt verschiedener Plasmaersatzstoffe. Langenbecks Arch. klin. Chir. 301 (1962) 128
155 Gruber, U.F., M. Allgöwer: Infusionsprobleme in der Chirurgie. Springer, Berlin 1965
156 Gruber, U.F., S.-E. Bergentz: The antithrombotic effect of dextran. J. surg. Res. 6 (1966) 379
157 Gruber, U.F., S.-E. Bergentz: Neue Wege in der Thromboembolie-Prophylaxe. Helv. chir. Acta 34 (1967) 14
158 Gruber, U.F., M. Hohl, V. Sturm: Intra- und postoperative Thromboseprophylaxe. Klin. Anästhesiol. Intensivther. 9 (1975) 17
160 Gruber, U.F., V. Sturm, J. Rem, N. Schaub, W.W. Rittmann: The present state of prevention of postoperative thromboembolic complications. Bibl. haemat. (Basel) 41 (1976) 98

161 Gruber, U.F., V. Sturm, K. Messmer: Fluid replacement in shock. In: Shock, Clinical and Experimental Aspects, hrsg. von I. Ledingham. Excerpta Medica, American Elsevier, Amsterdam 1976 (S. 231)
162 Gruber, U.F., R. Friedrich, F. Duckert, J. Torkhorst, J. Rem: Prevention of postoperative thromboembolism by dextran 40, low doses of heparin or xantinol nocotinate. Lancet 1977/I, 207
163 Gugler, E.: Zur therapeutischen Anwendung der Fraktion I nach Cohn. Bibl. haemat. (Basel) 12 (1961) 270
164 Guyton, A.C.: Textbook of Medical Physiology, 3. Aufl. Saunders, Philadelphia, 1967
165 Haanen, C., R.L. Mc Shine, A. Kunst: Preparation and clinical use of factor IX concentrate PPSB according to Soulier. Vox Sang. (Basel) (1969) 398
166 Haberich, F.J., O. Aziz, P.E. Nowacki: Flüssigkeitsspeicherung in der Leber nach enteraler Wasserresorption. Pflügers Arch. ges. Physiol. 288 (1966) 306
167 Häggendal, E., N.J. Nilsson, B. Norbäck: Effect of blood corpuscle concentration on cerebral blood flow. Acta chir. scand., Suppl. 364 (1966) 3
168 Hässig, A.: Zur Verhütung von Krankheitsübertragungen durch die Transfusion von Blut, Plasma und Plasmafraktionen. Bibl. haemat. (Basel) 16 (1963) 270
169 Hässig, A.: Plasmaexpander. Helv. chir. Acta 33 (1966) 335
170 Hässig, A., S. Barandun, K. Stampfli: Zur therapeutischen Verwendung von Plasmafraktionen. Bibl. haemat. (Basel) 9 (1959) 42
171 Hässig, A., S. Barandun, U. Bucher, P. Lundsgaard-Hansen: Hämotherapie nach Maß (II). Zur klinischen Verwendung von Plasmafraktionen. Dtsch. med. Wschr. 99 (1974) 962
172 Hässig, A., S. Barandun, U. Bucher, P. Lundsgaard-Hansen: Hämotherapie nach Maß (I). Zur klinischen Verwendung von Blutkomponenten. Dtsch. med. Wschr. 99 (1974) 913
173 Hahn, F.: Zur Pharmakologie und Toxikologie körperfremder, kolloidaler Blutersatzmittel. Bibl. haemat. (Basel) 12 (1961) 137
174 Hall, W.K.: Effects of intravenous injections of acacia on certain functions of the liver. Proc. Soc. exp. Biol. (N.Y.) 38 (1938) 46
175 Hallwachs, O., H. Lutz: Die Nierenfunktion nach Infusion von Dextran- und Gelatinepräparaten ohne und mit Zusatz von THAM im experimentellen hämorrhagischen Schock. Langenbecks Arch. klin. Chir. 318 (1967) 14
176 Hammarste, J.F.B., I. Heller: The effects of dextran in subjects with normal blood volumes and in subjects after bleeding. J. Lab. clin. Med. 40 (1952) 807
177 Hanzlik, P.J., H.T. Karsner: Anaphylactoid phenomena from the intravenous administration of various colloids, arsenicals and other agents. J. Pharmacol. exp. Ther. 14 (1920 379
178 Hara, M., M. Maris, J. Corn, W.H. Perkins: Effect of various priming solutions upon red cell mass, plasma volume, and extracellular fluid volume of dogs following hemodilutions technique of extracorporeal circulation. J. thorac. cardiovasc. Surg. 53 (1967) 353
179 Hardaway, R.M., B. Cuhn, R.B. Rutherford: Coagulation in shock in various species including man. Acta chir. scand. 130 (1965) 157
180 Harke, H., R. Thoenis, I. Margraf, W. Momsen: Der Einfluß verschiedener Plasmaersatzmittel auf Gerinnungssystem und Thrombozytenfunktion während und nach operativen Eingriffen. Anaesthesist 25 (1976) 366
181 Harrfeldt, H.P.: Oxypoly-Gelatine, ein neuer Plasmaexpander, seine Eigenschaften. Med. Welt (Stuttg.) 1960, 1297
182 Havers, L., I. v. Borgstede, H. Breuer: Klinisch experimentelle Untersuchungen mit einem neuen Plasmaexpander. Dtsch. med. Wschr. 87 (1962) 730
183 Hecht, G., H. Weese: Periston, ein neuer Blutflüssigkeitsersatz. Münch. med. Wschr. 90 (1943) 11
184 Hecht, G., W. Scholtan: Über die Ausscheidung von Polyvinylpyrrolidon durch die normale Niere. Z. exp. Med. 130 (1959) 557
185 Hedin, H., W. Richter, J. Ring: Dextran-induced anaphylactoid reactions in man: role of dextran reactive antibodies. Int. Arch. Allergy 52 (1976) 145
186 Hedley-Whyte, J., G.E. Burgess, Th.W. Feeley, M.G. Miller: Applied Physiology of Respiratory Care. Little, Brown, Boston 1976
187 Hehne, H.J., D. Nymann, H. Burri, G. Wolf: Frischgefroren konserviertes Plasma zur Behandlung der intravasalen Gerinnung beim Polytraumatisierten. Schweiz. med. Wschr. 106 (1976) 671
188 Heidenreich, O., K. aus der Mühlen, K. Heintze: Die Wirkung der Plasmaersatzmittel Hydroxyäthylstärke und Dextran-60 auf die Nierenfunktion von Hunden beim akuten hämorrhagischen Schock. Anaesthesist 24 (1975) 239
189 Heim, W., W. Osten: Zur Klinik und Physiologie der Plasmaexpander-Anwendung. Bibl. haemat. (Basel) 12 (1961) 173
190 Heiss, W.D., P. Prosenz, H.-J. Herles: Effekt der Hämodilution und Dehydratation auf die regionale Hirndurchblutung. Nervenarzt 44 (1973) 166
191 Hellström, G., V.O. Björk: Hemodilution with rheomacrodex during total body perfusion. J. thorac. Surg. 45 (1963) 395
192 Hempel, V., G. Metzger, H. Unseld, R. Schorer: Der Einfluß der Hydroxyäthylstärkelösung auf Kreislauf und Nierenfunktion bei hypovolämischen Patienten. Anaesthesist 24 (1975) 198

193 Henley, E.E., J.J. Mc Phaul, S.N. Albert: Anaphylactic reaction to dextran; report of a case. Med. Ann. D. C. 27 (1958) 21
194 Herner, M.: Kunststoffe als Material für Infusionsbehälter und -zubehör. In: Infusionslösung, hrsg. von F.W. Ahnefeld, H. Bergmann, C. Burri, W. Dick, M. Halmagyi, E. Rügheimer. Springer, Berlin 1977 (S. 21)
195 Herrschaft, H.: Regional cerebral blood flow changes effected by vasoactive substances. In: Cerebral Vascular Disease, hrsg. von J.S. Meyer, H. Lechner, M. Reivich, O. Eichhorn. Thieme, Stuttgart 1973
196 Herrschaft, H.: Die regionale Gehirndurchblutung. Springer, Berlin 1975
197 Herrschaft, H.: Die Therapie der cerebralen Mangeldurchblutung. Nervenarzt 47 (1976) 639
198 Higgins, A.R., H.A. Harper, J.R. Kimmel, T.W. Burns, R.E. Jones jr., T.W.D. Smith, C.L. Klein: A study of oxypolygelatin in human subjects. J. appl. Physiol. 4 (1952) 776
199 Hint, H.: The pharmacology of dextran and the physiological background for the clinical use of rheomacrodex and macrodex. Acta anaesth. belg. 19 (1968) 119
200 Hogan, J.J.: The intravenous use of colloidal (gelatin) solution in shock. J. Amer. med. Ass. 64 (1915) 721
201 Hölscher, B.: Vergleichende funktionelle und lichtmikroskopische Untersuchungen zur Wirkung extremer Blutverdünnung mit Rheomacrodex, Haemaccel und Tutofusin auf die Niere. Langenbecks Arch. klin. Chir. 320 (1968) 100
202 Hölscher, B., M. Edeling, G. Fahrmeier, S. Kagel: Vergleichende Untersuchungen von Hydroxyäthylstärke und Dextran 60 bei isovolämischer Hämodilution und im Entblutungsschock bei der Ratte. Anaesthesist 24 (1975) 215
203 Hoigne, R.: Arzneimittelallergien. Huber, Bern 1965
204 Horatz, K., R. Frey: Schock und Plasmaexpander. Springer, Berlin 1964
205 Horatz, K.: Plasmaersatzpräparate auf Gelatinebasis. Thieme, Stuttgart 1968
206 Howard, J.M., C.T. Teng, R.K. Loeffler: Studies of dextrans of various molecular sizes. Ann. Surg. 143 (1956) 369
207 Hueper, W.C.: Experimental carcinogenic studies in macromolecular chemicals. Neoplastic reactions in rats and mice after parenteral introduction of polyvinylpyrrolidon. Cancer (Philad.) 10 (1957) 8
208 Hüsselmann, H.: Speicherungserscheinungen beim Menschen nach Periston. Klin. Wschr. 30 (1952) 801
209 Hunziger, W.A., H. Willenegger, A.L. Meier: Blutvolumetrie mit ^{131}J-Albumin nach Infusion von Plasmaersatzmitteln. Klin. Wschr. 32 (1954) 777
210 Hurwitz, S.H.: Intravenous injections of colloidal solutions of acacia in hemorrhage. J. Amer. med. Ass. 68 (1917) 699
211 Hymes, A.C., N. Naumoff, A.P. Thal: A comparison between mannitol solutions and low molecular weight dextran as perfusate in extracorporal circulation. Surgery 59 (1966) 414
212 Idsoe, O., T. Guthe, R.R. Willcox, A.L. De Weck: Nature and extent of penicillin sidereactions with particular reference to fatalities from anaphylactic shock. Bull. Wld. Hlth. Org. 38 (1968) 159
213 Ingelman, B.: Dextran and its use as plasma substitute. Acta chem. scand. 1 (1974) 731
214 Ingelman, B.: Investigations on dextran and its application as a plasma substitute. Upsala Läk.-Fören. Förh. 54 (1949) 107
215 Ingraham, R.C., R. Juster, H.F. Froeb, C.L. Pirani: Renal function following dextran therapy of hemorrhagic shock. J. appl. Physiol. 9 (1956) 123
216 Isbister, J.P., J.C. Biggs: Reactions to rapid infusion of stable plasma protein solution during large volume plasma exchange. Anaesth. intens. Care (1976) 105
217 Jacobaeus, U.: The effect of dextran on the coagulation of blood. A preliminary report. Acta med. scand. 151 (1955) 505
218 Jacobaeus, U.: Studies on the effect of dextran on the coagulation of blood. Acta med. scand., Suppl. 322 (1957)
219 Jacobsson, L., J. Zsiga: Dextran-reacting antibodies in human serum. Acta Soc. Med. upsalien. 63 (1958) 165
220 Jacobsson, L., R. Wikström: The precipitin reaction between naturally occuring human dextran-reacting antibodies and 51-Cr-tagged dextran. Scand. J. clin. Lab. Invest. 15 (1963) 114
221 Jaenicke, J.R., C. Waterhouse: Metabolic and hemodynamic changes induced by the prolonged administration of dextran. Circulation 11 (1955) 1
222 Janzarik, H., H.G. Lasch: Plasmaersatzstoffe beim akuten Blutverlust des Kaninchens. Helv. chir. Acta 33 (1966) 302
223 Jesch, F., W.P. Klövekorn, L. Sunder-Plassmann, J. Seifert, K. Messmer: Hydroxyäthylstärke als Plasmaersatzmittel: Untersuchungen mit isovolämischer Hämodilution. Anaesthesist 24 (1975) 202
224 Johnson, U., A.B. Laurell: Activation of complement in anaphylactoid reactions in connection with infusion of dextran. Scand. J. Immunol 3 (1974) 673
225 Johnston, E.V., J.S. Lundy, W.A. Bennett, W.M. Janes: Use of dextran (macrodex) in burns. Amer. J. Surg. 85 (1953) 720
226 Jorns, G.: Osmotische Entwässerung bei Hirndruck durch hypertonische Lösungen mit Kolloidzusatz. Arch. klin. Chir. 168 (1940) 639

227 Just, O.H., H. Lutz: Genese und Therapie des hämorrhagischen Schocks. Thieme, Stuttgart 1965
228 Kabat, E.A.: Antigenic determinents of dextrans and blood group substances. Fed. Proc. 21 (1962) 694
229 Kabat, E.A., D. Berg: Dextran, an antigen in man. J. Immunol. 70 (1953) 514
230 Kabat, E.A., A.E. Bezer: The effect of variation in molecular weight on the antigenicity of dextran in man. Arch. Biochem. 78 (1958) 306
231 Kabat, E.A., G.M. Turino, A.B. Tarrow, P.H. Maurer: Studies on the immunochemical basis of allergic reactions to dextran in man. J. clin. Invest. 36 (1957) 1160
232 Karlson, K.E., A.A. Garzon, G.W. Shaftan, C.J. Chu: Increased blood loss associated with administration of certain plasma expanders: dextran 75, dextran 40 and hydroxyethylstarch. Surgery 62 (1967) 670
233 Katz, R., H. Ducci, H. Bennett, J. Rodriquez: Incidence of hepatitis following transfusion of whole blood. Amer. J. clin. Path. 27 (1957) 406
234 Kernoff, P.B.A., I.J. Durrant, C.R. Rizza, F.W. Wright: Severe allergic pulmonary oedema after plasma transfusion. Brit. J. Haemat. 23 (1972) 777
235 Kerpel-Fronius, E., F. Leovey: Über die Störung der Osmoregulation bei der experimentellen Exsikkose. Arch. Kinderheilk. 94 (1931) 9
236 Kief, H., K. Engelbart: Reabsorptive Vakuolisation der gewundenen Nierenhauptstücke (sog. osmotische Nephrose). Frankf. Z. Path. 75 (1966) 53
237 Kilian, J., F.W. Ahnefeld: Klinische Untersuchungen über den Einfluß kolloidaler Volumenersatzmittel und der Ringerlaktatlösung auf den dekompensierten hypovolämischen Schock. In: Schock, Stoffwechselveränderungen und Therapie, hrsg. von W.E. Zimmermann. Schattauer, Stuttgart 1970 (S. 495)
238 Kilian, J.: Anforderungen an Infusionspumpen. In: Infusionslösungen, hrsg. von F.W. Ahnefeld, H. Bergmann, C. Burri, W. Dick, M. Halmagyi, E. Rügheimer. Springer, Berlin 1977 (S. 139)
239 Kitamura, Y.: Studies on hespander (hydroxyethylstarch). Jap. J. Anesthesiol. 21 (1972) 1121
240 Kleine, N.: Der Einfluß des Plasmaexpanders Hydroxyäthylstärke auf die blutgruppenserologische Bestimmung im Vergleich zu Dextran 60 und Vollblut. Anaesthesist 24 (1975) 225
241 Klose, R.: Punktion zentraler Venen beim Erwachsenen. Z. prakt. Anästh. Wiederbeleb. 13 (1978) 81
242 von Klütsch, K., A. Heidland, H. Kammerer: Nierenfunktion nach Infusion von niedermolekularem Dextran. Med. Klin. 60 (1965) 464
243 Kohen, M., M. Mattikow, E. Middleton, D.W. Butsch, N.J. Wayne: A study of three untoward reactions to dextran. J. Allergy 40 (1970) 309
244 Kori-Lindner, C., H. Hubert: Klinische Erfahrungen mit einer 6%igen Hydroxyäthylstärke 40000-Lösung-Kreislaufparameter, Verträglichkeit. Infusionstherapie 5 (1978) 93
245 Kraatz, J., K. v. Ackern, H. Glocke, E. Martin, K. Peter, E. Schmitz: Kreislaufveränderungen bei Präoperativer isovolämischer Hämodilution mit einer gemischten Lösung aus Hydroxyäthylstärke und Humanalbumin 5%. Anaesthesist 24 (1975) 210
246 Kröll, J., R. Dybkaer: In vitro precipations in plasma by low molecular weight dextran. Scand. J. clin. Lab. Invest. 16 (1964) 31
247 Kröll, J.: Studies on the effect of low molecular weight dextran upon the clotting process in vitro. Scand. J. clin. Lab. Invest. 17 (1965) 51
248 Kuemmerle, H.P., N. Goossens: Klinik und Therapie der Nebenwirkung, 2. Aufl. Thieme, Stuttgart 1973
249 Kummer, H., P. Lundsgaard-Hansen: The influence of dextran and gelatin on hemorrhagic diathesis in irradiated, thrombocytopenic dogs. Helv. med. Acta 34 (1968) 244
250 Lampert, H.: Die Verhütung des Kreislaufkollapses durch Blutersatzflüssigkeiten. Hippokrates (Stuttg.) 22 (1951) 264
251 Lang, K., H. Schwiegk: Blutersatzmittel. Wien. klin. Wschr. 56 (1943) 579
252 Lang, K., R. Frey, M. Halmagyi: Infusionstherapie. Springer, Berlin 1966
253 Langdell, R.D., E. Adelson, F.W. Furth, W.H. Crosby: Dextran and prolonged bleeding time. Results of a sixty-gram, one-liter infusion given to one hundred sixty-three normal subjects. J. amer. med. Ass. 166 (1958) 346
254 Langner, R., H. Reichenbach: Vier Fälle von anaphylaktoiden Reaktionen nach Volumensubstitution mit Dextranlösungen. Z. prakt. Anästh. 10 (1975) 77
255 Langrehr, D., G. Singbartl, R. Neuhaus: Nebenwirkungen nach Dextran- und Gelatinepräparaten in der Infusionstherapie. Klinische Erfahrungen bei der anaphylaktoiden Sofortreaktion. Klin. Anästhesiol. Intensivther. 9 (1975) 73
256 Langsjoen, P.H.: Observations in the excretion of low molecular dextran. Angiology 16 (1965) 148
257 Lasch, H.G.: Blutgerinnung im Schock. In: VIIth International Congress of International Medicine, hrsg. von E. Wollheim, B. Schlegel. Thieme, Stuttgart 1963
258 Laurell, A.B.: Influence of dextran on the conversion of fibrinogen to fibrin. Scand. J. clin. Lab. Invest. 3 (1951) 262
259 Lazanski, M.G.: Complications revisited. The debilit side of total hip replacement. Clin. Orthop. 95 (1973) 96
260 Lee, W.H., N. Cooper, M.G. Weidner, E.S. Murner: Clinical evaluation of a new plasma expander, hydroxyethyl starch. J. Trauma 8 (1968) 381

261 Lenggenhager, K.: Eine praktische Lösung des Blutersatzes. Zbl. Chir. 67 (1940) 1961
262 Lewis, J.H.: Deantigenated beef blood plasma as a possible substitute for human blood plasma. Science 98 (1943) 371
263 Lewis, J.H., I.L.F. Szeto, W.L. Bayer, M. Takaori, P. Safar: Severe hemodilution with hydroxyethyl starch and dextran. Effects on plasma proteins, coagulation factors and platelet adhesiveness. Arch. Surg. 93 (1966) 941
264 Lewis, M.J., M. Yudis, J.H. Byrne: Treatment of septic shock. New Engl. J. Med. 276 (1967) 60
265 Lendblad, G., J. Falk: Konzentrationsverlauf von Hydroxyäthylstärke und Dextran in Serum und Lebergewebe von Kaninchen und die histopathologische Folge der Speicherung von Hydroxyäthylstärke. Infusionstherapie 3 (1976) 301
266 Linder, F.: Blutersatzmittel. XVIe Congrès International de Chirurgie Copenhagen. Imprimerie medicale et scientifique, Bruxelles, 1955 (S. 1)
267 Lindner, J.: Morphologische Untersuchungen über das Schicksal von Plasmaexpandern. In: Schock und Plasmaexpander, hrsg. von K. Horatz, R. Frey. Springer, Berlin 1964 (S. 23)
268 Ljungström, K.G.: Dextran 70 as a prophylactic against fatal postoperative pulmonary embolism. Läkartidningen 72 (1975) 2284
269 Löding, H.W., P. Lawin: Anaphylaktischer Schock in Narkose durch Oxypolygelatine. Z. prakt. Anästh. Wiederbeleb. 7 (1972) 283
270 Lo Grippo, G.A.: Infektionskrankheiten. Schattauer, Stuttgart 1967 (S. 68)
271 Lo Grippo, G.A., H. Hagashi: Efficiacy of Betaprone with Ultraviolet Irradiation on Hepatitis B Antigen in Human Plasma Pools (A Retrospective Study) Henry Ford Hosp med J 21 (1973) 181
272 Lorenz, W., A. Doenicke, K. Messmer, H.J. Reimann: Histamine release in man and dog by plasma substitutes. Acta pharmacol. (Kbh.) 29, Suppl. 4 (1971) 31
273 Lorenz, W., A. Doenicke, M. Freund, A. Schmal, P. Dormann, B. Praetorius, M. Schürk-Bulich: Plasmahistaminspiegel beim Menschen nach rascher Infusion von Hydroxyäthylstärke: Ein Beitrag zur Frage allergischer oder anaphylaktoider Reaktionen nach Gabe eines neuen Plasmasubstitutes. Anaesthesist 24 (1975) 228
274 Lorenz, W., A. Doenicke, K. Messmer, K. Reimann, H.J. Thermann, M. Lahn, W. Berr, J. Schmal, A. Dormann, P. Regenfuß, H. Hamelmann: Histamine release in human subjects by modified gelatin (haemaccel) and dextran: explantation for anaphylactoid reactions observed under clinical conditions? Brit. J. Anaesth. 48 (1976) 151
275 Lott, C.E., K.M. Brown: Gaschromatographic investigation of hydroxyethylamylase hydrolyzates. An. Chem. 38 (1966) 1767
276 Lowe, R.J., G.S. Moss, J. Jilek, H.D. Levine: Crystalloid vs. colloid in the etiology of pulmonary failure after trauma: a randomized trial in man. Surgery 81 (1977) 676
277 Lund, N.: Anaphylactic reactions induced by infusion of haemaccel. Brit. J. Anaesth. 45 (1973) 929
278 Lundh, B., U. Grönkvist, M. Olsson: Behöver man använda sa mycket albumin? Läkartidningen 73 (1976) 1319
279 Lundsgaard-Hansen, P.: Nebenwirkungen von Plasmaersatzmitteln. Praxis 58 (1969) 103
280 Lundsgaard-Hansen, P., A. v. Graffenried, H. Riedwyl: Die therapeutische Wirkung von Blut, Macrodex, Physiogel und Ringer-Lösung in einem standardisierten hämorrhagischen Schock. Helv. chir. Acta 33 (1966) 558
281 Lundsgaard-Hansen, P., H. Riedwyl, A. Hässig: Vergleich von Dextran und Gelatine als Plasmaersatzmittel. Anaesthesist 16 (1967) 206
282 Lundsgaard-Hansen, P., A. Hässig, H. Nitschmann: Modified Gelatins as Plasma Substitutes. Karger, Basel 1969
283 Lundsgaard-Hansen, P., E. Pappova, J. Kollar, M. Kollar: Respiratorische Insuffizienz, kolloidosmotischer Druck und Albumintherapie. Infusionstherapie 1 (1973/74) 624
284 Lutz, H.: Die Wirksamkeit verschiedener Infusionslösungen auf die Kreislaufstabilität nach experimentellen hämorrhagischen Schock. In: Anästhesie und Notfallmedizin, hrsg. von K. Hutschenreuther. Springer, Berlin 1966 (S. 191)
285 Lutz, H.: Experimentelle Untersuchungen über den Volumeneffekt kolloidaler Infusionsmittel auf der Basis von Dextran und Gelatine. Z. prakt. Anästh. Wiederbeleb. 2 (1967) 40
286 Lutz, H.: Tierexperimentelle Untersuchungen über die Wirkung von kolloidalen Blutflüssigkeitsersatzmitteln im Entblutungsschock beim Hund. Z. ges. exp. Med. 146 (1968) 383
287 Lutz, H., K. Peter: Tierexperimentelle Untersuchungen bei Langzeitbehandlung mit Plasmaersatzmittel. Bibl. haemat. (Basel) 37 (1971) 320
288 Lutz, H., K. Peter: Langzeitbehandlung mit Plasmaersatzmitteln. Z. ges. exp. Med. 154 (1971) 224
289 Maddi, V.J., E.M. Wyso, E.N. Zinner: Dextran anaphylaxis. Angiology 20 (1969) 243
290 Mailloux, L.U., R.L. Capizzi, C.D. Swartz, G. Onesti, O. Ramirez, A.N. Brest: Acute anuria following low molecular weight dextran infusion: evidence for the theory of tubular obstruction as a cause of acute renal failure. Proc. III. Int. Congr. Nephrology 1966 (S. 235)
291 Mailloux, L.U., C.D. Swartz, R. Capizzi, K.E. Kim, G. Onesti, O. Ramirez, A.N. Brest: Acute renal failure after administration of low molecular weight dextran. New Engl. J. Med. 277 (1967) 1113
292 Maltby, J.R.: Anaphylactic reaction to dextran. Brit. J. Anaesth. 40 (1968) 552
293 Maurer, P.H.: Antigenicity of oxypolygelatin and gelatin in man. J. exp. Med. 100 (1954) 497

294 Maurer, P.H.: Antigenicity of gelatin in rabbits and other species. J. exp. Med. 100 (1954) 515
295 Maurer, P.H.: Investigations into the source of antibodies to gelatin in normal sera. J. Lab. clin. Med. 52 (1958) 733
296 Maurer, P.H.: Immunologische Untersuchungen mit Plasmaersatzmitteln. Klin. Wschr. 38 (1960) 417
297 Maurer, P.H., H. Lebowitz: Studies on the antigenicity of modified fluid gelatin. J. Immunol. 76 (1956) 335
298 Maurer, P.H., B. Berardinelli: Immunologic studies with hydroxyethyl starch (HES), a proposed plasma expander. Transfusion (Philad.) 8 (1968) 265
299 Maycock, W.A.: Analysis of reports on the infusion of dextran solution. Lancet 1952/I, 1081
300 Meisel, G., H. Zöckler: Anaphylaktische Reaktion nach der Gabe von Plasmaexpandern auf Gelatinebasis. Bibl. haemat. (Basel) 37 (1971) 348
301 Meissner, F.: Allergische Reaktionen nach Dextraninfusion. Allergie u. Asthma 4 (1961) 33
302 Melsunger Medizinische Mitteilungen, Bd. 48. Braun, Melsungen 1974
303 Mendez, R.L., W.H. Hughes: Clinical sensitivities to gelatin and other meat products. Acta allerg. (Kbh.) 5 (1952) 230
304 Messmer, K.: Hemodilution. Surg. Clin. N. Amer. 55 (1975) 659
305 Messmer, K.: Zusammenfassung des Roundtabel-Gesprächs über präoperative Hämodilution. Anaesthesist 25 (1976) 185
306 Messmer, K., H. Schmid-Schönbein: Hemodilution. Karger, Basel 1972
307 Messmer, K., W. Lorenz, L. Sunder-Plassmann, W.P. Klövekorn, M. Hutzel: Histamine release as cause of hypofusion following rapid colloid infusion. Arch. Path. Pharm. 267 (1970) 433
308 Messmer, K., U.F. Gruber: Use of colloids in the therapy of shock. In: Acute Fluid Replacement in the Therapy of Shock, hrsg. von T.L. Malinin u.a. Stratton, New York 1974 (S. 195)
309 Metcalf, W., E.L. Dargan, E.J. Hehre, S. Levitsky, T.J. Di Buono: Clinical physiological characterization of a new dextran. Surg. Gynec. Obstet. 115 (1962) 199
310 Metcalf, W., A. Papadopoulos, R. Tufaro, A. Barth: A clinical physiologic study of hydroxyethyl starch. Surg. Gynec. Obstet. 131 (1970) 255
311 Michelson, E.: Anaphylactic reaction to dextran. New Engl. J. Med. 278 (1968) 552
312 Michenfelder, J.D., R.A. Theye: The effect of profound hypocapnia and dilutional anemia on canine cerebral metabolism and blood flow. Anesthesiology 31 (1969) 449
313 Michie, A.J., C.E. Koop, W.S. Blakemore, M.C. Ragni: Effect of modified fluid gelatine on renal function. J. appl. Physiol. 15 (1953) 621
314 Michie, A.J., M.C. Ragni: Effect of repeated infusions of dextran on renal function. J. appl. Physiol. 5 (1953) 625
315 Mills, M.: The postresuscitation wet lung syndrome. Ann. Thorac. Surg. 3 (1967) 182
316 Misgeld, V., Ch. Mende: Dextran-Unverträglichkeit. Med. Klin. 69 (1974) 1452
317 Moeller, J.: Überempfindlichkeit gegen Dextran bei renalem Hochdruck. Dtsch. med. Wschr. 80 (1955) 561
318 Moeller, J., H. Braun: Beckenniere, Nierenstein und Dextranallergie. Z. Urol. 53 (1960) 73
319 Moeller, J., A. Sykudes: Die Verträglichkeit von Haemaccel unter besonderer Berücksichtigung der Nierenfunktion. Dtsch. med. Wschr. 87 (1962) 726
320 Moncrief, J.A., J.C. Darin, P.C. Canizaro, R.B. Sawyer: Use of dextran to prevent arterial and venous thrombosis. Ann. Surg. 158 (1963) 553
321 Moore, W.W.: Antidiuretic hormon levels in normal subjects. Fed. Proc. 30 (1971) 1387
322 Morawitz, C.H.: Beobachtungen über den Wiederersatz der Bluteiweißkörper. Beitr. chem. Physiol. Path. 7 (1906) 153
323 Morgan, T.O., J.M. Little, W.A. Evans: Renal failure associated with low-molecular-weight dextran infusion. Brit. med. J. 1966/II, 737
324 Morr-Strathmann, U., P. Lawin: Unverträglichkeitserscheinungen nach Gabe von Dextranlösungen. Z. prakt. Anästh. Wiederbeleb. 10 (1975) 99
325 Morrison, A.B.: The effect of dextran on serum proteins and serum cholesterol. Quart. J. exp. Physiol. 41 (1956) 51
326 Moyer, C.A., H.W. Margraf, W.W. Monafo jr.: Burn shock and extravascular sodium deficiency. Treatment with Ringers' solution with lactate. Arch. Surg. 90 (1965) 799
327 Müller, K.H.: Comparative studies on the influence of plasma substitutes on blood coagulation in vivo. Modified gelatins as plasma substitutes. Karger, Basel 1969 (S. 434)
328 Murphy, G.P., J.A. Gagnon: The hemodynamic alteration induced by low molecular weight dextran in normotension and hypotension. II. Observed alterations in renal clearances and transport. Invest. Urol. I (1964) 574
329 Murphy, G.P.: The renal effects of acute hemodilution with hydroxyethyl starch, dextran or saline. Surg. Gynec. Obstet. 121 (1965) 1325
330 Muschaweck, R., W. Benoit: Zur Pharmakologie eines neuen kolloidalen Plasmaersatzmittels. Arzneimittel-Forsch. 12 (1962) 380
331 Neumann, R.: Klinische Untersuchung über etwaige Nebenwirkungen einer Plasmaersatzlösung auf Gelatinebasis (bei Spinalanästhesie). Infusionstherapie 2 (1975) 353
332 Niepoth, G., N. Nikolai: Wirksamkeit der Elektrolytlösungen bei Blutverlusten. Langenbecks Arch. klin. Chir. 293 (1959) 84

333 Nilsson, I.M., O. Eiken: Further studies on the effect of dextran of various molecular weight on the coagulation mechanism. Thrombos. Diathes. haemorrh. (Stuttg.) 11 (1964) 38
334 Nitschmann, H., P. Kistler: Eine pasteurisierbare humane Plasmaproteinlösung (PPL), erhalten durch Entsalzung des Plasmas mittels Ionenaustauschern. Helv. chem. Acta 37 (1954) 1767
335 Nitschmann, H., P. Kistler, H.P. Renfer, A. Hässig, A. Joss: A heat stable human plasma protein solution obtained by desalting. Vox Sang. (Basel) 1 (1956) 183
336 Nitschmann, H., P. Kistler, A. Joss: Dried fraction I for clinical use from smallest plasma pools, sterile without filtration. Vox Sang. (Basel) 2 (1957) 100
337 Noble, M.J., Th. Bryant, F.Y.W. Ing: Casuality anesthesia experiences in vietnam. Anest. Analg. Curr. Res. 47 (1968) 5
338 Oratz, M., M.A. Rothschild, S.S. Schreiber: Effect of dextran infusions on protein synthesis by hepatic microsomes. Amer. J. Physiol. 218 (1970) 1108
339 Ott, V.: Über den Einfluß der Kochsalzinfusion auf den verbluteten Organismus im Vergleich mit anderen zur Transfusion verwendeten Flüssigkeiten. Virchows Arch. path. Anat. 93 (1883) 114
340 Pace, M., F.S. Rucci: Ricerche cliniche sull' impiego di un nuovo plasmaexpander. Acta anaesth. (Padova) 15 (1964) 401
341 Parkins, V.M., J.H. Perlmutt, H.M. Vars: Dextran, oxypolygelatine and modified fluid gelatin in experimental hemorrhage. Amer. J. Physiol. 173 (1953) 403
342 Pasteur, M.: Sur la fermentation visqueuse et la fermentation butyrique. Bull. Soc. chim. Fr. (1861) 30
343 Pataky, J., L. Szikulay, L. Sajtos, L. Jozsa, M. Pernecsky, G. Lusztig: Klinische Beobachtungen bei Atherosklerose im Zusammenhang mit der Verabreichung von Dextran. Z. ges. inn. Med. 16 (1961) 854
344 Pattono, R., G. Marchiaro: Unsere Erfahrungen mit einem neuen Plasmaexpander. Minerva anest. 29 (1963) 369
345 Paulini, K., W. Sonntag: Veränderungen des RES der Ratte nach parenteraler Gabe von Dextran (Mw 40000) und Hydroxyäthylstärke (Mw 40000). Chemische, licht- und elektromikroskopische Untersuchung. Infusionstherapie 3 (1976) 294
346 Perkins, H.A., M.R. Rolfs, A. Mc Bride, B. Roe: Low molecular weight dextran in open heart surgery. Effect on coagulation factors and on red cell antibody activity. Transfusion (Philad.) 4 (1964) 10
347 Persson, B.H.: Distribution of dextran in the tissue of rabbits. Nature (Lond.) 170 (1952) 716
348 Peter, K., H.P. Gander, H. Lutz, W. Nold, U. Stosiek: Die Beeinflussung der Blutgerinnung durch Hydroxyäthylstärke. Anaesthesist 24 (1975) 219
349 Piccinino, G., G. Di Stasio: Über das Fehlen einer Antikörperbewegung (komplementbindende Antikörper) bei Patienten nach einzelner oder wiederholter i.v. Verabreichung einer kolloidalen Lösung aus Polymerisaten abgebauter Gelatine. Minerva anest. 29 (1963) 349
350 Pichler, M., G. Kleinberger, R. Kotzaurek, K. Lechner, H. Niessner, H. Pall, E. Thaler: Disseminierte intravasale Gerinnung. Diagnose, Therapie und Prognose an der internistischen Intensivstation. Anaesthesist 26 (1977) 274
351 Ponder, E.: Coating of human platelets and erythrocytes by dextrans. Rev. Hémat. (Paris) 12 (1957) 11
352 Ponder, E., R.V. Ponder: Age and molecular weight of dextrans, their coating effects, and their interaction with serum albumin. Nature (Lond.) 190 (1961) 277
353 Pucar, Z., M. Keler-Bacoka: Effect of molecular weights of colloidal dextran on human serum lipids. Science 134 (1961) 1369
354 Raab, W.: Pathomechanismen der unerwünschten Reaktionen bei Gabe von Plasmaersatzmitteln. In: Indikationen, Wirkung und Nebenwirkung kolloidaler Volumenersatzmittel, hrsg. von F.W. Ahnefeld, H. Bergmann, C. Burri, W. Dick, M. Halmagyi, E. Rügheimer. Springer, Berlin 1975 (S. 36)
355 Ramachandran, G.N., G. Kartha: Structure of collagen. Nature (Lond.) 174 (1954) 269
356 Ratner, B., L.V. Crawford: The allergenicity of gelatin. Int. Arch. Allergy 6 (1955) 370
357 Ratner, B., L.V. Crawford: Anaphylactogenic properties of gelatin and its precursors. J. Allergy 26 (1955) 320
358 Redeker, A.G., C.E. Hopkins, B. Jackson, P. Peck: A controlled study of the safety of pooled plasma stored in the liquid state at 30–32° C for six months. Transfusion (Philad.) 8 (1968) 60
359 Reissigl, H.: Schock und Plasmaersatzstoffe. Landarzt 43 (1967) 1705
360 Reppe, W.: Polyvinylpyrrolidon. Verlag Chemie, Weinheim 1954
361 Reynolds, M.: Cardiovascular effects of large volumes of isotonic saline infused intravenously into dogs following severe hemorrhage. Amer. J. Physiol. 158 (1949) 418
362 Rich, A., F.H.C. Crick: Structure of collagen. Nature (Lond.) 176 (1955) 915
363 Richet, Ch.: De l'anaphylaxie ou sensibilité des organismes à des doses successives de poison. Arch. Fisiol. 1 (1904) 129
364 Richter, W.: Immunologische Untersuchungen von Dextrannebenwirkungen. Klin. Anästhesiol. Intensivther. 9 (1975) 48
365 Richter, W., A.N. De Belder: Antibodies against hydroxyethyl starch produced in rabbits by immunonization with a protein-hydroxyethyl starch conjugate. Int. Arch. Allergy 52 (1976) 307

366 Ricketts, C.R.: Interaction of dextran and fibrinogen. Nature (Lond.) 169 (1952) 970
367 Riedel, G., K. Zipf: Tierexperimentelle Untersuchungen über Blutersatzmittel. Naunyn-Schmiedebergs Arch. exp. Path. Pharmak. 203 (1944) 25
368 Rieger, A.: Blood Volume and Plasma Protein. An Experimental and Clinical Study on the Restitution on the Blood Volume, Plasma Volume and Plasma Proteins after Bleeding and Different Substitution Therapy. Munksgaard, Stockholm 1968
369 Rieger, H., A. Leye, H. Schmid-Schönbein, W. Schoop, R. Schneider, H. Malotta: Isovolämische Hämodilution bei peripher arterieller Verschlußkrankheit. Konzepte, Methode und vorläufige Ergebnisse. In: Diabetische Angiopathien, hrsg. von A. Alexander, M. Cachovan. Witzstrock, Baden-Baden 1977 (S. 354)
370 Ring, J.: Anaphylaktische Reaktionen nach Infusion natürlicher und künstlicher Kolloide. Habil., München 1976
371 Ring, J., K. Messmer: Infusionstherapie mit kolloidalen Volumenersatzmitteln. Anaesthesist 26 (1977) 279
372 Ring, J., K. Messmer: Incidence and severity of anaphylactoid reactions to colloid volume substitutes. Lancet 1977/I, 466
373 Ring, J., J. Seifert, G. Lob, K. Coulin, W. Brendel: Humanalbuminunverträglichkeit. Klinische und immunologische Untersuchungen. Klin. Wschr. 52 (1974) 595
374 Ring, J., J. Seifert, K. Messmer, W. Brendel: Untersuchungen zur Frage der Nebenwirkungen bei Anwendung von Plasmaersatzmitteln. Klin. Anästh. Intensivther. 9 (1975) 58
375 Ring, J., S. Seifert, K. Messmer, W. Brendel: Anaphylactoid reactions due to hydroxyethylstarch infusion. Europ. surg. Res 8 (1976) 389
376 Rittmeyer, P.: Klinische Erfahrungen mit mehr als 4000 Infusionen von Hydroxyäthylstärke. Klinikarzt 5 (1976) 9
377 Roberts, F.J., W.H. Cockcroft: Septic thrombophlebitis following use of polyethylene i.v. catheter. Canad. med. Ass. J. 102 (1970) 89
378 Rosenquist, H., H.G.R. Thorsen: Macrodex in the treatment of extensive burns. Arch. Surg. 62 (1951) 524
379 Rosenthal, S.M., R.C. Millican: The role of fluids, electrolytes and plasma proteins in experimental traumatic shock and hemorrhage. Pharmacol. Rev. 6 (1954) 489
380 Roth, E., L.C. Lax, J.V. Maloney jr.: Ringer's lactat solution and extracellular fluid volume in the surgical patient. A critical analysis. Ann. Surg. 169 (1969) 149
381 Rothman, S., E. Adelson, A. Schwebel, R.D. Langdell: Adsorption of carbon-14 dextran to human blood platelets and red blood cells in vitro. Vox. Sang. (Basel) 2 (1957) 104
382 Rothschild, M.A., M. Oratz, E. Wimer, S.S. Schreiber: Studies on albumin synthesis: The effect of dextran and cortisone on albumin metabolism in rabbits studied with albumin-J-131. J. clin. Invest. 40 (1961) 545
383 Rothschild, M.A., M. Oratz, C.D. Evans, S.S. Schreiber: Role of hepatic interstitial albumin in regulatory albumin synthesis. Amer. J. Physiol. 210 (1966) 57
384 Rothschild, M.A., M. Oratz, J. Mongelli, S.S. Schreiber: Effects on a short-term fast on albumin synthesis studied in vivo, in the perfused liver, and on amino acid incorporation by hepatic microsomes. J. clin. Invest. 47 (1968) 2591
385 Rudowski, W., E. Kostrzewska, F. Sawicki, Z. Klawe: Results of investigations on anticoagulant action of dextran. Pol. Tyg. lek. 28 (1973) 1669
386 Salvaggio, J., H. Kayman, S. Leskowitz: Immunologic responses of atopic and normal individuals to aerosolized dextran. J. Allergy 38 (1966) 31
387 Schallock, G.: Anatomische Untersuchungen über das Schicksal von Blutersatzmitteln im Empfängerorganismus und der durch sie ausgelösten Reaktion. Beitr. path. Anat. 108 (1943) 405
388 Schega, H.W.: Die Ödembildungen in den Wandungen des Magen-Darm-Kanals nach intravenösen Infusionen. Bruns' Beitr. klin. Chir. 188 (1954) 109
389 Scheibler, C.: Untersuchungen über die Natur der gallertartigen Ausscheidung (sog. „Froschleich"), welche bei der Saftgewinnung aus Rüben beobachtet wird. J. Verh. dtsch. Zuckerind. 24 (1869) 309
390 Schmidt, A., Ch. Eschrich: Der Arzneimittelschock in der Anästhesie. Saar. Ärztebl. 22 (1969) 456
391 Schmidt, K.: Herzeitvolumensteigerung durch Volumenersatzmittel. In: Genese und Therapie des hämorrhagischen Schocks, hrsg. von O.H. Just, H. Lutz. Thieme, Stuttgart 1965
392 Schmidt-Thomé, J., A. Mager, H.H. Schöne: Zur Chemie eines neuen Plasmaexpanders. Arzneimittel-Forsch. 12 (1962) 378
393 Schneider, E.: Glasflaschen für Infusionslösungen. In: Infusionslösungen, hrsg. von F.W. Ahnefeld, H. Bergmann, C. Burri, W. Dick, M. Halmagyi, E. Rügheimer. Springer, Berlin 1977 (S. 34)
394 Schneider, W., H.J. Koster: Zur Beurteilung von Transfusionsreaktionen. Konsequenzen für die Praxis. Münch. med. Wschr. 108 (1966) 1478
395 Schobinger, R.A.: Herzstillstand und Schock, bedingt durch niedermolekulares Dextran (Rheomacrodex^{R}). Helv. chir. Acta 1/2 (1970) 9
396 Schöning, B., H. Koch: Pathergiequote verschiedener Plasmasubstitute an Haut und Respirationstrakt orthopädischer Patienten. Anaesthesist 24 (1975) 507
397 Schwartzkopff, W., H. Rensch: Vergleichende Untersuchungen über den Einfluß von physio-

logischer Kochsalzlösung und Dextran auf das Verhalten des Plasmavolumens. Chirurg 32 (1961) 293

398 Schwigk, G., U. Freund: Immunologische Untersuchungen mit Haemaccel. Dtsch. med. Wschr. 87 (1962) 737

399 Scott, J.S.: Blood coagulation failure in obstetrics; effect of dextran and plasma. Brit. med. J. 1955/II, 290

400 Scudder, J.: In: Discussion of paper by W.M. Craig et al. (Nr. 30). Arch. Surg. 63 (1951) 742

401 Seegers, W.H., W.G. Levine, S.A. Johnson: Inhibition of prothrombin activation with dextran. J. appl. Physiol. 7 (1955) 617

402 Segal, A.: The Clinical Use of Dextran Solutions. Grune & Stratton, New York 1964

403 Seidl, S.: Fortschritte der Blutkonservierung. Z. prakt. Anästh. Wiederbeleb. 3 (1968) 332

404 Sela, M., R. Arnon: Studies on the chemical basis of the antigenicity of proteins. I: Antigenicity of polypeptid gelatins. Biochem. J. 75 (1960) 91

405 Sela, M., R. Arnon: Studies on the chemical basis of the antigenicity of proteins. II; Antigenic specifity of polytyrosyl gelatins. Biochem. J. 75 (1960) 103

406 Semple, R.E.: Changes in protein fractions of dog plasma after bleeding and dextran infusion. J. Lab. clin. Med. 45 (1955) 61

407 Shephard, D.A.E., L.D. Vandam: Anaphylaxis associated with the use of dextran. Anesthesiology 25 (1964) 244

408 Shires, G.T., F.T. Brown, P. Canizaro, N. Somerville: Distributional changes in extracellular fluid during acute hemorrhagic shock. Surg. Forum 11 (1960) 115

409 Shires, G.T., D. Coln, J. Carrico, S. Lightfoot: Fluid therapy in hemorrhagic shock. Arch. Surg. 68 (1964) 668

410 Silk, M.R.: The effect of dextran and hydroxyethyl starch on renal hemodynamics. J. Trauma 6 (1966) 717

411 da Silva, W.D., A.D.L. Fernandes: Study of the mechanism of inhibition produced by hexoses on histamine release activity of dextran. Experimentia (Basel) 21 (1965) 96

412 Simone, M.: Su un caso di incompatibilitá al dextran durante l'anesthesia generale. Acta anaesth. (Padova) 16 (1965) 555

413 Skinsnes, O.K.: Gelatin nephrosis. Renal tissue changes in man resulting from the intravenous administration of gelatin. Surg. Gynec. Obstet. 85 (1947) 463

414 Skytt, G.: Anafylaktoid reaktion after dextran 40 (Rheomecrodex). Ugeskr. Laeg. 137 (1975) 2441

415 Smith, B., M.A. Omari, D.G. Melrose, H.H. Bentall: Blood loss after extracorporeal circulation. Surg. Forum 14 (1963) 271

416 Solanke, T.F.: Clinical trial of 6 percent hydroxyethyl starch (a new plasma expander). Brit. med. J. 1968/III, 783

417 Solanke, T.F., M.S. Khwaja, E.J. Madojemu: Plasma volume studies with four different plasma volume expanders. J. surg. Res. 11 (1971) 140

418 Solassol, U., H. Jouyeux, L. Etco, H. Pujol, Cl. Romlen: New techniques for long term intravenous feeding: an artefical gut in 75 patients. Ann. Surg. 179 (1974) 519

419 Spielmann, W.: Können moderne Plasmavolumenexpander die Ergebnisse der serologischen Untersuchungen vor Bluttransfusionen stören? In: Schock und Plasmaexpander, hrsg. von K. Horatz, R. Frey. Springer, Berlin 1964 (S. 152)

420 Spielmann, W.: Transfusionskunde, 2. Aufl. Thieme, Stuttgart 1972

421 Spilker, D., W. Ahnefeld, H. Reineke: Vor- und Nachteile der Infusionstherapie mit kolloidalen Lösungen: Klinische Gesichtspunkte. Infusionstherapie 1, Sonderh. 1 (1973) 38

422 Starling, E.H.: On the absorption of fluid from the connective tissue spaces. J. Physiol. (Lond.) 19 (1895/96) 312

423 Steinhausen, M., A. Loreth, S. Olson: Tubuläre Harnstromstärken von Katzen, ihre Abhängigkeit vom arteriellen Druck und von experimentellen Änderungen der Harnviskosität. Pflügers Arch. ges. Physiol. 283 (1965) 23

424 Steinhausen, M.: Dextran und tubulärer Harnstrom. In: Genese und Therapie des hämorrhagischen Schocks, hrsg. von O.H. Just, H. Lutz. Thieme, Stuttgart 1966 (S. 189)

425 Steinmann, E., F. Duckert, U.F. Gruber: Wert von Dextran 70 zur Thromboembolieprophylaxe in der allgemeinen Chirurgie, Orthopädie, Urologie und Gynäkologie. Schweiz. med. Wschr. 105 (1975) 1637

426 Stierlen, G.: Über ein synthetisches Kolloid (Polyvinylalkohol) als Zusatz zu hypertonischen Lösungen und Blutersatzflüssigkeiten. Z. ges. exp. Med. 106 (1939) 201

427 Stoll, H.R., H. Nitschmann: Comparative physicochemical studies of plasma-substitutes. Bibl. haemat. (Basel) 33 (1969) 96

428 Strebel, L., P.E. Siegler: Experience with clinical testing of dextran solutions. Arch. Surg. 96 (1968) 471

429 Striebel, J.P.: Substitution von Wasser und Elektrolyten im Rahmen einer bedarfsgerechten Volumentherapie. In: Bedarfsgerechte Volumenersatztherapie, hrsg. von H. Lutz. Mannheimer Morgen, Mannheim 1977 (S. 77)

430 Sunder-Plassmann, L., W.P. Kloevekorn, K. Messmer, W. Brendel: Veränderungen der Hämodynamik und Flußeigenschaften. In: Akute Volumen- und Substitutionstherapie, hrsg. von F.W. Ahnefeld, C. Burri, M. Halmagyi. Lehmanns, München 1972 (S. 139)

431 Sunder-Plassmann, L., W.P. Kloevekorn, K. Messmer: Präoperative Hämodilution: Grundlagen, Adaptionsmechanismen und Grenzen klinischer Anwendung. Anaesthesist 25 (1976) 124

432 Taborsky, J.: Blockade der Dextran-Anurie bei wasserbelasteten Ratten durch die Serotoninantagonisten Lysergsäurediäthylamid und 1-Methyl-Lysergsäurebutanolamid. Med. pharmacol. Exp. 16 (1967) 6

433 Takaori, M., P. Safar: Treatment of massive hemorrhage with colloidal and crystalloid solutions. J. Amer. med. Ass. 199 (1967) 297

434 Tarrow, A.B., E.J. Pulaski: Reactions in man from infusion with dextran. Anesthesiology 14 (1953) 359

435 Tarrow, A.B.: The plasma volume expanders. Anesthesiology 16 (1955) 598

436 Taylor, N.B., E.T. Waters: Isinglass as a transfusion fluid in haemorrhage. Canad. med. Ass. J. 44 (1941) 547

437 Terashima, T.: National significance of the parenteral administration of polysaccharides. Jap. J. Gastroent. 9 (1973) 273

438 Terry, R., C.L. Yuile, A.P. Golodetz, C.E. Philipps, R.B. White: Metabolism of dextran. A plasma volume expander. J. Lab. clin. Med. 42 (1953) 6

439 Tetzlaff, A.O.: Der primäre Volumenersatz mit Ringerlaktat. Anästhesiologie und Wiederbelebung, Bd. 44. Springer, Berlin 1969

440 Thompson, W.L.: Plasma substitutes. J. S. C. med. Ass. 56 (1960) 456

441 Thompson, W.L.: Interaction of hydroxyethyl starch and dextran with plasma proteins and erythrocyte envelopes. Biorheology 3 (1966) 49

442 Thompson, W.L., R.H. Gadsen: Prolonged bleeding times and hypofibrinogenemia in dogs after infusion of hydroxyethyl starch and dextran. Transfusion (Philad.) 5 (1965) 440

443 Thompson, W.L., J.J. Britton, R.P. Walton: Persistance of starch derivates and dextran when infused after hemorrhage. J. Pharmacol. exp. Ther. 136 (1962) 125

444 Thompson, W.L., D.H. Wayt, R.P. Walton: Bleeding volume indices of hydroxyethyl starch, dextran, blood and glucose. Proc. Soc. exp. Biol. (N.Y.) 115 (1964) 474

445 Thompson, W.L., T. Fukushima, R.B. Rutherford, R.P. Walton: Intravascular persistence tissue storage and excretion of hydroxyethyl starch. Surg. Gynec. Obstet. 131 (1970) 965

446 Thorén, L., S. Bygdedan: Thrombotic diseases with reference to the use of dextrans. Acta chir. scand., Suppl. 412 (1968) 387

447 Thorsen, G.: Dextran as a plasma substitute. Lancet 1949/I, 132

448 Thorsen, G.: The use of dextrans as infusion fluids. Surg. Gynec. Obstet. 109 (1959) 43

449 Thorsen, G., H. Hint: Aggregation, sedimentation and intravascular sludging of erythrocytes. Interrelation between suspension stability and colloids on suspension fluid. An experimental study. Acta chir. scand., Suppl. 211 (1950) 154

450 Tourtelotte, D.: Modified fluid gelatin as a new plasma expander. 5. congrès international des transfusion sanguine, Paris 1954. Imprimerie medicale et scientifique. Bruxelles 1955 (S. 53)

451 Trede, M., E. Roth, A. Encke, O. Hallwachs, M. Wanke, F. Stöhrer: Vergleichende Untersuchungen über das Verhalten der Nierenfunktion bei Hochverdünnungsperfusion mit Glucose, Haemaccel and Rheomacrodex. Langenbecks Arch. klin. Chir. 316 (1966) 642

452 Trede, M., A. Encke, E. Roth, P. Bröckelschen: Das Verhalten der Gerinnung bei Hochverdünnungsperfusion mit dem extracorporalen Kreislauf. Langenbecks Arch. klin. Chir. 319 (1967) 20

453 Truniger, B.: Wasser- und Elektrolytfibel, 4. Aufl. Thieme, Stuttgart 1974

454 Tschirren, B.: Künstliche Blutersatzstoffe. Schweiz. med. Wschr. 93 (1963) 596

455 Tschirren, B., P. Pfistner: Praktische Erfahrungen mit Physiogel als Blutersatzstoff. Helv. chir. Acta 33 (1966) 404

456 Tschirren, B., K. Stampfli: Therapeutic use of Physiogel in anesthesiology and surgery. In: Modified Gelatins as Plasma Substitutes, hrsg. von P. Lundsgaard-Hansen, A. Hässig, H. Nitschmann. Karger, Basel 1969 (S. 494)

457 Tschirren, B., U. Affolter, R. Elsässer, U.A. Freihofer, R. Grawehr, P.H. Müller, P. Lundsgaard-Hansen: Der klinische Plasmaersatz mit Gelatine: Zwölf Jahre Erfahrungen mit 39 320 Einheiten Physiogel (R). Infusionstherapie 1 (1973/74) 651

458 Turner, F.P., B.C. Butler, M.E. Smith, J. Scudder: Dextran – an experimental plasma substitute. Surg. Gynec. Obstet. 88 (1949) 661

459 Vandamme, J.P.: Severe and fatal reactions to rheomacrodex. Acta chir. belg. 74 (1975) 531

460 Vander, A.J.: Control of renin release. Physiol. Rev. 47 (1976) 359

461 Verney, E.B.: Absorption and excretion of water. The antidiuretic hormone. Lancet 1946/II, 781

462 Vinazzer, H.: Die postoperative Thrombosebereitschaft. Schattauer, Stuttgart 1969

463 Waldhausen, E., G. Brinke, A. Nagel, R. Lohmann: Allergische Reaktionen nach Dextraninfusionen. Anaesthesist 24 (1975) 129

464 Wallenius, G.: Det nefrotiska syndromet. Experimentelle studier ow glomerulusmembranes permeabilität. Nord. Med. 57 (1957) 283

465 Walton, R.P.: Report on further studies on a hydroxyethyl starch solution. In: Second Conference on Artifical Colloidal Agents. Nat. Acad. Ser. Washington (1963) 118

466 Walton, R.P., A.L. Hauck, E.H. Herman: Structural specifity of dextran in producing anaphylactoid reactions in rats. Proc. Soc. exp. Biol. (N.Y.) 121 (1966) 272

467 Waters, E.T.: A comparison of isinglass and gelatin as blood substitutes. Canad. med. Ass. J. 45 (1941) 395

468 Webster, A.L., P.T. Comfort, A.J.G. Fisher: Two cases (one fatal) of severe reactions to rheomacrodex. S.Afr. med. J. 47 (1973) 2421

469 Weese, H.: Therapeutische Möglichkeiten mit Blutersatzstoffen. Münch. med. Wschr. 15 (1953) 456
470 Weil, P.G., D.R. Webster: Studies on the bleeding tendency following dextran infusion. Surg. Forum 6 (1956) 88
471 Weiss, H.J.: The effect of clinical dextran on platelet aggregation, adhesion and ADP release in man: in vivo and in vitro studies. J. Lab. clin. Med. 69 (1967) 37
472 Westerholm, B.: Dextran induced release of 5-hydroxytryptamine from rabbit platelets. Acta physiol. scand. 67 (1966) 236
473 Wiedersheim, M.: An investigation of oxyethylstarch as a new plasma expander in animals. Arch. int. Pharmacodyn. 111 (1957) 353
474 Wiederhielm, C.A.: Dynamics of transcapillary fluid exchange. J. gen. Physiol. 52 (1968) 29
475 Wilhelm, K., J.J. Brader, A.P. Beer, K.L. Lauterjung, K. Messmer: Thromboseprophylaxe mit niedrig dosiertem Dextran 60. Münch. med. Wschr. 120 (1978) 223
476 Wilkinson, A.W., J.D.E. Storey: Reactions to dextran. Lancet 1953/II, 956
477 Wilkinson, R., T.J. Muckle, D.N.S. Kerr: Dextran nephrosis. Renal changes in three patients with acute tubular necrosis given low molecular weight dextran during the oliguric phase. Proc. Europ. Dialys. Transpl. Ass. 2 (1965) 320
478 Willenegger, H.: Der heutige Stand der Blutersatzfrage. Schweiz. med. Wschr. 77 (1947) 614
479 Yanchick, V.A.: Urinary excretion of low molecular weight dextran in endotoxin shock. Bull. parent. Drug Ass. 20 (1966) 173
480 Yeo, R.: A clinical study of surgical shock. Lancet 1966/II, 497
481 Yoffa, D.: Supraclavicular subclavian venepuncture and catheterization. Lancet 1965/II, 614
482 Zettergren, L.: Renal changes induced by dextran. Report of two cases. Acta chir. scand. 123 (1962) 439
483 Zimmermann, W.E., J. Staib: Schock, Stoffwechselveränderungen und Therapie. Schattauer, Stuttgart 1970

Sachverzeichnis